Brigitte Pregenzer

Hildegard von Bingen – das große Kinder-Gesundheitsbuch

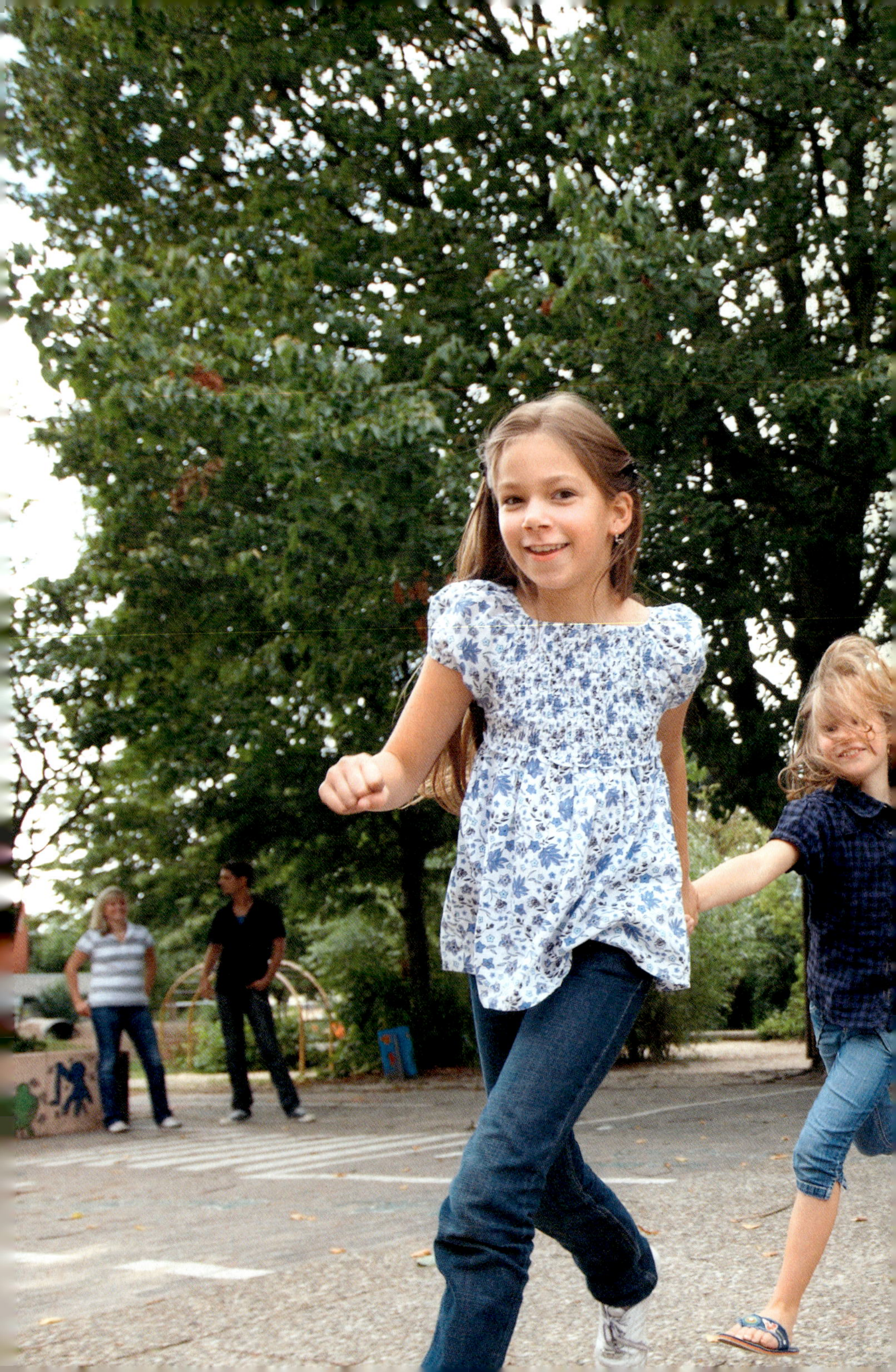

Brigitte Pregenzer

HILDEGARD VON BINGEN
DAS GROßE KINDER-GESUNDHEITSBUCH

Stärkende Lebensregeln
Gesunde Ernährung
Bewährte Naturheilmittel

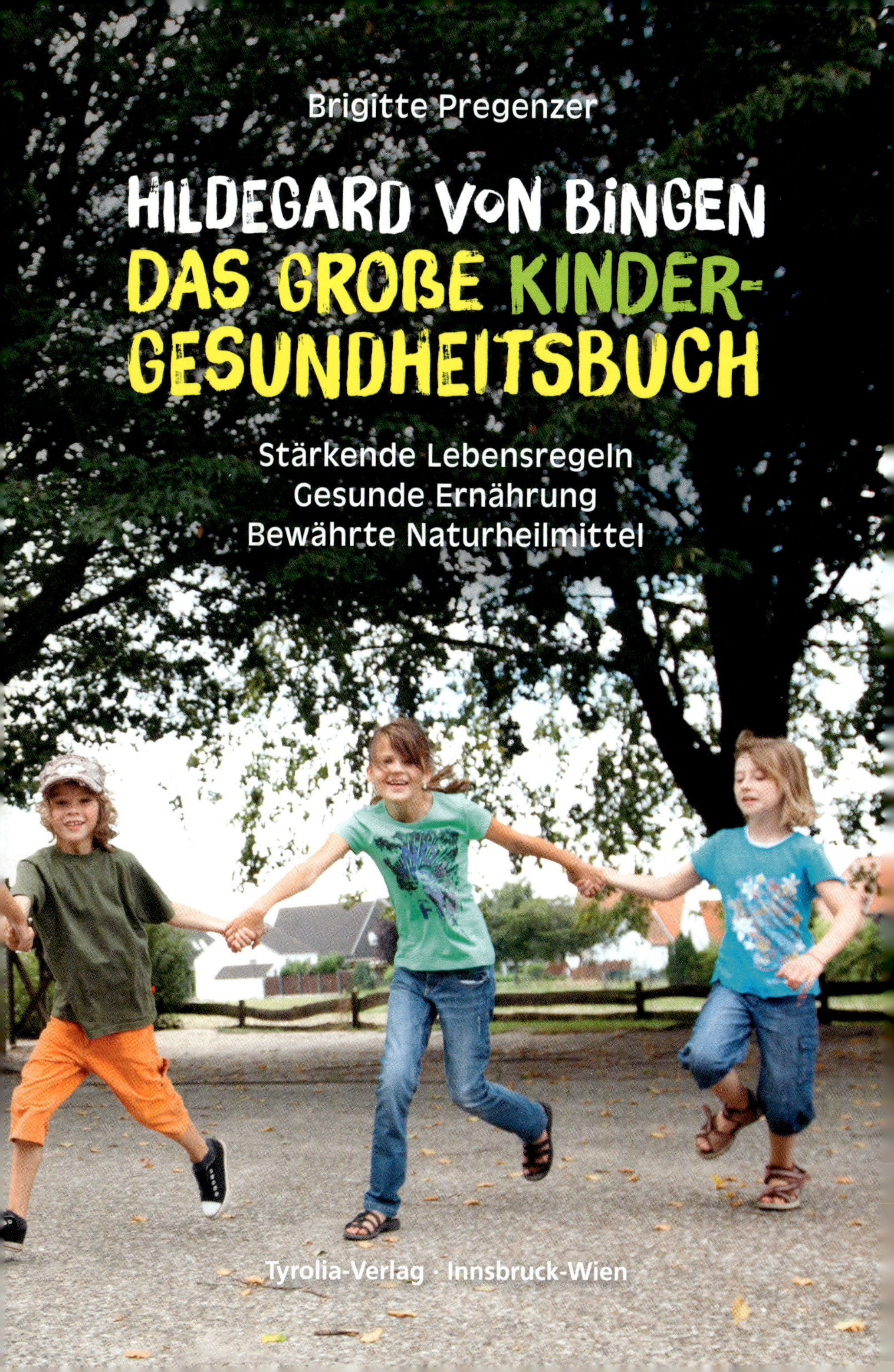

Tyrolia-Verlag · Innsbruck-Wien

Die Anwendung und Dosierung der angegebenen Mittel liegen in der Verantwortung jedes einzelnen Anwenders.

Dieses Buch ist eine aktualisierte Neuauflage des Titels „Hildegard von Bingen. Einfach für Kinder" von Brigitte Pregenzer und Brigitte Schmidle (ISBN 978-3-7022-2989-4).

FSC www.fsc.org
MIX
Papier aus verantwortungsvollen Quellen
FSC® C106954

Nachhaltige Produktion ist uns ein Anliegen; wir möchten die Belastung unserer Mitwelt so gering wie möglich halten. Über unsere Druckereien garantieren wir ein hohes Maß an Umweltverträglichkeit: Wir lassen ausschließlich auf FSC®-Papieren aus verantwortungsvollen Quellen drucken, verwenden Farben auf Pflanzenölbasis und Klebestoffe ohne Lösungsmittel. Wir produzieren in Österreich und im nahen europäischen Ausland, auf Produktionen in Fernost verzichten wir ganz.

Layout und digitale Gestaltung: Tyrolia-Verlag, Innsbruck
Fotos: Adobe Stock, shutterstock, Pete Kelly (Seite 23) und Brigitte Pregenzer (Seite 166)
Zeichnungen: Sophia Pregenzer
Druck und Bindung: Florjancic, Maribor
ISBN 978-3-7022-4141-4
E-Mail: buchverlag@tyrolia.at
Internet: www.tyrolia-verlag.at

„Aus dem strahlend blauen Sternenfeld
steigt die Seele wie ein goldener Drache
vom Himmel herab und versenkt sich
durch die Eintrittsstelle – die Fontanelle –
im Herzen des Babys im Mutterleib.“

Hildegard von Bingen

Inhaltsverzeichnis

Vorwort

Seit dem erstmaligen Erscheinen dieses Buches im Jahre 2009 unter dem Titel „Hildegard von Bingen – Einfach für Kinder" sind meine Kinder erwachsen geworden. Die Inhalte sind aber zeitlos und heute genauso aktuell wie bei der Erstauflage. Ich bin nach wie vor überzeugt, dass dieses Buch mit seinen auf der Hildegardlehre basierenden Inhalten und mit den praxisbezogenen Hinweisen und Erfahrungen auch für die jetzige Elterngeneration ein wertvoller Begleiter ist.
Der Medienkonsum und die ständige Präsenz des Mobiltelefons haben sich in den vergangenen Jahren verstärkt und führen in vielen Familien täglich zu zermürbenden Diskussionen. Ich möchte Sie ermuntern und darin bestärken, die Nutzungszeit zu definieren und konsequent einzuhalten. Damit erweisen Sie Ihren Kindern auf lange Sicht einen wichtigen Dienst und die Diskussionen und Auseinandersetzungen, die Sie heute führen, lohnen sich für morgen.
Der bekannte Satz von Karl Valentin „Wir brauchen unsere Kinder nicht erziehen, denn sie machen uns sowieso alles nach" hat sich bewahrheitet und soll Sie, liebe Leserinnen und Leser, ermutigen, Ihre Vorstellungen von Familienleben umzusetzen.
Dazu wünsche ich Ihnen gutes Gelingen, Kraft und Hildegards Segen –

von Herzen
Brigitte Pregenzer

Einleitung

Wir alle wünschen uns Gesundheit, Glück und Zufriedenheit. Wir wünschen es uns für uns selbst und vor allem auch für unsere Kinder. Die Realität zeigt ein ernüchterndes Bild: Asthma und Allergien nehmen zu, immer mehr Menschen, bedauerlicherweise immer mehr Kinder, haben mit Gewichtsproblemen zu kämpfen und auch Verhaltensauffälligkeiten breiten sich mehr und mehr aus. Zappeligen, nervösen Kindern stehen überforderte, ratlose Eltern gegenüber, die sich im Wirrwarr von Ratschlägen verlieren und in ihrer Not schließlich zu scheinbar harmlosen Medikamenten greifen. Anstatt der erhofften Lösung folgt letztendlich eine bittere Enttäuschung und die Annahme, dass man selbst ja doch nichts tun könne.

Hildegard von Bingen bietet Orientierung. Sie lädt dazu ein, dem Leben aus ganzheitlicher Sicht zu begegnen und sich voller Freude und Dankbarkeit damit auseinanderzusetzen. Dazu bietet sie eine Fülle von Anregungen, die auf den ersten Blick manchmal fast zu einfach erscheinen. Wer sich allerdings auf diese Einfachheit einlässt und über einen längeren Zeitraum ihren Anweisungen folgt, spürt bald eine nachhaltig wohltuende Wirkung. Da wandelt sich schon bei der Aufgabe, uns täglich den vier Elementen Feuer, Wasser, Luft und Erde auszusetzen, um damit unsere Abwehrkräfte zu stärken, ein anfänglich „müdes" Lächeln zu einem kraftvollen, lebensfrohen Lachen. Auch die bewusste Ernährung, die in der Hildegard-Lehre einen hohen Stellenwert einnimmt, und Hildegards Forderung nach gleichbleibenden Rhythmen in allen Lebensbereichen zählen zu den Eckpfeilern eines gesunden aktiven Lebens. So manches scheinbar hyperaktive Kind und schon so mancher entnervte Erwachsene haben durch angemessene Ruhephasen, ausreichend Schlaf und die köstliche

Hildegard-Küche zur gewünschten Ausgeglichenheit und Ruhe gefunden.

Der inhaltliche Bogen des vorliegenden Buches reicht von der Schwangerschaft über das Kleinkindalter bis hin zur Pubertät des Kindes. Sie erhalten Orientierungshilfen und Anregungen, die den Alltag erleichtern und zu Fröhlichkeit beitragen können, und Sie lernen die wichtigsten Hildegard-Heilmittel kennen, die bei Krankheit wertvolle Hilfe leisten. Ich möchte Ihnen mit diesem Buch auch Mut machen, in Ihrem Leben und im Leben Ihrer Kinder wieder für harmonische Rhythmen zu sorgen und nachzuspüren, was wirklich notwendig ist. Genau dieses „Not-wendige" wird schließlich dazu beitragen, die innere „Not zu wenden". Hildegard von Bingen hat sich mit ihren Aussagen stets an Jung und Alt gleichermaßen gewandt und dabei immer auch auf die Bedeutung des rechten Maßes hingewiesen. Dazu benötigen wir keine Zeitgeist-Sendungen und keine Trendsetter. Alles was wir wissen müssen, ist in uns angelegt. Wir alle sind Teil der Schöpfung und mit jener Weisheit ausgestattet, die Leben gelingen lässt. Unser Zugang zu diesem Wissen ist manchmal verbaut, wir können aber darauf vertrauen, dass wir ihn wiederfinden, wenn wir dementsprechend „entrümpeln". Ebenso ist die Kraft zur Heilung und Genesung nach Krankheiten als körpereigene Apotheke in uns angelegt, sie muss nur manchmal etwas angeregt werden. Dazu kann Hildegard mit ihrer ganzheitlichen Lehre und ihren speziellen Heilmitteln ganz wunderbar beitragen. Ich durfte dies auf meinem eigenen Lebensweg immer wieder erleben und aus diesen Erfahrungen und aus den Erfahrungen mit meinen Töchtern ist der Wunsch entstanden, dieses Buch zu schreiben. Es richtet sich an all jene Eltern, die einen eigenverantwortlichen und selbstbestimmten Weg im richtigen Maß gehen wollen. Zum eigenen Wohl und zum Wohl ihrer Kinder, mit Hildegard als kraftvoller Begleiterin!

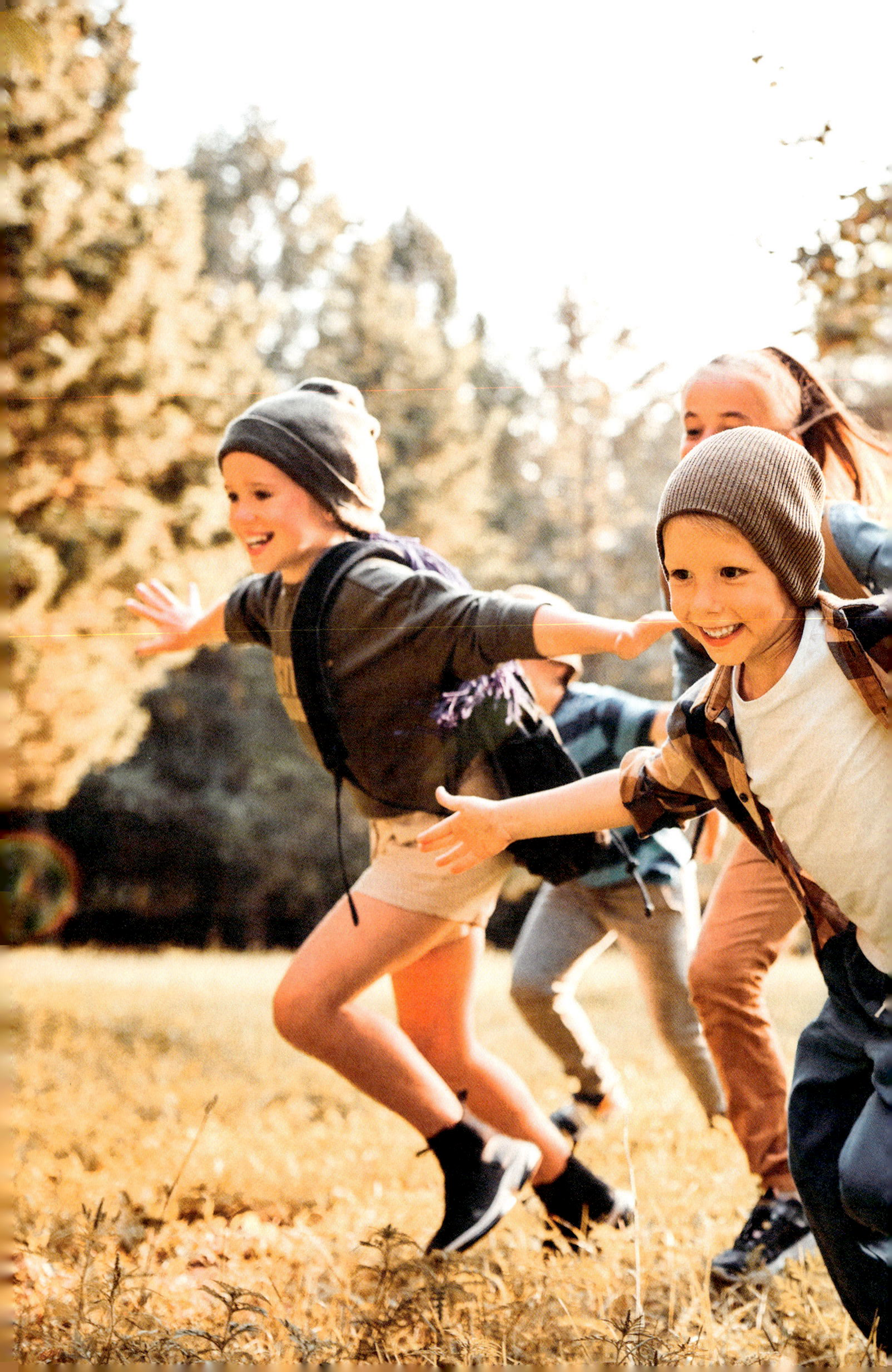

Kraftquellen: die sechs goldenen Lebensregeln

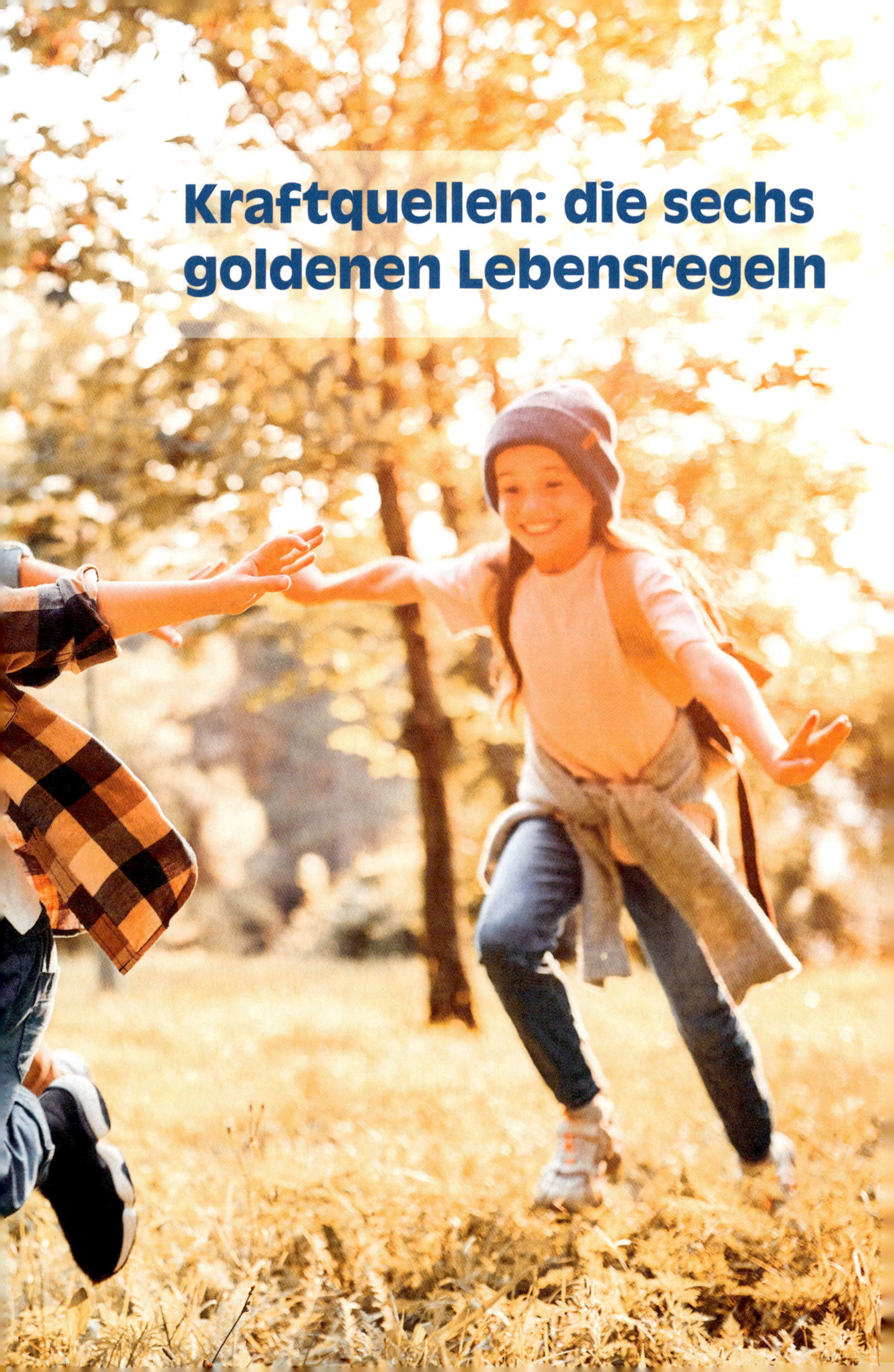

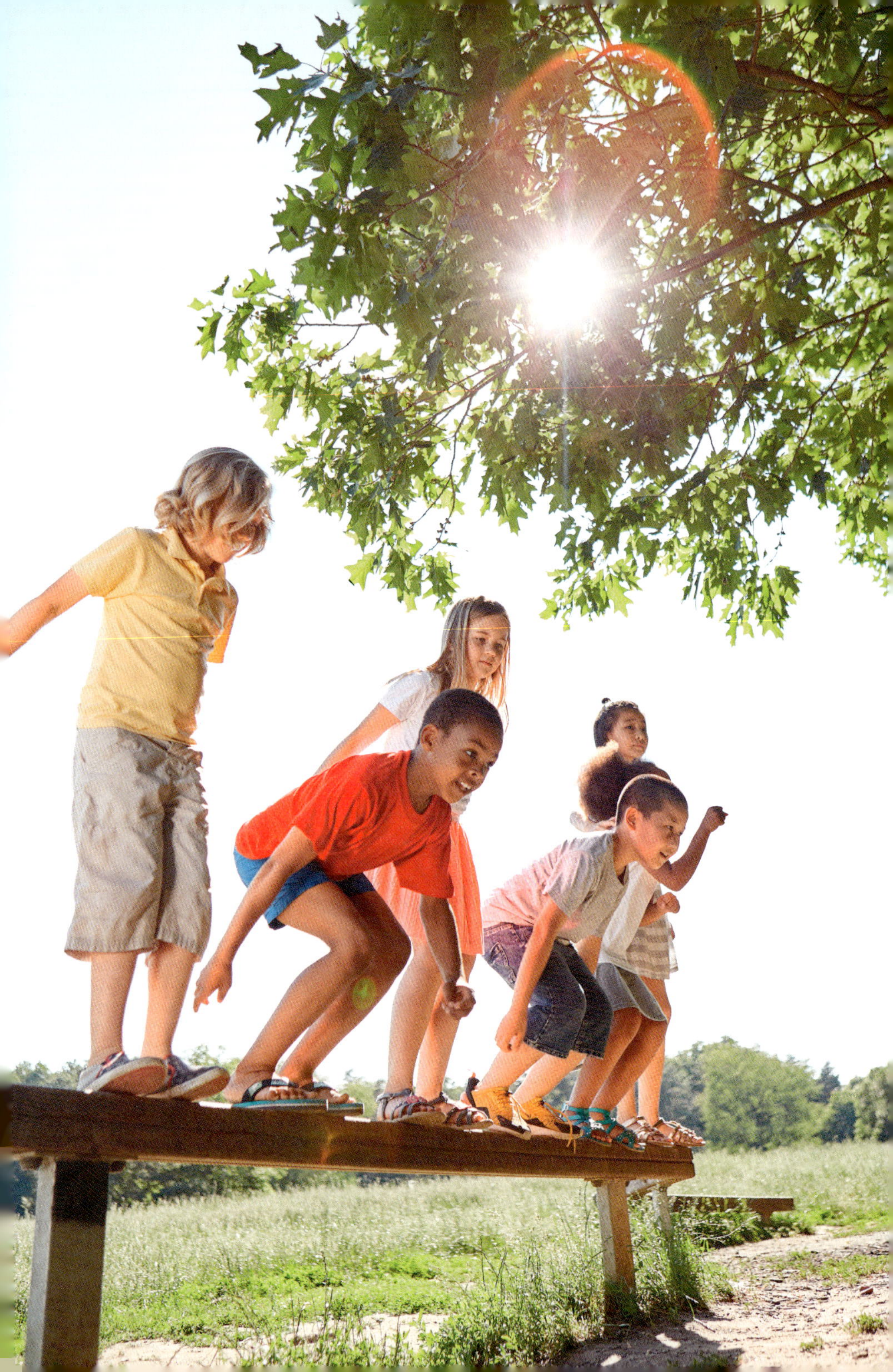

Die sechs goldenen Lebensregeln

Wohltuende Regeln sind wichtig im Leben, wobei ich mit wohltuenden Regeln solche meine, die zum Wohle *aller* beitragen. Sie geben Sicherheit und erleichtern den Alltag, sie stärken den Eltern den Rücken und bieten Kindern Verlässlichkeit und Halt. Diese Regeln sind durchaus flexibel, denn sie passen sich im Laufe der Jahre den sich ändernden Lebensbedingungen und dem Alter der Kinder an. So ändern sich z. B. Schlafenszeiten und auch Rituale, die Regeln bleiben in ihren Grundzügen jedoch gleich.

Die sogenannten sechs goldenen Lebensregeln, die auf der Heillehre der Hildegard von Bingen basieren, sind Quellen der Kraft und umfassen alle Bereiche des Lebens. Es geht dabei:

1. um die Stärkung der vier Grundelemente Feuer, Wasser, Luft und Erde in uns selbst,
2. um eine bewusste und qualitativ hochwertige Ernährung,
3. um ein gesundes Verhältnis von Aktivität und Ruhe,
4. um ausreichend Schlaf,
5. um Ausleitungsverfahren (ich erwähne hier bewusst nur das Wasserlinsenelixier zur Nachbehandlung von Chemotherapien und das Fasten im Sinne von „beobachten" bei älteren Kindern) und
6. um die Pflege von Tugenden und Talenten als wichtige Bereiche eines erfüllten und sinnvollen Lebens.

Erste Kraftquelle: die vier Elemente

Kinder stärken über das Spiel in der Natur ihre Lebenskraft und ihre Lebensfreude. Sie verbessern ihr Körpergefühl und erlangen eine Naturverbundenheit, die ihnen Halt verleiht. Sehen Sie über verschmutzte und nasse Kleidung einfach hinweg!

Die vier Elemente Feuer, Wasser, Luft und Erde beeinflussen den Menschen. Hildegard beschreibt diesen Einfluss folgendermaßen: „Vom Feuer hat der Mensch seine Wärme, von der Luft den Atem, vom Wasser das Blut und von der Erde das Fleisch. Ebenso verdankt der Mensch seine Sehkraft dem Feuer, der Luft sein Gehör, dem Wasser seine Beweglichkeit und der Erde seinen Gang." Und je nachdem, wie der Mensch mit den Elementen umgeht – sei es wertschätzend oder eben vernachlässigend –, stärken oder schwächen sie ihn. Die Elemente beeinflussen also das, was Hildegard als „Viriditas" bezeichnet: unsere ureigenste Lebenskraft. Diese ist zwar von Geburt an in uns angelegt, wir müssen sie aber dennoch in Selbstverantwortung täglich aufs Neue pflegen und kräftigen. Das geschieht eben über die Elemente, also durch den bewussten Umgang mit der Natur, durch Spaziergänge an der frischen Luft, Gartenarbeiten, ein Abendessen bei Kerzenschein oder Schwimmen in einem See. Wenn wir mit den vier Elementen gut in Kontakt sind, spüren wir unsere Wurzeln, erhalten wir die wichtige „Bodenhaftung", spüren eine innere Kraft, die Selbstbewusstsein verleiht und unseren Selbstwert stärkt.

Frische **Luft** ist in unseren Breiten eine Selbstverständlichkeit, die wir nicht hoch genug schätzen können. Der tägliche Spaziergang mit den Kleinsten, das Toben im Freien und die Wanderungen mit den Größeren sind für seelische und körperliche Gesundheit unbedingt notwendig. Kinder haben einen natürlichen Drang nach draußen, nach Luft, Licht und Sonne. Diesen Drang leben Kinder zum Beispiel aus durch Drachen steigen lassen, Wolkenbilder raten, indem sie „bei Wind und Wetter" die Natur erfahren und sich „den Wind um die Ohren pfeifen lassen".

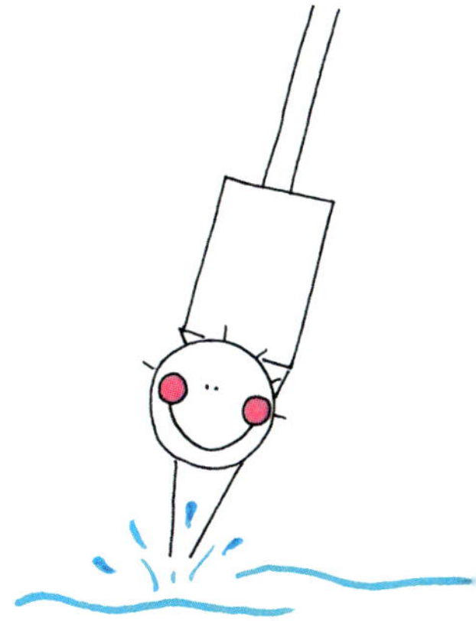

Ebenso stärkt das Plantschen im **Wasser** und das Spielen an Bächen die Lebensenergie, denn dadurch wird dem Element Wasser die ihm gebührende Aufmerksamkeit geschenkt. Wasser ist ein reinigendes und besänftigendes Element und dient durch gezielte Anwendungen (z. B. „Kneippen") auch der Aktivierung der körpereigenen Heilkräfte. Kleinkinder sind mit einem Kübel Wasser, mit Pritscheln und Plantschen vollauf zufrieden. Größere Kinder haben Freude am Schwimmen und Tauchen.

Auch der bewusste und natürlich vorsichtige Umgang mit dem **Feuer** zählt zu den wichtigen Erfahrungen, die Kinder machen sollen: Kerzen ausblasen, mit Papa oder Mama gemeinsam ein Lagerfeuer entfachen oder ein kleiner Rundgang mit der Laterne – an solche aufregenden Erlebnisse erinnern sie sich lange und gerne.

Kinder können sich stundenlang mit ihren Beobachtungen und Entdeckungen beschäftigen. Lassen Sie sich so oft wie möglich von ihren Erlebnissen erzählen, fragen Sie interessiert nach und hören Sie aufmerksam zu.

Kinder lieben die Bewegung und anstatt sie ständig ruhigzustellen, sollten wir besser mit ihnen in Bewegung sein und uns von ihrer Freude anstecken lassen.

Und schließlich gilt es, mit dem Element **Erde** in Kontakt zu sein, um die Viriditas zu stärken. Dies geschieht durch barfuß Laufen, Spaziergänge, Wandern, durch Sport und Aktivitäten in freier Natur, das Spielen im Sandkasten oder durch den Umgang mit Pflanzen und das Sorgen für Tiere.

Zweite Kraftquelle: gesunde Ernährung

Fast überall und jederzeit werden uns Nahrungsmittel angeboten. Das vermittelt vielfach den Eindruck, dass rund um die Uhr Essenszeit ist. Diese Tatsache schlägt sich längst in veränderten Ernährungsgewohnheiten und in übergewichtigen Menschen nieder. Gerade Kinder sind den Verlockungen besonders ausgesetzt und können nicht wissen, was und wie viel ihnen guttut. Galt die Sorge der Eltern früher der ausreichenden Nahrungsbeschaffung, so besteht das Problem für uns heute darin, uns selbst und die Kinder freiwillig zu beschränken. Es ist wichtig geworden, den Kindern vermeintliche „Nahrung", also aromatisierte und gefärbte Kunstprodukte, so weit wie möglich zu untersagen. Dies erfordert von den Eltern eine gute Portion Durchhaltevermögen und viel Konsequenz, denn ständig Leckereien zwischendurch sind keine Kleinigkeit. Sie signalisieren einerseits, dass sich stets alles ums Essen dreht und beeinflussen andererseits die Gesundheit in einem entscheidenden Maß mit.
Auch die gemeinsamen Mahlzeiten sind von großer Bedeutung, denn sie haben eine wichtige soziale Funktion und bieten darüber hinaus die Möglichkeit zu kontrollieren, was und wie viel die Kinder essen. Kinder brauchen einen Bezug zum Wert und zur Qualität von Lebensmitteln. Fördern Sie diesen Bezug, indem Sie sie auch in der Küche mithelfen, mitmachen und zupacken lassen. Kinder, die wissen, woher Lebensmittel kommen, und die vor allem auch wissen, wie sich Lebensmittel roh anfühlen, haben viel eher die nötige Wertschätzung dafür. Zu dieser Wertschätzung gehört

selbstverständlich ein bewusster Einkauf und ein sorgsamer Umgang mit Nahrung, indem nichts weggeworfen wird.
Bedeutung hat aber auch die richtige „Haltung" am Tisch. Die alten Tischsitten „sitzen bleiben, bis alle fertig sind", „langsames Essen und nur am Tisch essen" sind Ausdruck dieser Wertschätzung und haben ganz nebenbei einen gesundheitsfördernden Aspekt.

Als Eltern haben wir die Verantwortung, zu wissen, was und wie oft unsere Kinder essen bzw. naschen.

Wir hören oft, dass „Bio" nicht leistbar ist. Richtig ist aber, dass gesunde Ernährung keine Frage der Geldbörse ist, wenn wir einige Punkte beachten:

- Eine Ernährung im Sinne Hildegards orientiert sich am regionalen und saisonalen Angebot.
- Regionale und saisonale Produkte sind immer die preisgünstigsten und auch die hochwertigsten und gehaltvollsten, vorausgesetzt sie stammen aus biologischem Anbau.
- Hochwertige Lebensmittel haben einen höheren Nährwert und Sättigungsgrad.
- Die gesunde Abwechslung im Rhythmus der Natur stellt zugleich die Lust des Körpers nach unterschiedlichem Geschmack, nach verschiedenen Farben und Gerüchen zufrieden.
- Nach dem Motto „weniger ist mehr" braucht man von hochwertigen Produkten mengenmäßig nicht so viel und zahlt daher auch entsprechend weniger.
- Wenn Kinder durch das Vorbild der Eltern ein Gefühl für gute Lebensmittel entwickeln und diese auch schätzen lernen, können sie bunten und süßen Verlockungen eher widerstehen. Auch das kommt letztlich der Geldbörse zugute.

Ernährungswissenschaftler vermuten, dass durch eine vernünftige Nahrungsvielfalt manchen Süchten vorgebeugt werden kann.

Dritte Kraftquelle: Aktivität und Ruhe

Das richtige Maß an Aktivität und Ruhe ist für das Wohlbefinden von Eltern und Kindern gleichermaßen von großer Bedeutung. Wobei das Maß durchaus recht unterschiedlich sein kann. Studien weisen darauf hin, dass Mädchen und Jungen mit unterschiedlichen, geschlechtsspezifischen Fähigkeiten und Bedürfnissen zur Welt kommen. Die sogenannte „Überkreuz-Entwicklung“ besagt, dass Mädchen bis zur Pubertät ihre Feinmotorik, also ihre Fingerfertigkeit entwickeln, Jungen hingegen die Grobmotorik, ihren Bewegungsdrang. Das bedeutet, dass sich Jungen vor der Pubertät tatsächlich mehr bewegen müssen als Mädchen, damit wichtige Nervenbahnen im Gehirn angelegt werden können. Werden Jungen in dieser Lebensphase zu feinmotorischen Tätigkeiten gezwungen, läuft es ihrer natürlichen Entwicklung zuwider. Jungen sollten deshalb nur dann stricken und häkeln, wenn sie es selbst wollen, und wir sollten mit ihren großen Maschen auch großzügig umgehen. Ihrem natürlichen Drang nach Fußball spielen, Fangen und Sport jeglicher Art sollte unbedingt Rechnung getragen werden.
Mädchen hingegen werden „neurologisch reifer“ geboren, da sie einen Teil dieser wichtigen Nervenbahnen bereits bei ihrer Geburt angelegt haben. Sie entwickeln vor der Pubertät ihre Feinmotorik, das heißt ruhiges Sitzen, Puppenspielen und Basteln kommen ihren Bedürfnissen sehr entgegen. Nach der Pubertät ist es genau umgekehrt. Dann werden für Mädchen grobmotorische Tätigkeiten bedeutsam. Sie begeistern sich nun fürs Biken, Klettern und Reiten und Jungen finden in diesem Alter Spaß an „feinen“ Beschäftigungen wie

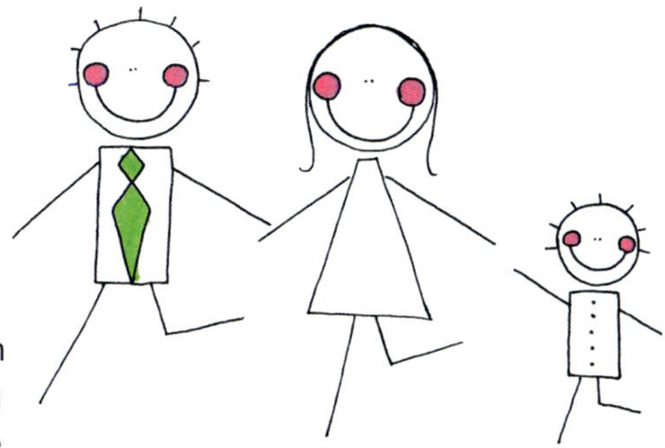

technischen Basteleien. Natürlich sind diese Erkenntnisse verallgemeinernd und es gibt überall Ausnahmen, dennoch weisen sie auf vorhandene Unterschiede hin und als Mutter eines Sohnes ist es beruhigend zu wissen, dass ein lebhafter Sohn seinem natürlichen Bedürfnis nach Bewegung nachkommt. Sogenannte hyperaktive Kinder haben oft nur zu wenig Möglichkeiten, diesen Drang auszuleben, und werden zu Unrecht ruhiggestellt.

Unser Körper braucht gerade im Handy- und Computerzeitalter **Bewegung**. Das gilt für die Erwachsenen genauso wie für junge Menschen, denn Bewegung trägt dazu bei, Stress abzubauen, sie hebt nachweislich die Stimmung und hilft sogar mit, Probleme zu lösen. Wer sich bewegt, ist auch geistig beweglich. Er ist aufmerksam, kann sich besser konzentrieren und hat auch dann noch Energie im Reservetank, wenn wieder einmal alles drunter und drüber geht. Und noch etwas schafft die Bewegung: Sie fördert sowohl Spannkraft als auch Strahlkraft, d. h. die persönliche Ausstrahlung verstärkt sich wahrnehmbar – bei großen und kleinen Menschen.

Fernseher und Computer gehören nicht in ein Kinderzimmer!

Genauso wichtig wie Bewegung ist die **Ruhe**, wobei das Bedürfnis nach Ruhe je nach Temperament und Typ unterschiedlich ist. Dennoch benötigt jeder Mensch ein gewisses Maß an Ruhe, denn die Ruhephasen dienen dazu, das Erlebte zu verarbeiten und es im Nachhinein zu genießen. „In der Ruhe liegt die Kraft", heißt es im Volksmund und ausreichend Ruhe ist nachweislich dringend notwendig, um sich wieder sammeln zu können und zu neuen Kräften zu kommen.

Kindern die Ruhezeiten erklären und begründen zu wollen, ist in jedem Alter so gut wie unmöglich. Seien Sie sich selbst sicher, dass Sie dies zum Wohl des Kindes einfach einfordern müssen, und gehen Sie mit gutem Beispiel voran: Nach einem Tagesausflug keine Abendveranstaltung „dranhängen" und nach einer interessanten Ausstellung oder einem Zoobesuch keinen zusätzlichen Museumsbesuch absolvieren. Kinder brauchen auch Phasen der Langeweile, in denen sie nichtstuend „herumhängen". Erlauben Sie ihnen diese „lange Weile", denn sie dient der Erholung und der Regeneration.

Nach den Ferien stellt sich immer wieder die Frage: Wie bringe ich Ruhe und Rhythmus in den Schulalltag? Lassen Sie die letzten Ferientage schrittweise ausklingen, d. h. die Tage werden am Abend „verkürzt" und die Nächte „verlängert", während die Kinder und Jugendlichen am Morgen von Tag zu Tag früher aufstehen. So schaffen Sie Regelmäßigkeit und wohltuende Ordnung, die Halt und Sicherheit bieten.

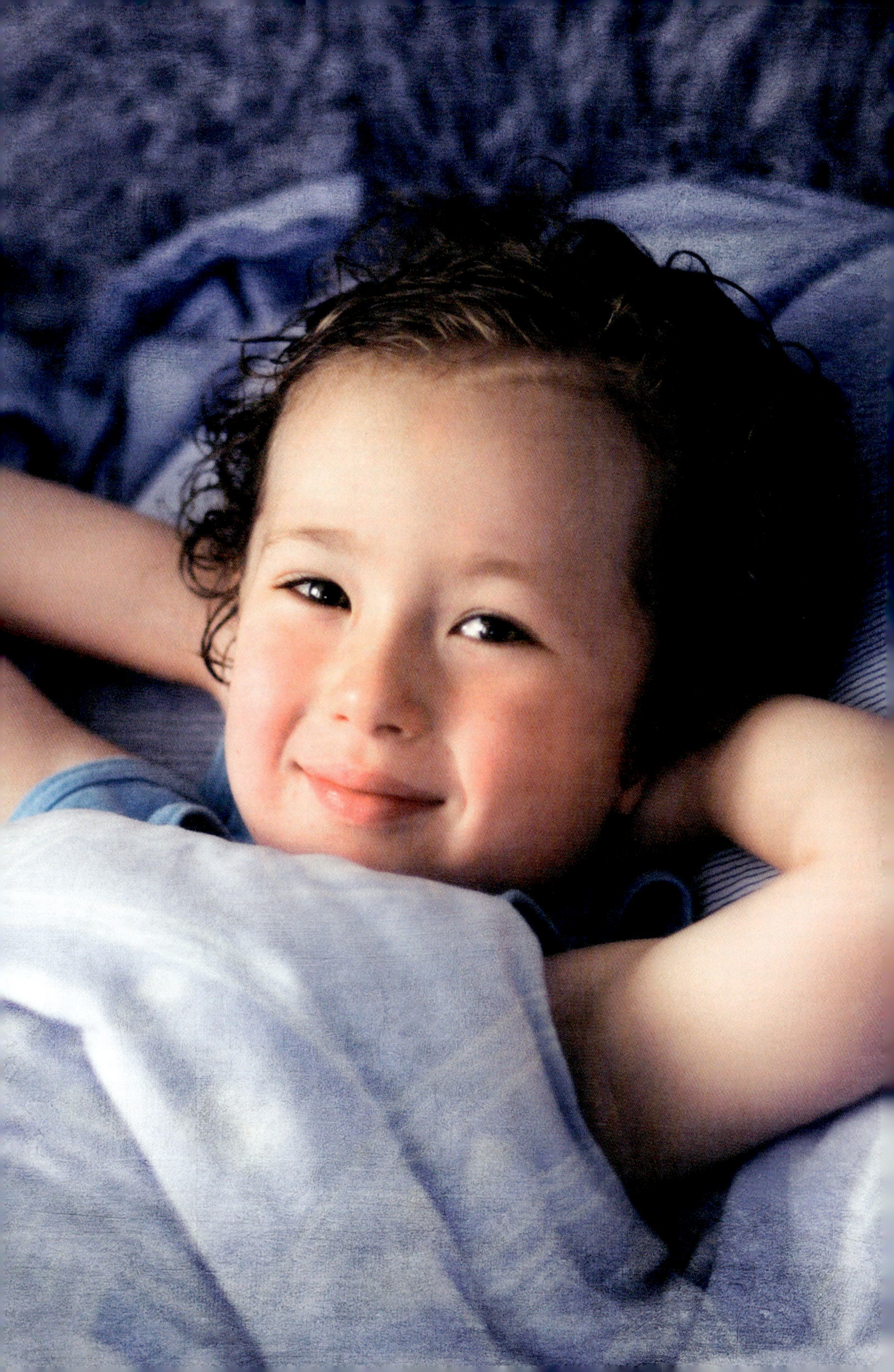

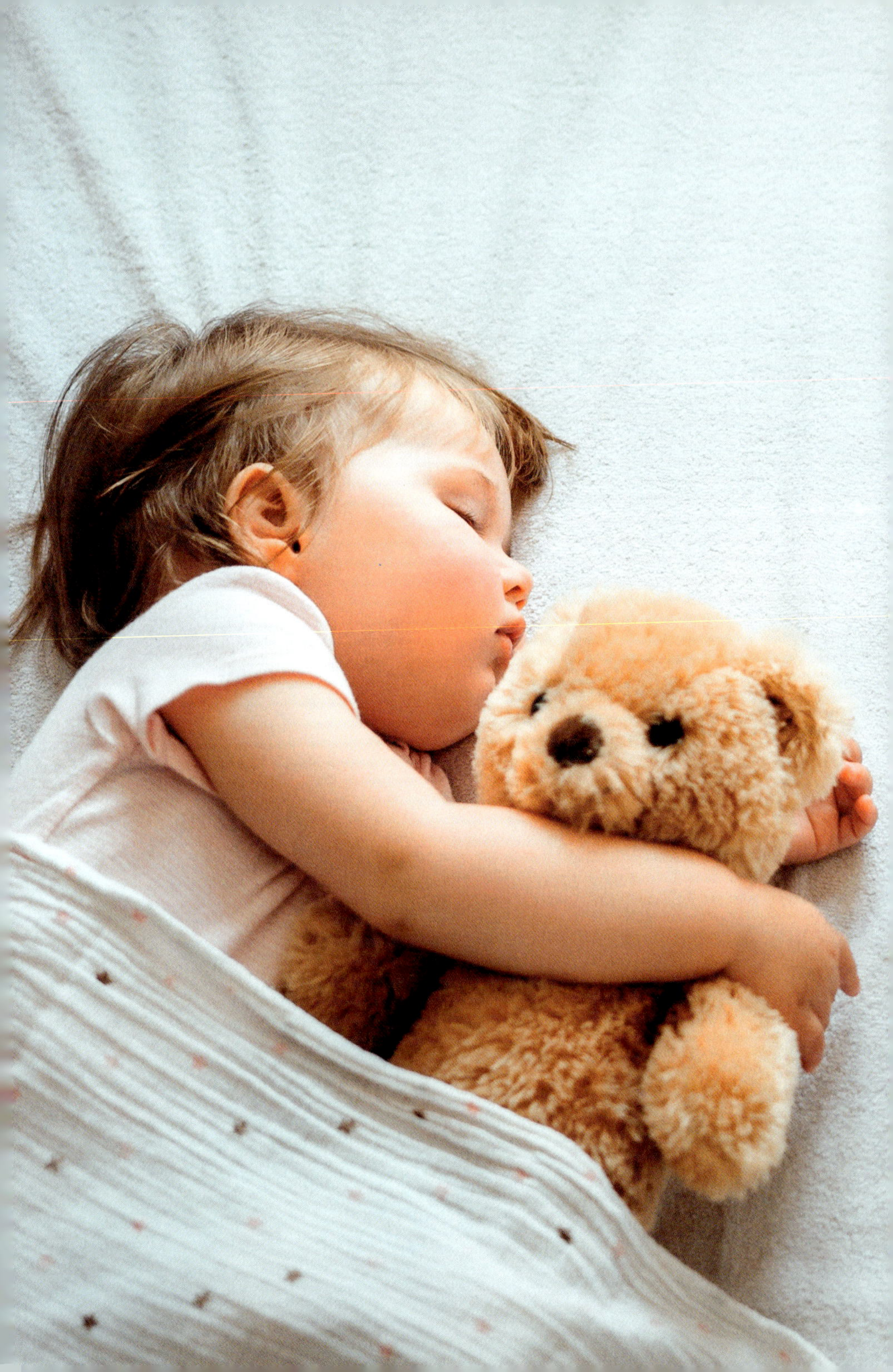

Vierte Kraftquelle: gesunder Schlaf

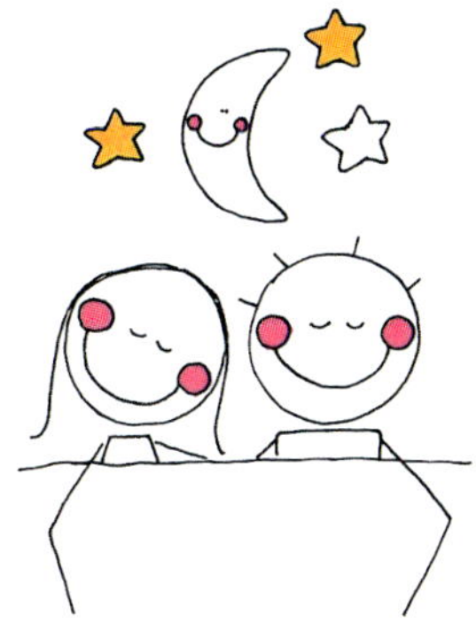

Nur wenn wir genügend schlafen, sind wir körperlich und geistig fit. Das gilt in ganz besonderer Weise für Kinder. Wenn Babys und Kleinkinder quengeln, unruhig und lästig werden, dann hängt dies meistens mit fehlendem Schlaf zusammen. Es tut dem Kind und Ihnen selbst gut, wenn Sie Ihr Kind zu Bett bringen und es in gewohnter Umgebung in Ruhe schlafen lassen. Dies bedeutet natürlich auch, dass Sie zu gewissen Zeiten zu Hause sind, denn es ist auf Dauer nicht egal, wo und in welcher Lage das Kind schläft. Auch wenn es unpopulär klingt: Solange Kinder klein sind, müssen die Eltern einen Teil ihrer eigenen Interessen hintanstellen. Der Lohn dafür sind zufriedene und ausgeglichene Kinder.

Innige Momente erleben wir meist in einer Situation der Ruhe und Entspanntheit und an diese innigen Momente erinnern wir uns später gerne.

Die ideale Schlafenszeit liegt für Kleinkinder bei ca. 19.00 Uhr, da die Aktivitätskurve zu dieser Zeit am tiefsten liegt. Wird dieser Zeitpunkt wesentlich überschritten, kommt die nächste Phase erst wieder nach 21 Uhr und eine derartige Verzögerung ist für Eltern und Kinder gleichermaßen aufreibend.

Wie bringt man Kinder am besten ins Bett? Mit Abendritualen, denn sie signalisieren, dass die Schlafenszeit bevorsteht, und vermitteln wohltuende Ordnung und Verlässlichkeit. Das Zubettgehen läuft dabei immer nach demselben Muster ab: eine gemeinsame Spielrunde nach dem Abendessen, die Spielsachen wegräumen, den Pyjama anziehen, die Zähne putzen, eine Gute-Nacht-Geschichte vorlesen und das Nachtgebet sprechen. Von Eltern ist dabei durchaus die hildegardsche Tugend der Geduld gefordert. Wenn Kinder immer wieder aus ihrem Zimmer kommen, führt man sie ruhig

Schlaf ist ein wertvolles und wohltuendes Lebenselixier und sollte von den Kindern positiv erlebt werden. Setzen Sie daher Schlaf niemals als Strafe ein.

Die innere Haltung der Eltern gibt den Kindern Halt.

und mit der klaren Einstellung, dass jetzt Schlafenszeit ist, zurück ins Bett. Dieses Spiel beginnt die Kinder irgendwann doch zu langweilen und die Schlafenszeiten sind zumindest für einen bestimmten Zeitraum wieder geregelt. Hilfreich ist auch der Hildegard-Schlafstein, der sogenannte Heliotrop bzw. Jaspis. Unter das Kopfkissen oder unter das Leintuch gelegt sorgt er für einen ruhigen Schlaf, reguliert die Träume und hilft auch bei Bettnässen.

Auch das **Mittagsschläfchen** ist nach Hildegard für Jung und Alt gleichermaßen wichtig. Wenn Kinder nicht mehr schlafen möchten, sollten Eltern zumindest für eine Ruhephase sorgen. Dies kann durchaus bedeuten, dass das Kleinkind eine halbe Stunde allein in seinem Bett bzw. seinem Zimmer ist und sich ruhig beschäftigt. Oft kommt der Schlaf dann von selbst. Wenn Kinder dagegen rebellieren, sollen Eltern zum Wohl des Kindes auf das Schläfchen bzw. eine Ruhephase bestehen. Ist die Haltung der Eltern bestimmt und klar, dann wird das vom Kind auch ernst genommen und respektiert. Auch wenn es manchmal schwerfällt, ruhig zu bleiben, kommt es letztlich doch wieder allen Familienmitgliedern zugute. Es mag zwar an dieser Stelle etwas befremdlich klingen, aber die Hildegard-Tugenden Disziplin und Geduld sind hilfreiche Stützen für die Eltern, um die Ruhezeiten konsequent einzufordern.

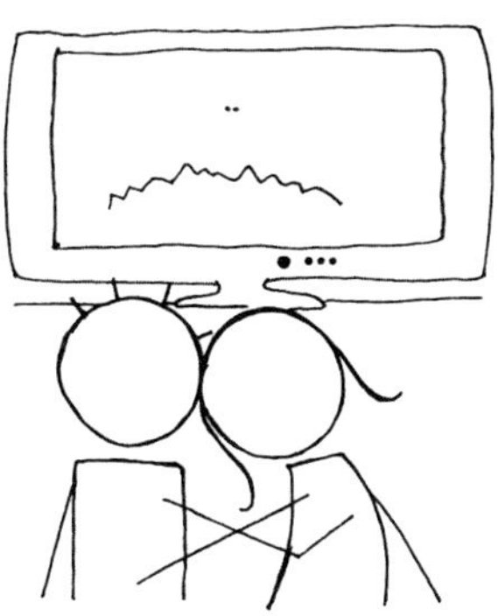

Wenn bei Jugendlichen der Schlaf auf Dauer zu kurz kommt, rächt sich das durch Lustlosigkeit, Launenhaftigkeit, Stress – bis hin zur Depression. Auch körperliche Leiden und chronische Erkrankungen können die Folge von anhaltenden Schlafdefiziten sein. Schlafräuber sind zu langer Medienkonsum, zu viele Freizeitaktivitäten, zu späte körperliche Betätigungen und zu spätes Abendessen.

Wer generell nur mit Hilfe des Weckers aufwacht, leidet an Schlafmangel und sollte unbedingt für mehr Schlaf zugunsten des persönlichen Wohlbefindens sorgen. Schlafmangel verhindert auf Dauer geistige Weiterentwicklung und stumpft unsere Empfindungen ab. Ausreichend Schlaf hingegen ist ein wahrer Jungbrunnen: Er macht schön, fit, wach, aufnahmefähig und reaktionsstark. Zudem repariert unser Immunsystem im Schlaf anfallende Schäden und es werden wichtige Wachstumshormone produziert.

Wählen Sie das Fernsehprogramm gezielt mit Ihren Kindern aus und vereinbaren Sie auch „medienfreie" Tage. Stundenlanges Fernsehen und Computerspielen halten vom eigenen Leben ab.

Jugendliche bestimmen zwar einen Großteil ihres Tagesablaufs und ihrer Schlafenszeiten selbst, dennoch ist es wichtig, auch von ihnen Ruhezeiten einzufordern. Dies kann durchaus nur darin bestehen, dass sie medienfreie Zeiten haben, in denen sie zu sich selbst und zu ihrer inneren Ruhe gelangen können. Es kann aber auch sein, dass man ihnen ein Hobby oder ein Interesse wieder in Erinnerung ruft. Tagesinhalte bzw. Erlebtes und Erlerntes können sich während des Schlafes in unserem Hirn, in unseren Zellen verankern. Untersuchungen belegen, dass Studenten, die am Vorabend einer Prüfung länger lernten und weniger schliefen, die schlechteren Prüfungsergebnisse hatten als diejenigen, die weniger lang lernten, dafür aber ausreichend schliefen.

Konzentrationsmangel und Erinnerungslücken sind häufig auf Schlafmangel zurückzuführen.

Schlafenszeiten verändern sich natürlich mit zunehmendem Alter und dennoch gibt es „gesunde Grenzen". Im Sinne dieser Verlässlichkeit wird nicht täglich neu verhandelt, sondern es gibt Schulzeiten und Wochenenden. An den Wochenenden sind Ausnahmen und Verlängerungen möglich. Dass große Kinder und Jugendliche den Schlaf nicht als wichtig erachten, ist ganz natürlich, und es liegt wieder an den Eltern, auf Hildegards „rechtes Maß" zu achten. Das gilt natürlich auch für den gegenteiligen Fall: Wenn Jugendliche endlos in den Tag schlafen, heißt das früher ins Bett zu gehen, damit man auch früher aufstehen kann.

Fünfte Kraftquelle: Fasten

Fasten ist zusätzlich ein Solidaritätsbeitrag an die Welt, denn unser bewusster Verzicht wirkt auch auf einer geistigen Ebene.

Das Wort fasten ruft bei den meisten Menschen negative Assoziationen hervor. Fasten bedeutet allerdings vom Ursprung her beobachten. Genau dieses Beobachten von Essgewohnheiten und von Essmengen muss in Zeiten des Überflusses, wie wir ihn haben, immer wieder geübt werden. Noch zu unserer eigenen Kinderzeit war der Freitag ein „Reduktionstag". Es wurde bewusst einfach gegessen und weniger aufgetischt und aus wirtschaftlichen Gründen war es damals auch üblich, bescheidener zu essen. Gerade heute würde uns allen dieses bewusste Reduzieren guttun. An bestimmten Tagen (welcher Tag dies ist, spielt keine Rolle) einfacher und weniger zu essen erleichtert den Körper, beflügelt die Gedanken und stellt im Laufe der Zeit so manchen Euro für Extrawünsche oder auch für notwendige Anschaffungen zur Verfügung.

Kaufen Sie qualitativ hochwertige Grundnahrungsmittel, viel Obst und Gemüse, wenig Fleisch und keine Schleckereien.

In einer Zeit, in der für die meisten Kinder Essen selbstverständlich ist und jederzeit im ausreichenden Ausmaß zur Verfügung steht, ist es besonders wichtig, Wertschätzung und Dankbarkeit dafür zu vermitteln. „Knappe Tage" und „Reduktionstage" tragen gut zu diesem Bewusstsein bei und fördern zudem das körperliche Wohlbefinden und die geistige Frische.

Das Fasten bietet viele positive Möglichkeiten, den Kindern die Freude am Essen bewusst zu machen. Im Mittelpunkt steht der wertschätzende Umgang mit Nahrung, aber auch mit Wünschen und Gedanken. Erklären Sie Ihren Kindern, dass ein Fasten im Sinn von beobachten keine Strafe ist, sondern dass es dazu verhilft, sich wieder auf etwas zu freuen. Setzen Sie die Anzahl der Fastentage im Einverständnis mit den Kindern so an, dass die Freude am „Beobachten" gewahrt bleibt.

Ein Fastentag mit Kindern beginnt zum Beispiel mit einem Habermus oder einem Brot zum Frühstück. Als Mittagessen gibt es eine Grießsuppe oder Dinkelflockenlaibchen mit Salat und zum Abendessen wieder Brot. Bei echtem Hunger zwischendurch stillen Brot oder ein Apfel das momentane Verlangen.

Unter Brot verstehe ich selbstgemachtes Dinkelbrot oder hochwertiges Bäckerbrot. Semmeln, Laugengebäck oder ähnliche Backwaren sind keine Fastenbrote.

Man kann schon im Kindergartenalter Kindern das bewusste Essen nahebringen, indem man mit ihnen das „Geschmacksmännchen-Spiel" spielt. Beim „Geschmacksmännchen-Spiel" setzen Sie mit den Kindern die Anzahl der Tage fest, an denen sie auf Süßigkeiten verzichten. Erklären Sie ihnen, dass sich durch den freiwilligen Verzicht die „Geschmacksmännchen" im Mund erholen können und groß und stark werden. Je länger sie sich erholen, umso besser werden sie nach der Zeit ohne Süßigkeiten wieder arbeiten und folglich werden dann nicht nur Süßigkeiten, sondern auch Obst und Brot wieder besser schmecken.

Schulkinder verstehen es gut, wenn man ihnen erklärt, dass früher ein Fasttag pro Woche üblich war, um dem Körper eine Pause zu gönnen. Da auch Kinder gut auf ihren Körper achten sollen, ist es sinnvoll, wenn sie einige Tage im Jahr auf Mahlzeiten „zwischendurch" und auf Süßigkeiten verzichten. Um über die schwierigen Momente der Süßattacken hinwegzukommen, dürfen Kinder einen Apfel oder ein Stück Brot essen. Ein Krug Tee oder Steinwasser sollte ebenfalls immer bereitstehen. Setzen Sie an das Ende der Fastenzeit eine Belohnung. Dies kann ein lang gehegter Wunsch sein, der in Erfüllung geht, aber auch ein gemeinsamer Kinobesuch oder ein Ausflug sind schöne Anreize, die den Kindern das Fasten erleichtern.

Sechste Kraftquelle: Tugenden stärken und Talente pflegen

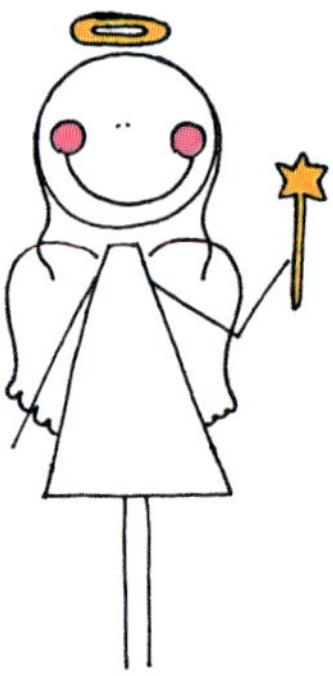

Tugenden

Tugend ist in jedem Menschen von Natur aus angelegt und folgt einem inneren Gesetz, das aus den Tiefen des eigenen Herzens kommt und zu innerer Freude führt. Dem gegenüber steht die Moral als Sitte und Gewohnheit, sie wird in Form von Geboten und Verboten, von Regeln und Vorschriften von außen an den Menschen herangetragen. Wir kennen die „Moralpredigt" und „jemanden Mores lehren". Während falsche Moral meist Selbsterkenntnis, Selbstfindung und die Freude am „guten Tun" verhindert, stärkt die Tugend diese Freude. Die alte Forderung nach mehr Tugend und weniger Moral ist daher nach wie vor angebracht. Wie in anderen Bereichen ist auch hier entscheidend, wie Eltern „Vor-bild" sind. So wie sie mit Tugenden und Lastern umgehen, werden das auch ihre Kinder tun. Wer seine Nachbarn selbst nicht grüßt und sich verschließt, darf von seinen Kindern nicht erwarten, dass sie es anders machen.

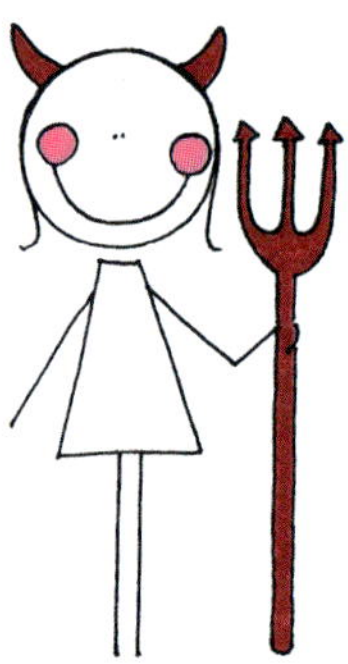

Hildegard von Bingen beschreibt 35 Tugenden, mit denen wir im Laufe unseres Lebens konfrontiert werden, und ich möchte hier auf einige davon eingehen:

Die Lenkerin aller Tugenden ist nach Hildegard die **Klugheit**. Die von ihr gemeinte Klugheit hat nicht unbedingt mit Intelligenz zu tun, sondern klug ist, wer sich selbst und sein wahres Wesen erkennt, wer „spürt", was seine Aufgaben im Leben sind. Klug sind also Eltern, die das Wesen ihres Kindes erspüren, erkennen und es seinen Talenten und seinem Charakter entsprechend fordern und fördern – und zwar immer auf das Wohl des Kindes bedacht. Kluge Eltern quälen ihr Kind nicht durch eine ungeliebte Schule, sondern wählen je nach Fähigkeiten und Talenten gemeinsam mit dem Kind Arbeitsfelder und Ausbildungsmöglichkeiten, die ihm entsprechen.

In der **Gerechtigkeit** ist jede weitere Tugend enthalten. Wer ein gerechter Mensch sein will, benötigt Klugheit, Mut und die Bereitschaft für ein Leben im richtigen Maß. Für Eltern ist dies genauso wichtig wie für Kinder. Gerechtigkeit bedeutet nicht, alle gleich zu behandeln, denn jeden gleich zu behandeln, hieße jeden ungerecht zu behandeln. Gerechtigkeit bedeutet vielmehr, jedem „das Seine" zuzugestehen, und es beinhaltet Respekt und Wertschätzung für den Anderen. Achten Sie das unterschiedliche Tempo Ihrer Kinder, würdigen Sie deren verschiedene Fähigkeiten und werten Sie nicht nach Ihren Vorstellungen und Wünschen. Anerkennen Sie „echte Wünsche" und seien Sie in diesem Sinne gerecht, dann werden es Ihre Kinder auch sein.

Seien Sie selbstkritisch und leben Sie vor, was Sie von Ihren Kindern erwarten!

Die **Tapferkeit** ist die „notwendigste" aller Tugenden, denn Tapferkeit kann „die Not wenden". Mit Tapferkeit lässt sich auch Kummer und Ungerechtigkeit in der Schule und in Cliquen leichter ertragen bzw. besser dagegen auftreten. Tapferkeit ist unter Umständen schon der Mut, als „feige" zu gelten und dies zu ertragen, z. B. bei einer Tierquälerei nicht mitzumachen und sich so dem Gruppendruck zu widersetzen. Ein Kind kann tapfer sein, wenn es sich dem gesellschaftlichen Modediktat *nicht* fügt oder sich an einer draufgängerischen Aktion *nicht* beteiligt. Wir helfen unseren Kindern tapfer zu sein, wenn wir in unseren Lebensbereichen mit gutem Beispiel vorangehen. Wenn wir zum Beispiel selbst auf ein unnötiges Kleidungsstück oder ein überflüssiges technisches Gerät verzichten oder wenn wir

uns *nicht* an nachbarschaftlichen Klatschgesprächen beteiligen.
Es geht dabei natürlich immer um ein gesundes Maß an Individualität, denn Kinder sollen ja nicht zu Außenseitern werden. Im Sinne Hildegards und des gesunden Maßes gebührt einem Kind zur Stärkung des Selbstbewusstseins durchaus auch manchmal ein trendiges Kleidungsstück.

Nach Hildegard führt steter Überfluss zu Überdruss.

Die **Discretio**, die Fähigkeit bzw. die Kunst des Maßhaltens, ist ebenfalls eine Kardinaltugend. Es geht dabei nicht um Mittelmäßigkeit oder darum, einer äußeren Ordnung zu erliegen. Es bedeutet vielmehr, die Balance zu finden, die Mitte einzuhalten und der eigenen inneren Ordnung zu folgen. Wir sind täglich auf unsere Discretio angewiesen. Sie kommt bei allen großen und kleinen Wünschen, bei Freizeitvergnügungen, Fernsehen und Handy, Essen und in allen Bereichen zum Einsatz, wo das rechte Maß gefordert ist. Nur mit dem rechten Maß ist Gesundheit möglich. Wer andauernd darüber hinaus lebt, sich immer zu viel oder zu wenig zumutet, dessen Körper und Seele werden auf Dauer Schaden nehmen. Kinder sind genaue Beobachter und unsere besten Kritiker. Sie erkennen sofort, wenn wir von ihnen etwas einfordern, was wir selbst nicht tun. Nehmen Sie deren Aussagen und Forderungen ruhig zum Anlass, eigene Verhaltensweisen zu überdenken, und achten Sie auf das rechte Maß, die „Discretio", nicht nur bei Ihren Kindern, sondern vor allem bei sich selbst.

Mit meinem Dank spiegelt sich mein Denken wider. Wir sollten speziell unseren Kindern dieses „Denken" ins Leben mitgeben und das „Danke" als Zauberwort vermitteln, das Herzen und Türen öffnet.

Die **Dankbarkeit** ist eine Tugend, die uns zufrieden und glücklich macht. Dank ist Ausdruck von Wertschätzung und Achtsamkeit und somit für den Sender und für den Empfänger ein wichtiges Signal. Mit dem einfachen Wort „Danke" zeigen Kinder ihre Anerkennung und schaffen gleichzeitig einen Ausgleich für das, was sie erhalten. Ein freundliches „Danke" ist keine überholte und überflüssige Floskel, sondern ein wichtiges Wort im zwischenmenschlichen Umgang und in der sozialen Interaktion. Wenn wir alle dieses Wort oft verwenden, schafft dies ein Klima gegenseitiger Wertschätzung und Anerkennung. Dankbarkeit sollte sich natürlich auch durch den achtsamen Umgang mit alltäglichen Gegenständen wie dem Spielzeug, Büchern oder zum Beispiel dem eigenen Fahrrad ausdrücken und sie sollte auch durch einen wertschätzenden Umgang mit Lebensmitteln und mit der Natur zum Ausdruck kommen.

Talente

Talente können bei jedem Menschen in ganz unterschiedlichen Bereichen liegen und müssen sich erst zeigen und sich dann langsam entwickeln können. Gönnen Sie Ihrem Kind diese Zeit des „Ent-wickelns". Lassen Sie es in seinem Tempo spielen und alles Mögliche ausprobieren. Hier gilt natürlich auch das Motto „weniger ist mehr". Weniger Spielzeug lässt das Kind verweilen und gibt ihm das Gefühl von Konstanz und Sicherheit. Eine Fülle von Spielzeug versperrt ihm den Blick auf das Wesentliche und die Qual der Wahl erstickt die kindliche Neugier und Freude am Entdecken. Wenn alles bereits da ist, kann es nichts Neues mehr finden.

Räumen Sie Spielzeug, mit dem Ihr Kind nicht oder nur selten spielt, von Zeit zu Zeit weg und bringen Sie es nach einigen Monaten als „neu" wieder.

Wenn sich Talente gezeigt bzw. entwickelt haben, können diese mit Hildegard-Tugenden wie Regelmäßigkeit, Hingabe, Freude und notwendiger Ausdauer gepflegt werden. Es zeichnet sich der Trend ab, alles auszuprobieren und bei der ersten Hürde wieder fallen zu lassen. Genau diese Hürden schaffen die Möglichkeit, sich ein Gebiet anzueignen, persönlich daran zu wachsen und zu reifen. Hürden sind Herausforderungen, die, wenn sie erfolgreich genommen werden, den Selbstwert des Kindes erhöhen und auch den Respekt

Wenn alles leicht zu erreichen und auch wieder leicht zu lassen ist, vergeht die Freude. Dinge verlieren ihren Wert und Hobbys ihren Sinn.

Singen fördert die Produktion von Glückshormonen. Diese sind unter anderem für Gedächtnisprozesse und soziale Bindungsfähigkeit zuständig. Gleichzeitig vermindert es Stress und Aggressionen.

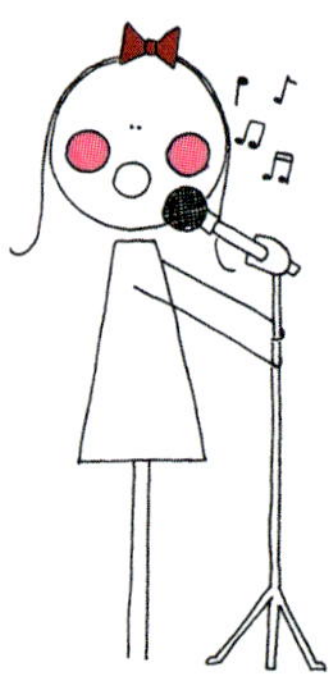

vor den Leistungen anderer wachsen lassen. Alles gleich wieder aufzugeben, lässt im Kind auf Dauer das Gefühl entstehen, nichts richtig zu können und schwächt seinen Selbstwert.

Singen, tanzen und musizieren besitzen für Hildegard einen hohen Stellenwert und sollten laut ihren Anweisungen täglich praktiziert werden, um wie sie sagt „die Seele zu stimmen", denn diese ist die Verbindung zum Kosmos und zum Göttlichen. Das Wort „singen" hat in manchen Sprachen die Bedeutung von „verzaubern" und „beschwören". Der Ausdruck in den Gesichtern singender Kinder gibt dem Recht und am besten stimmen wir Erwachsenen mit ein.
Nach Hildegard wird durch das Singen, Tanzen und Musizieren eine Brücke zwischen Himmel und Erde gebaut und die daraus entstehende Kraft trägt wesentlich zum guten Gelingen des Lebens bei, dient sie doch dem eigenen Wohl und dem Wohl der anderen. Hildegard selbst hat 77 Musikstücke komponiert und mit ihren Mitschwestern zur Ehre Gottes täglich gesungen und getanzt.
Feiern im ursprünglichen Sinn bedeutet, Frohsinn und Fröhlichkeit pflegen, Freude spüren und in weiterer Folge auch Glückseligkeit. Kinder sind meist leicht zu motivieren und wenn sie mit dem Singen und Tanzen im Laufe der Zeit aufhören, liegt es vielfach nur daran, dass ihnen zu oft gesagt wurde, dass sie kein Talent haben. Fördern Sie gemeinsames Singen, denn jeder von uns kann sich rhythmisch bewegen und zumindest summen oder tönen. In diesem Sinn können wir das Leben täglich neu feiern und Momente des Glücks empfinden. Durch die Pflege solcher Glücksmomente erhalten auch die täglichen Pflichten wieder eine neue Qualität und können mit Freude verrichtet werden.

Lesen ist eine Tätigkeit, die gefördert werden sollte, da es ganz eigene Welten eröffnet. Kinder können ihre Phantasie spielen lassen und in fremde Geschichten eintauchen. Lesen ermöglicht den Kindern, ihr eigenes Tempo zu entwickeln. Das Vor- und Zurückblättern hat eine ganz besondere Qualität, das Rascheln von Papier einen heimlichen Zauber und die beschriebenen Handlungen lassen viel Spielraum für eigene Gedanken und Gefühle.

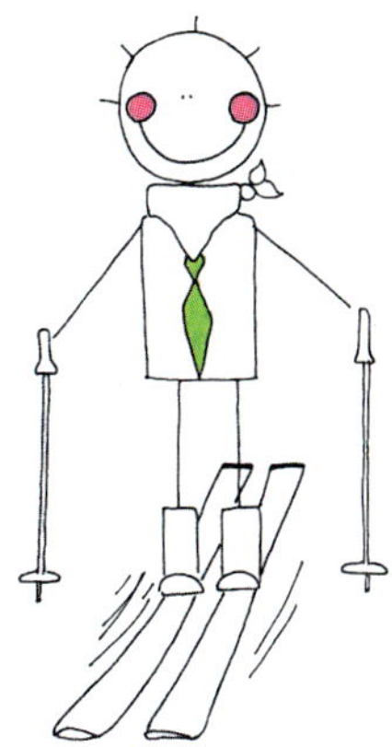

Alle weiteren Talente, die Ausübung von Sportarten, Basteln, das Verfolgen von unterschiedlichsten Interessen sind Ausdrucksmöglichkeiten des Kindes und es sind zugleich auch Übungsfelder, damit sich das Kind selbst erfahren, erleben und kennenlernen kann, damit es sein eigenes Körpergefühl entwickelt, damit es aber auch die Grenzen der anderen wahrnehmen und respektieren lernt. Wichtig dabei ist, dass Freude und Begeisterung das Fundament bilden.

Egal welche Interessen Ihr Kind verfolgt oder welche Talente sich zeigen: Fähigkeiten und Talente können sich nur entwickeln, wenn dafür Zeit aufgewendet werden kann. Vermehrter Medienkonsum, viel Zeit am Mobiltelefon oder an der Playstation kosten viel wertvolle Zeit und lassen die leisen und inneren Bedürfnisse und Fähigkeiten verstummen. Bleiben Sie konsequent mit den vereinbarten Handy- und Computerzeiten – auch wenn Ihre Kinder es im Moment nicht verstehen und „zicken".

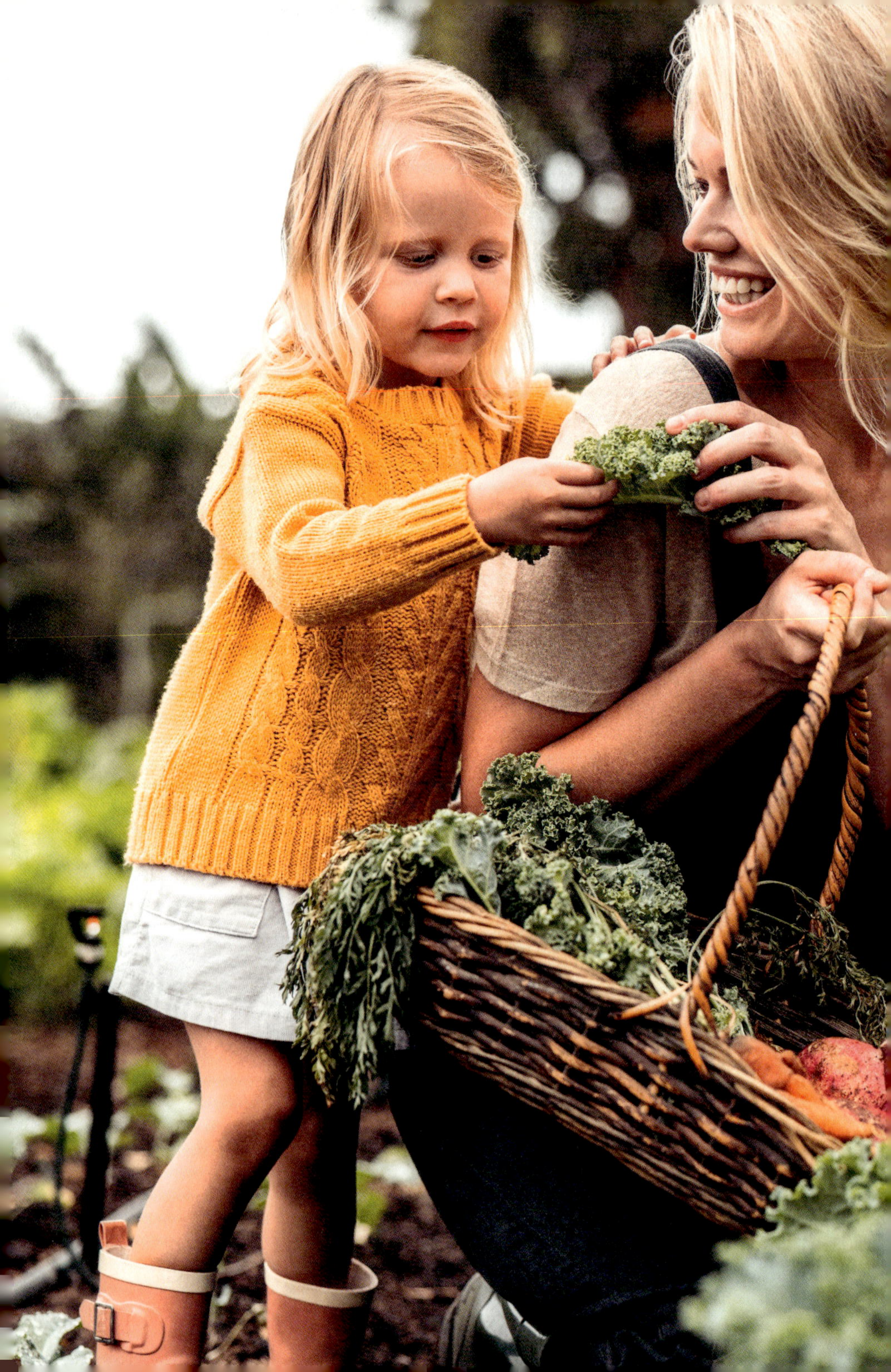

Gesunde Ernährung

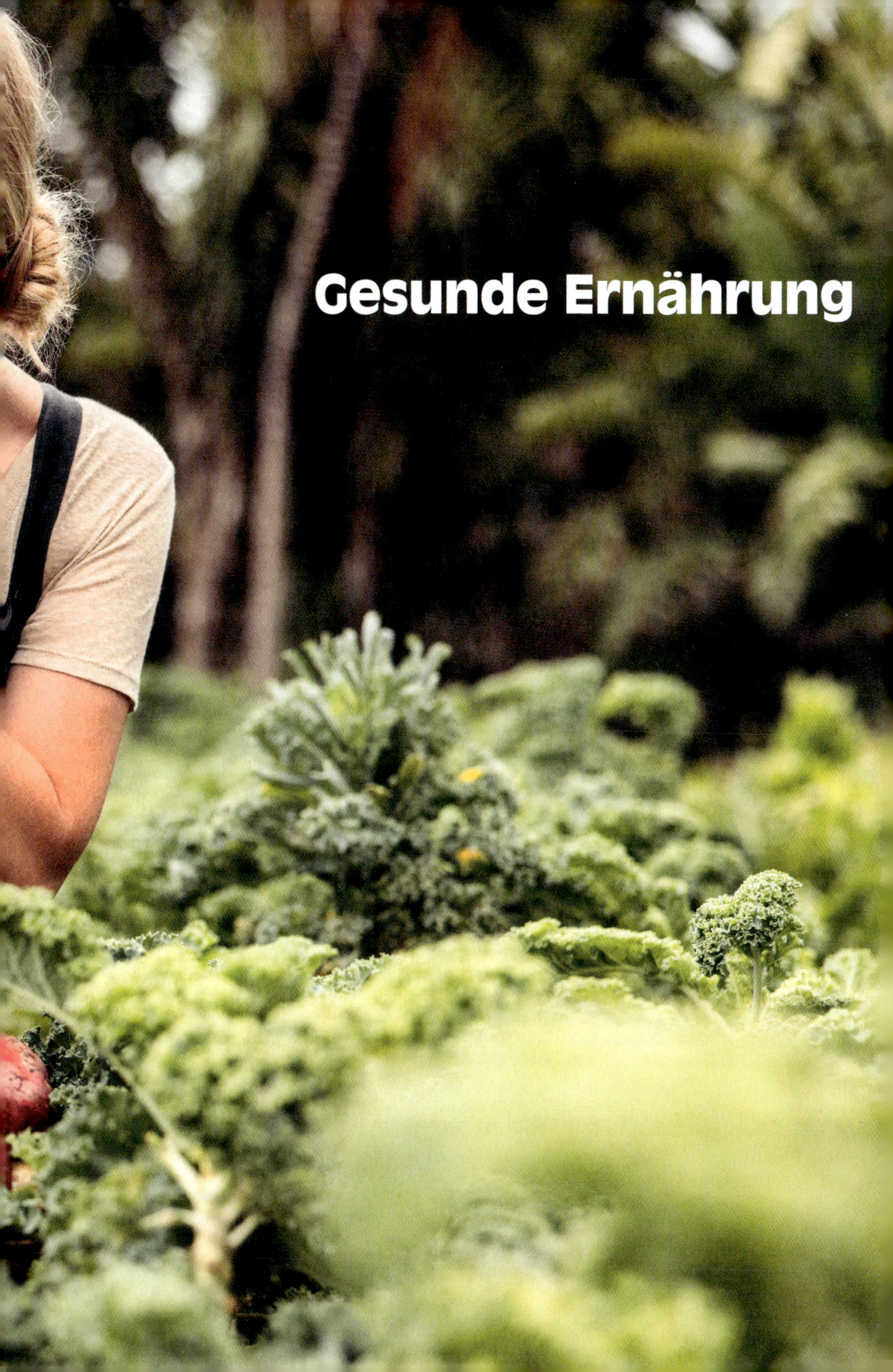

Gesunde Ernährung

Die Nahrungsbeschaffung war bis vor wenigen Jahrzehnten für viele eine Überlebensfrage, denn es waren nicht immer genügend Lebensmittel (für alle) vorhanden. Heute ist es das Überangebot, das uns Sorgen macht und zu Fehlernährung führt.

Die Zahlen einer deutschen Studie stimmen nachdenklich: Die Fettmasse der Bevölkerung ist in den letzten 20 Jahren dramatisch angewachsen und das Durchschnittsgewicht hat stark zugenommen. Bereits jedes fünfte Kind ist schwer adipös, also stark übergewichtig, und es ist eine traurige Tatsache, dass 80 Prozent der dicken Kinder unter 10 Jahren dicke Erwachsene werden und für den Rest ihres Lebens auch bleiben. Ernährungsfragen werden immer wieder neu aufgeworfen und Wundermittel propagiert. Verlässliche Antworten zu finden ist heute eine große Herausforderung, denn es bedarf einer großen Portion Standfestigkeit, sich der Werbung und deren Verlockungen und Versprechungen zu entziehen.

Eltern sind natürlich bemüht, ihre Kinder so gesund wie möglich zu ernähren, ihnen eine optimale Vielfalt und Abwechslung zu bieten. Dieses Bemühen macht sich die Lebensmittelindustrie geschickt zunutze, indem sie vier von fünf Lebensmittelwerbungen an Kinder richtet. Hinter diesem vermeintlichen Interesse an Kindern steckt ein milliardenschweres Geschäft, das durch Werbung Bedürfnisse erzeugt und den Konsum diktiert.
Unser Körper hat von Natur aus die Fähigkeit, die Nahrungsaufnahme zu steuern und sein optimales Gewicht zu halten. Das optimale Gewicht ist jenes, mit dem wir körperliche Arbeit verrichten können, ohne dabei schnell zu ermüden. Es ist auch das Gewicht, mit dem wir eine optimale geistige Leistung erbringen und unsere Lebensfreude spüren. Das heutige Schönheitsideal und das propagierte Idealgewicht weichen von dem natürlichen „optimalen und gesunden" Gewicht ab. Die Design- und Modebranche hat ein Bild kreiert, das an den na-

Industrieküchen sind chemische Labore und keine Küchen im ursprünglichen Sinn.

türlichen Bedürfnissen des Menschen vorbeigeht, weil es sich nur an Äußerlichkeiten orientiert und die seelischen und geistigen Bereiche völlig außer Acht lässt. Nahrung ist viel mehr als eine Anhäufung von Inhaltsstoffen, denn sie nährt uns nicht nur auf körperlicher, sondern eben auch auf seelischer und psychischer Ebene.

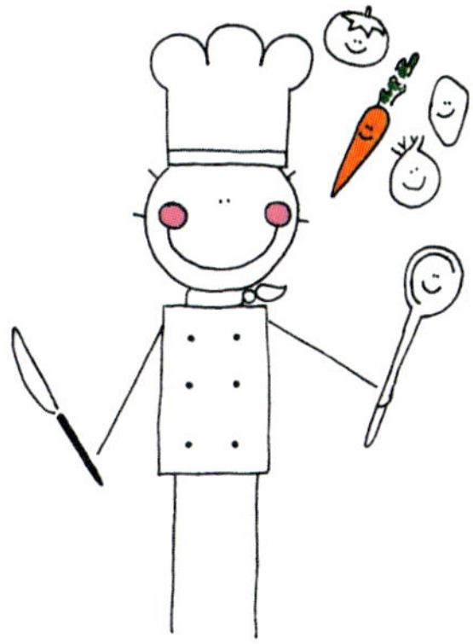

Der Geschmack eines Lebensmittels signalisiert dem Körper den Gehalt an Nährstoffen. Die darin enthaltenen, natürlichen Aromen sind Botenstoffe für den Körper und somit wichtige Informationen, die bewirken, dass wir Appetit auf das bekommen, was wir brauchen, um optimal genährt zu sein. Dieses perfekt aufeinander abgestimmte System funktioniert wunderbar, wenn wir uns mit naturbelassenen Lebensmitteln ernähren. Es gerät allerdings ins Schwanken, wenn wir mit industriell gefertigten Produkten, mit zugesetzten Aromen und Farbstoffen unser natürliches „Navigationssystem" lahmlegen. In industriell gefertigter Nahrung sind Stoffe enthalten, die es eigentlich nicht gibt und die unser natürliches Sättigungsgefühl und unsere Geschmacksvorlieben in die Irre führen. Sie belasten unseren Organismus und beeinflussen zudem massiv unsere Gemütslage und unsere Stimmung.

Es ist ganz einfach eine Tatsache, dass es keine Kindernahrung als solche gibt. Kinder haben lediglich altersgemäße Vorlieben und Abneigungen. Milch und Milchprodukte sind für Kinder und Erwachsene gleichermaßen gesund bzw. sogar ungesund, wenn sie z. B. als süße Milchschnitte daherkommen. Eine kritische Distanz der Werbung gegenüber ist der Gesundheit in jedem Fall zuträglich und grundsätzlich sehr zu empfehlen.

Eltern steuern durch ihr eigenes Verhalten die Vorlieben und den Geschmack ihrer Kinder, indem sie selbst Vorbild sind.

Stellen Sie sich immer wieder folgende Fragen:

- Überlasse ich meinen Kindern die Fastfood-Wahl oder bevorzuge ich selbst zubereitete Speisen?

- Erhalten meine Kinder täglich Softdrinks oder stelle ich Tee und Wasser griffbereit zur Verfügung?
- Gebe ich jedem Drängen an der Supermarktkassa nach Süßem nach oder biete ich Äpfel und Brot an?

Der Alltag hat viele Tücken, aber genauso viele Möglichkeiten dagegenzusteuern. Essen soll Freude bereiten, es soll schmecken und die Gesundheit fördern. Ich möchte Ihnen Mut machen, Ihre eigene Ernährung und die Ihrer Kinder wieder selbstbewusst in die eigenen Hände zu nehmen. Damit ist natürlich „Arbeit" verbunden, allerdings eine äußerst sinnvolle Arbeit, die einen wichtigen Teil des Lebens ausmacht und die bei bewusster Ausübung durchaus Energie zurückgibt, indem sie Zufriedenheit schafft und Sinn stiftet.

Eltern sind ihren Kindern in allem Modell und der Spruch „Sie müssen Kinder nicht erziehen, denn sie machen Ihnen sowieso alles nach" gilt auch für den Bereich der Ernährung. Wenn wir den Kindern mit gutem Beispiel vorangehen und die Verantwortung für unser Wohl und das unserer Kinder übernehmen, dann werden sie dies später als Erwachsene ebenso handhaben. Während der Pubertät und in den ersten Jahren der Selbständigkeit werden sie vielleicht auf „gesund" verzichten, später aber wieder darauf zurückkommen.

Die gemeinsamen Mahlzeiten sind besondere Familienzeit und die Wertschätzung dafür muss von den Eltern vorgelebt werden.

Eine gesunde, abwechslungsreiche Ernährung ist heute wichtiger denn je. Hildegard hat uns wenige Kochrezepte hinterlassen. Sie hat jedoch Kriterien für eine gesunde Ernährung insgesamt genannt. Kurz zusammengefasst ist die Ernährung im Rhythmus der Saison mit den Bioprodukten aus unserer Region das Beste für Körper und Geist. Grundlage der Hildegard-Ernährung bildet stets der Dinkel in Form von Brot, Nudeln, Reis, Grieß und Schrot. Kaufen Sie „echten Din-

kel" (siehe Seite 46), da nur er alle Vitalstoffe enthält, die unsere Kinder brauchen.
Ergänzt wird der Speiseplan mit Obst und Gemüse der Saison und der Region. Fleisch gibt es nur in vernünftigen Mengen – nach Hildegard nur an Sonn- und Feiertagen. Gewürzt wird mit Liebe und mit den typischen Hildegard-Gewürzen, das sind z. B. Galgant, Bertram oder Kubeben, die zusätzlich Gesundheit in den Kochtopf bringen, und selbstverständlich sind auch die Vorlieben der Kinder mit zu berücksichtigen.

Lieblingsgerichte der Kinder sollten nicht ständig auf dem Speiseplan stehen, nur um lästigen Essensdiskussionen auszuweichen. Wer dreimal pro Woche Würstchen und viermal Spaghetti bekommt, ist sicher nicht ausgewogen ernährt.

Das Hildegard-Prinzip der Subtilität

Ein wichtiger Begriff in Zusammenhang mit Ernährung ist der Begriff der Subtilität. Hildegard versteht darunter die spezielle Wirkung von Lebensmitteln, denn über die Lebensmittel beziehen wir unsere Energie und je besser deren Qualität, desto energiegeladener und fröhlicher sind wir. Mit Subtilität ist also die „spezifische, seelische Komponente" gemeint, die jedem Wesen und jeder Pflanze innewohnt und die entsprechend auf den Menschen wirkt. Der Boden, auf dem ein Lebensmittel wächst, die klimatischen Verhältnisse, denen es ausgesetzt ist, aber auch die jeweilige Betreuung wirken sich auf dessen Subtilität aus. Ein liebevoll

Der Begriff „Subtilität" kommt nur in der Ernährungslehre nach Hildegard vor und bezeichnet die feinstoffliche Wirkung von Lebensmitteln.

gepflegter Garten bringt andere Erträge als ein verwahrloster. Eine Mahlzeit, die mit Freude zubereitet wird, schmeckt anders als seelenloses „Schnellfutter". Und selbstgemachte Speisen aus Bio-Produktion besitzen eine ganz andere Subtilität als industriell gefertigte Produkte, Fastfood und Fertigmenüs. An dieser Stelle sei auch vermerkt, dass Nahrung etwas kosten darf und sogar muss. In den 1960er-Jahren wurde ein Drittel des Einkommens für Essen aufgewendet. Heute sind es noch 10–15 Prozent. Ein Huhn kostete damals 2½ Arbeitsstunden, heute arbeiten wir 15–20 Minuten dafür.

Jedes Kaufverhalten beeinflusst die Produktion und jeder Einzelne zählt. Bleiben Sie bei den Produkten, für die Sie sich bewusst entschieden haben. Das gibt Sicherheit und spart Zeit.

Es liegt an uns, das Warenangebot mitzubestimmen. Wir haben die Möglichkeit, beim Bauern direkt einzukaufen. In den Geschäften können wir nachlesen, was auf den Produktpackungen steht, und uns so über die Inhaltsstoffe informieren. Wir können mit den Geschäftsführern reden, woher sie ihre Waren beziehen, und unsere Wünsche deponieren. Wir können auch im Gasthaus nachfragen, woher die Produkte stammen. Auf diese Weise steuern wir als kritische Konsumenten das Angebot mit und signalisieren unsere Wertvorstellung. Wenn viele Menschen auf diese Art bewusst und anspruchsvoll werden, reagiert darauf auch der Markt.

Siehe auch die Kapitel „Ernährungsrichtlinien nach Hildegard" in den Büchern „Einfach leben", Seite 37ff., und „Einfach kochen 2", Seite 14ff.

Subtilität ist nicht nur ein Begriff, sondern sie ist auch gut spürbar, wenn wir uns wieder auf unsere Wahrnehmung und unser Gefühl besinnen und bereit sind, unserem Wohlbefinden zu vertrauen. Es ist nicht egal, was wir essen, denn „der Mensch ist, was er isst". Es ist von allergrößter Bedeutung, wieder ein besonderes Augenmerk auf die Ernährung zu legen. Am besten wählen wir Bio-Produkte aus unserer Region. Diese haben einen bis zu 6-fach höheren Nährwert als „turbogezüchtete" Lebensmittel. So werden die Lebensmittel zu Heilmitteln. Hildegard hat zudem den Begriff **„Frohma-**

cher" geprägt. Dies sind Nahrungsmittel, welche durch ihre Lichtspeicherfähigkeit ausgewogene Inhaltsstoffe haben und dadurch den Menschen fröhlich stimmen. Zu diesen Frohmachern zählen Dinkel, Hafer, Kichererbse, Fenchel, Quitte, sonnengereifte Äpfel, Maroni, Galgant, Bertram, Ysop, Zimt, Muskat ...

Sie alle helfen nach Hildegard von Bingen bei Traurigkeit und bringen den Menschen wieder ins Gleichgewicht.

Was bei Hildegard tabu ist

In der Hildegard-Lehre gibt es einige Lebensmittel, die nicht zum Einsatz kommen sollten. Diese sorgen leider für viel Verwirrung und erschweren so manchem gesundheitsbewussten Menschen den Weg zur Hildegard-Küche. Es handelt sich dabei um Chicorée, Pfirsiche, Pflaumen, Erdbeeren, Lauch und Schweinefleisch, die übrigens auch in den östlichen Heilslehren bzw. in deren Küchen gemieden werden. Auch das hochgepriesene Olivenöl findet in der Hildegard-Küche keinen Platz. Alle diese Lebensmittel beeinträchtigen durch ihre „subtilen", speziellen Wirkungsweisen die Gesundheit des Menschen. Hildegard hat in ihrem Buch „Physica" begründet, warum wir manches nicht essen sollten, und vieles wurde inzwischen auch von der modernen Ernährungswissenschaft bestätigt. Hier ein kurzer Überblick:

Erdbeeren bilden Methan und verschleimen den Menschen. Sie führen in der Folge vermehrt zu Allergien, Ekzemen, Mittelohr- und Blinddarmentzündungen. Diese

Beobachten Sie, wie aufgedunsen alte Erdbeeren sind, und achten Sie zudem auf ihre Schimmelbildung. Und Hand aufs Herz, wie oft schmecken Erdbeeren wirklich gut?

Entzündungen fallen nicht zufällig auffallend häufig mit der Erdbeerzeit im Frühjahr zusammen.
Pfirsiche fördern ebenfalls die Verschleimung und zerstören nach Hildegard die guten Säfte, was **Stoffwechselstörungen** nach sich ziehen kann.
Pflaumen wiederum fördern nach Hildegard die sogenannte „Melanche", die Schwarzgalle. Dadurch werden Säuren im Körper derart vermehrt, dass sie zu **Stimmungsschwankungen**, Depressionen und Rheuma führen können.
Lauch schädigt, ebenso wie **Chicorée**, das Abwehrsystem des Menschen, weil beide nach Hildegard die menschlichen Säfte ins Gegenteil verkehren und die Blutbildung negativ beeinflussen. Das **Immunsystem** (die „humorale" Abwehr) reagiert in der Folge nicht mehr adäquat.
Schweinefleisch vermehrt ebenfalls die schlechten Säfte und schwächt die körpereigenen **Abwehrkräfte**. Es fördert zudem das cholerische Element im Menschen und „hitzt". Dies bedeutet, dass Schweinefleisch den Kreislauf und auch die Hormonbildung zu stark anregt. Interessant ist, dass Hildegard das Jungschweinefleisch allerdings als Diätetikum bei Altersschwäche erwähnt. Es soll dann – und nur dann – so lange gegessen werden, bis man wieder bei Kräften ist.
Und das **Olivenöl**, ist bei Hildegard nachzulesen, „taugt nicht viel zum Essen, weil es Übelkeit hervorruft und andere Speisen schlecht genießbar macht". In einer deutschen Studie wurde nachgewiesen, dass Olivenöl „das Risiko von Arteriosklerose und ernsthaften Herz-Kreislauf-Erkrankungen eher erhöht" (siehe: www.uni-muenster.de/Unizeitung/2008/1-50.html). Zudem führt es bei uns Mitteleuropäern zu hohen Blutfettwerten, Südeuropäer hingegen vertragen das Olivenöl gut.

Das Olivenöl wird von Hildegard zur äußeren Anwendung wie z. B. beim Apfelknospenöl oder den Öligen Rebtropfen sehr geschätzt.

Ein gesunder Mensch mag mit allen diesen Lebensmitteln zurechtkommen. Wenn sie allerdings zu häufig ge-

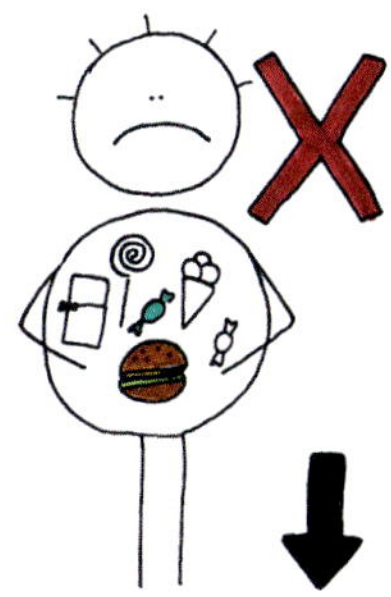

gessen werden, können gesundheitliche Beeinträchtigungen auftreten. Sollten Sie nicht auf diese Lebensmittel verzichten wollen, dann beobachten Sie zumindest selbst, wie Ihr Körper und jener Ihrer Kinder darauf reagiert und ob nicht manche gesundheitliche Einschränkung, Nervosität, Müdigkeit, Übellaunigkeit genau darauf zurückgeführt werden kann.

In der Hildegard-Küche fehlen die oben aufgezählten Lebensmittel in keiner Weise, denn es gibt guten Ersatz dafür:

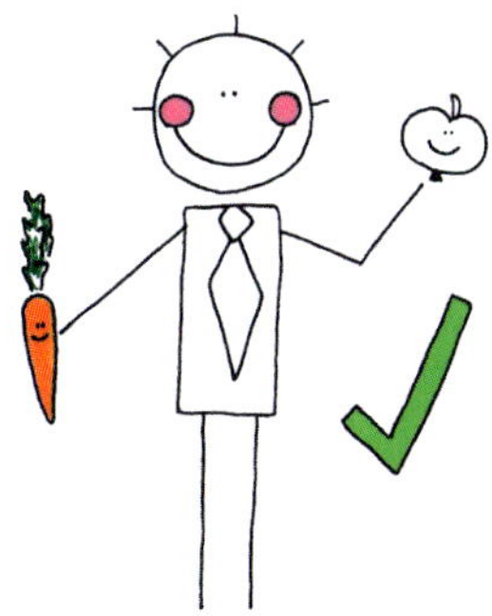

- Erdbeeren werden durch Himbeeren, Johannisbeeren und Brombeeren ausgetauscht.
- Pfirsiche und Pflaumen werden nach und nach Aprikosen, Kirschen, Mirabellen, Äpfeln und vielen weiteren sonnengereiften Obstsorten weichen.
- Chicorée lässt sich durch verschiedene Blattsalate ersetzen.
- Lauchgerichte kann man mit Frühlingszwiebeln gleichwertig nachkochen.
- Schweinefleisch wiederum kann bestens durch andere Fleischsorten ersetzt werden.

Ein weiteres Thema, das häufig zu Diskussionen führt, ist das Thema **„Nachtschatten"**. Da alle Nachtschattengewächse giftige Alkaloide enthalten, gibt es unter den Hildegard-Kennern durchaus geteilte Meinungen: Die einen meinen, dass Hildegard nur vom „Nachtschattenkraut" gesprochen hat, andere wiederum zählen auch **Kartoffeln, Tomaten, Paprika** und **Auberginen**, die zur Familie der Nachtschattengewächse gehören, dazu. Es ist in jedem Fall sinnvoll, diese Lebensmittel sparsam und ganz bewusst einzusetzen. Sie können sie zudem „entschärfen" bzw. „läutern", wenn Sie zum Beispiel Kartoffeln nicht als tägliches Grundnahrungsmittel einsetzen und bei den Tomaten die Kerne und nach Möglichkeit auch die Haut entfernen.

Sollte es Ihnen schwerfallen, völlig auf Nachtschattengewächse zu verzichten, setzen Sie diese Gemüsesorten wenigstens nicht als Hauptnahrungsmittel ein.

Wenn Sie auf Paprika nicht verzichten wollen, essen Sie diese besser nur blanchiert oder gebraten und salzen Sie Auberginen vor der Zubereitung immer ein und drücken Sie das Wasser anschließend aus.
Zum Trost sei gesagt: Wenn wir mit „Discretio", also im richtigen Maß, und mit „Ratio", der gebotenen Vernunft, ab und zu Nachtschattengewächse essen und uns dieser Ausnahme bewusst sind, so ist dies auch in Ordnung. Am besten spüren Sie immer wieder selbst nach, welche Wirkungen sich ergeben.
Hildegards Anweisung: „Das Positive fördern, damit Negatives automatisch in den Hintergrund treten kann", ist auch in diesem Bereich sehr hilfreich. Stellen Sie Ihre gewohnte Küche nicht von heute auf morgen um, sondern nehmen Sie Veränderungen Schritt für Schritt vor, damit Sie und Ihre Familie die Hildegard-Küche mit Freude genießen.

Dinkel – das beste Getreide

„Der Dinkel ist das beste Getreide ... Er bereitet dem, der ihn isst, rechtes Fleisch und rechtes Blut, und er macht frohen Sinn und Freude im Gemüt des Menschen." (Hildegard von Bingen)

Die Grundlage der Hildegard-Ernährung bildet der Dinkel. Er ist das Urgetreide, das bereits 2500 v. Chr. in Europa heimisch war und den Hauptteil des Getreideanbaus ausmachte. Nach Hildegard von Bingen ist Dinkel ein grundlegend wichtiges Nahrungsmittel. Untersuchungen haben ergeben, dass eine Dinkelernährung als Basisdiät ernährungsbedingte Gesundheitsschäden ausgleichen kann. Dinkel hat im Vergleich zu anderen Getreidearten optimal ausgewogene Inhaltsstoffe. Er besitzt einen hohen Anteil an essentiellen Fettsäuren, Proteinen und wertvollen komplexen Kohlehydraten. Weiters enthält er Vitamine (B1 und B2), Mineralien (Kalium, Kalzium, Magnesium) sowie Spurenelemente (Zink, Eisen, Kupfer). Einen Zusatzeffekt haben die sogenannten nicht verdaulichen Pflanzenfaserstoffe, denn sie tragen zu einer lang anhaltenden Sättigung und in Folge zu einer Gewichtsreduktion bei.

Achten Sie auf reine Dinkelsorten und kaufen Sie, wenn möglich, Biodinkel direkt vom Bauern oder beim Händler Ihres Vertrauens.

Leider gibt es mittlerweile mit Weizen gekreuzte Dinkelsorten. Das ist nicht nur unehrlich, sondern kann vor allem für Allergiker problematisch werden. Reine Dinkelsorten sind: **Oberkulmer Rotkorn, Ebners Rotkorn, Tiroler Rotkorn, Bauländer Spelz, Schwabenkorn, Frankenkorn** und **Ostro**.

Da das Korn in einen Doppelspelz eingebettet ist, wird es von äußeren Umwelteinflüssen nicht so beeinträchtigt wie Weizen, Roggen oder andere Pflanzen. Durch diesen Spelz ist das Schälen des Korns allerdings sehr arbeits- und kostenintensiv. Zudem liegt der Ertrag pro Hektar beim Dinkel bei 3 Tonnen – beim Weizen sind es vergleichsweise ca. 10 Tonnen. Ein höherer Dinkelpreis ist also gerechtfertigt – allerdings im Verhältnis 1:3.

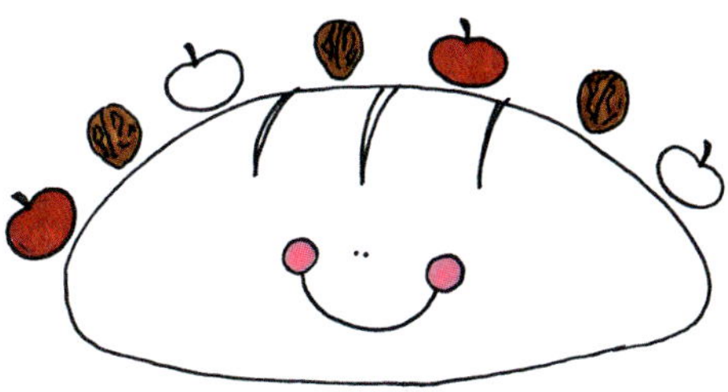

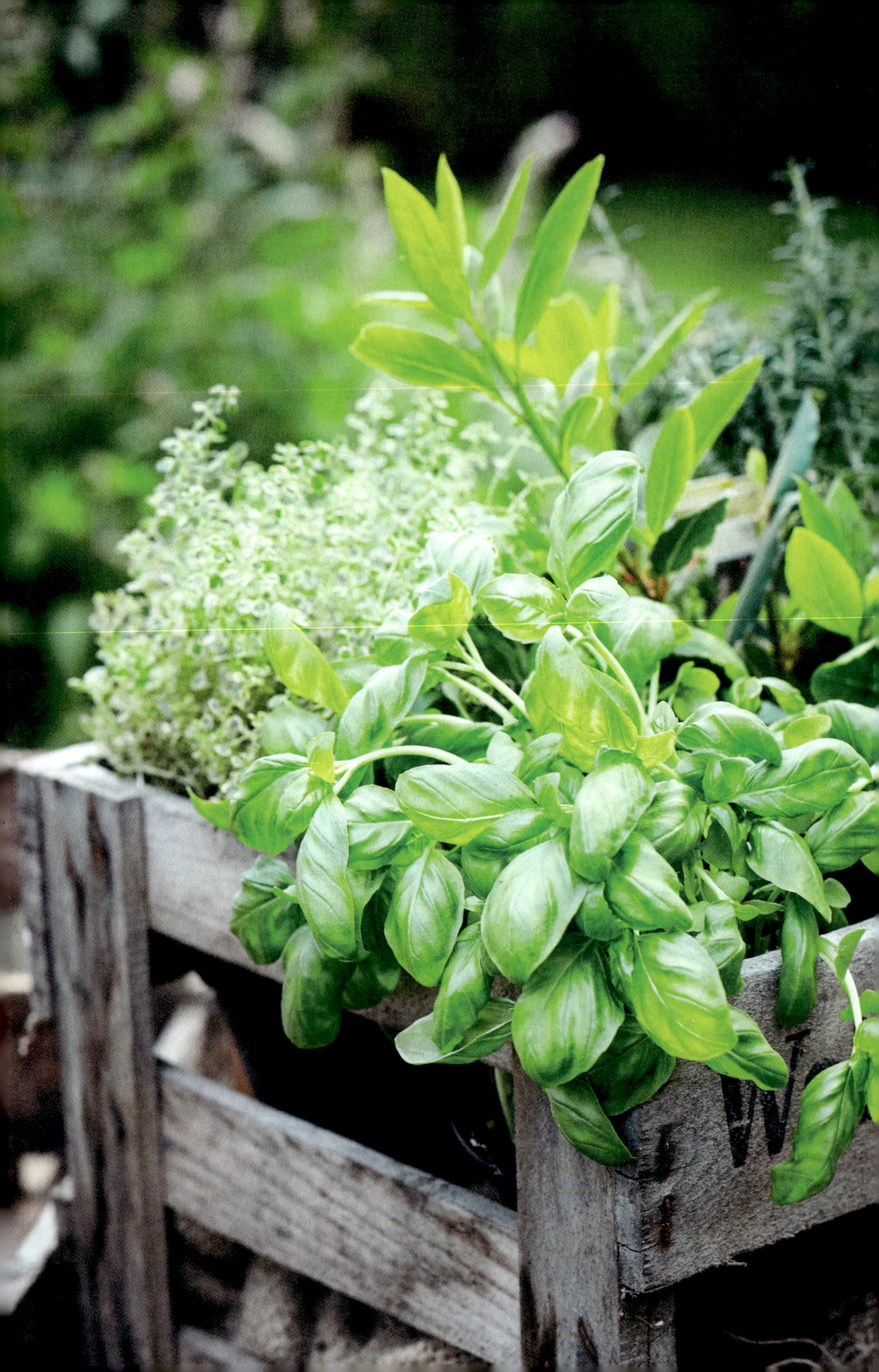

Gewürze und Kräuter

Gewürze und Kräuter zählen zu den „wichtigen Kleinigkeiten" in der Küche. Ohne sie wären die Speisen weitgehend geschmacksneutral und vielfach auch schwerer verdaulich. Lassen Sie sich beim Einsatz von Ihrem Geschmacks- und Geruchssinn leiten und experimentieren Sie nach Lust und Laune. Beim Würzen gibt es kein „richtig und falsch", sondern nur ein „schmeckt mir oder schmeckt mir nicht".

Hildegard-Gewürze sind in Naturkostläden, in Apotheken und im Hildegard-Fachhandel erhältlich. Typische Kräuter erhalten Sie bei engagierten Gärtnern.

Auf den folgenden Seiten finden Sie die gesundheitlichen Aspekte von Hildegard-Gewürzen und Hildegard-Kräutern aufgelistet, damit Sie wissen, womit und wie Sie Ihre Gesundheit und die Ihrer Familie unterstützen und stärken. Sämtliche Kräuter und Gewürze wirken natürlich auch auf unsere „humores" (Körpersäfte), diese wiederum sind maßgeblich für unsere Laune, unseren Humor zuständig. Mit der Verwendung von Gewürzen und Kräutern können Sie also eine große Wirkung erzielen, setzen Sie sie daher regelmäßig ein und sorgen Sie so für körperliches und seelisches Wohlbefinden in Ihrer Familie.

Bachminze
Die Bachminze entlastet den Magen und die Atmung. Sie sollte speziell bei Übergewicht oft verwendet werden. Bachminze in Suppen, im Gemüse und in Fleisch- oder Fischgerichten mitkochen bzw. roh mit etwas Brot essen.

Basilikum
Basilikum ist ein kühlendes Kraut, das hervorragend zu italienischen Gerichten passt. Hildegard empfiehlt es zudem als Heilmittel bei Sommerfieber und bei Sprech-

Achten Sie bei intensiven Gewürzen wie Galgant, Kubebe oder Nelken auf eine entsprechend geringe Dosierung und lassen Sie die Kinder selbst urteilen, wie viel sie davon möchten.

hemmungen. Basilikum wird den Speisen zum Schluss beigegeben oder kurz mitgekocht.

Bertram

Bertram ist ein Universalheilmittel und darf in der Hildegard-Küche in keinem Essen fehlen. Er wird in Pulverform meist gemeinsam mit Galgant verwendet und passt zu allen würzigen Gerichten. Nach Hildegard sorgt er für eine gute Verdauung, für gutes Blut und für Kraft und Energie. Sie können ihn mitkochen, aber auch nachträglich über die Speisen streuen.

Bohnenkraut

Bohnenkraut ist ein aromatisches Gewürz und passt zu vielen Gemüsegerichten. Es gilt als Frohmacher und kann als Pulver, in gerebelter Form oder frisch verwendet werden. Man kann das Bohnenkraut zwar mitkochen, am besten wirkt es allerdings, wenn man es roh übers Essen streut.

Fenchel

Fenchel gehört zu den klassischen Frohmachern und passt vor allem zu Getreide- und Gemüsegerichten. Er reinigt den Magen, verhindert Mundgeruch, stärkt die Sehkraft, sorgt für eine gute Ausdünstung und Hautfarbe sowie für guten Körpergeruch.

Galgant täglich für die „rechte Schärfe" einsetzen, ob mitgekocht oder nachträglich zum Würzen.

Galgant

Galgant wird anstatt Pfeffer verwendet und passt überall, wo es würzig und scharf schmecken soll. Er ist das „Herzmittel" der Hildegard-Heilkunde. Auch bei Kreislaufbeschwerden, Kraftlosigkeit, Kopfschmerzen und Durchblutungsstörungen hat er seine wärmende und entkrampfende Wirkung schon vielfach unter Beweis gestellt. Galgant ist in Pulverform oder auch in Form von Wurzelstückchen erhältlich.

Gewürznelken

Gewürznelken tragen dazu bei, dass durch Gicht entzündetes Bindegewebe abschwillt. Das Kauen von Gewürznelken (nicht mehr als 2–3 Stück pro Tag) hilft auch bei Kopfbrummen aufgrund von Wetterfühligkeit. Gewürznelkenpulver in deftigen Soßen, in Keksen und in Getreidegerichten sparsam verwenden, denn es hat einen äußerst intensiven Geschmack.

Griechenklee

Griechenklee bzw. Bockshornklee könnte man als „Aromat der Hildegard-Küche" bezeichnen. Er passt vor allem in Suppen, Saucen und gebundene Gemüse und wird durch das Mitkochen milder. Wer das herbbittere Aroma des Griechenklees mag, kann ihn auch nachträglich über das Essen streuen oder Salatsaucen beigeben.

Mit Gewürzen und Kräutern können Sie, solange es Ihnen schmeckt, nichts falsch machen. Ausnahme: bei Herzbeschwerden keinen Mutterkümmel verwenden.

Kreuzkümmel

Kreuzkümmel wird auch Mutterkümmel genannt. Er hat einen sehr intensiven und eigenwilligen Geschmack und macht Speisen leicht verdaulich.

Kubebe

Die Kubebe ist eine Pfefferart, die sehr sparsam verwendet wird, da ihr Geschmack überaus intensiv ist. Sie passt in deftige Suppen und Getreidegerichte. Kubeben können sowohl zur sportlichen als auch zur geistigen Leistungssteigerung eingesetzt werden und helfen in Stresssituationen und bei Angstzuständen. Das Pulver in Speisen mitkochen oder bei Stress ganze Körner kauen.

Muskatnuss

Die Muskatnuss öffnet nach Hildegard das Herz des Menschen und vermindert die schädlichen Säfte. Sie reinigt das Blut, hilft bei Konzentrationsschwierigkeiten, Behäbigkeit, psychischer Belastung und sie ist überhaupt ein Frohmacher. Muskatnuss ist Bestandteil des Hildegard-Nervenkekspulvers und passt in Suppen, Aufläufe und Béchamelsaucen.

Pelargonienmischpulver

Das Pelargonienmischpulver nicht täglich einsetzen, damit es in Erkältungszeiten helfen kann.

Das Pelargonienmischpulver ist ein fein duftendes Gewürzpulver und besteht aus Edelpelargonien-, Bertram- und Muskatnusspulver. Es wird als „Hildegard-Grippepulver" bezeichnet und kann zur Vorbeugung gegen Erkältungen einfach prisenweise Salatsaucen und Brotteig beigegeben werden.

Poleiminze

Poleiminze hilft gegen Gastritis, Aufstoßen, Sodbrennen und reinigt den Magen. Nach Hildegard von Bingen enthält die Poleiminze die Kraft von 15 Kräutern. Das wohlschmeckende Küchengewürz mit den Speisen mitkochen, roh einer Marinade beifügen oder über das Essen streuen.

Quendel

Der Quendel bzw. Feldthymian sorgt für die „italienische Note" im Essen und passt zu fast allen Gemüsen, aber auch zu Fleisch- und Getreidegerichten. Quendel gilt als das „Hautgewürz", denn er hilft ganz ausgezeichnet mit, Hautprobleme zu lindern bzw. sogar ganz auszuheilen. Es ist wichtig, Quendel oft zu verwenden und ihn immer mitzukochen, ein nachträgliches Würzen hilft nicht.

Salbei

Der Salbei wirkt gegen alle Schadstoffe, die im Körper gespeichert sind. Er reinigt und heilt gleichzeitig. Wenn möglich täglich 1–2 Salbeiblätter frisch essen oder als

Salbeipulver im Essen mitkochen bzw. über ein Stück Dinkelbrot streuen und essen.

Salz
Konsumieren Sie Salz in vernünftigen Mengen, so unterstützt es den Eigengeschmack der Speisen. Salzloses Essen macht den Menschen nach Hildegard „innerlich lau". Da Salz durch den Kochprozess den salzigen Geschmack verliert, ist es empfehlenswert, alle Gerichte mit wenig Salz zu kochen und erst am Ende der Kochzeit „richtig" zu salzen.

Ysop
Auch Ysop zählt zu den „Frohmachern". Er ist relativ geschmacksneutral und passt zu allen Gemüse-, Fleisch- und Fischgerichten, aber auch zu Teigwaren und Getreidegerichten. Ysop muss immer mitgekocht werden, um seine Heilkraft zu entfalten. Er hilft bei Traurigkeit, Melancholie, Depressionen und Leberschmerzen.

Zimt
Zimt wärmt, macht fröhlich, entspannt, stärkt die Sinne und reinigt das Blut. Er unterstützt den Stoffwechsel und sollte daher täglich zum Einsatz kommen. Man kann zum Beispiel ein Stück Zimtstange dem Tee beifügen, einer Sauce beigeben oder mit Fleisch mitkochen. Auch das Zimtpulver kann prisenweise allen Speisen beigemengt werden.

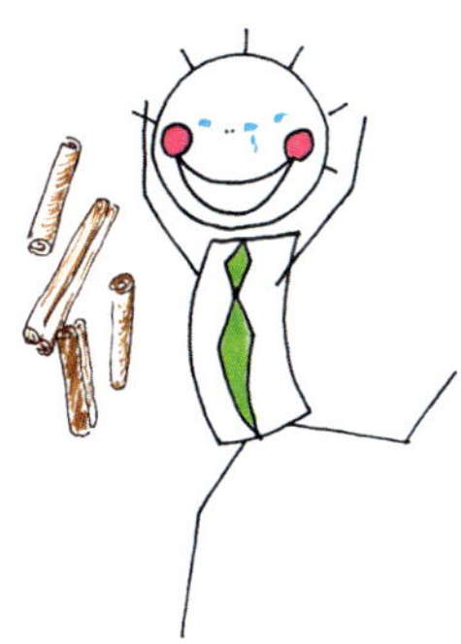

Wichtige Kleinigkeiten rund ums Essen

Wer Wertschätzung und Achtsamkeit vorlebt, gibt sie automatisch an seine Kinder weiter.

Lebensmittel verdienen grundsätzlich **Wertschätzung** und der Umgang mit ihnen, sei es beim Kauf, beim Kochen oder beim Essen, verdient **Achtsamkeit**. Konstante und regelmäßige Essenszeiten sind wichtige Erholungszeiten und bieten die Möglichkeit eines gemütlichen Beisammenseins, des Austausches von familieninternen Informationen und ganz wichtig: von Nettigkeiten. Gerade in dieser Zeit erfahren Eltern mitunter Dinge von ihren Kindern, die sonst „untergehen". Dabei ist es wichtig, auf Ruhe von außen Wert zu legen und Fernseher und Mobiltelefone abzuschalten. Die Empfehlungen Hildegards, für eine entspannte Atmosphäre während des Essens zu sorgen und eine angenehme Gesellschaft zu pflegen, sind sehr zeitgemäß.

Das **Tischgebet** war immer Ausdruck von Dankbarkeit und Wertschätzung und lässt einen Moment innehalten, um sich bewusst zu werden, dass ein voll gedeckter Tisch keine Selbstverständlichkeit ist. Beim Tischgebet mit Kleinkindern kann man sich an den Händen halten und einen kurzen Vers sprechen oder singen. Ältere Kinder und Jugendliche, die das Gebet nicht mehr sprechen möchten, sollten zumindest einen Moment ganz ruhig sein und nach Möglichkeit eine Geste des Segens für sich finden. Ein solches Segenszeichen kann das bewusste Umfassen des Tellers sein oder das Kreuzzeichen über dem Teller.

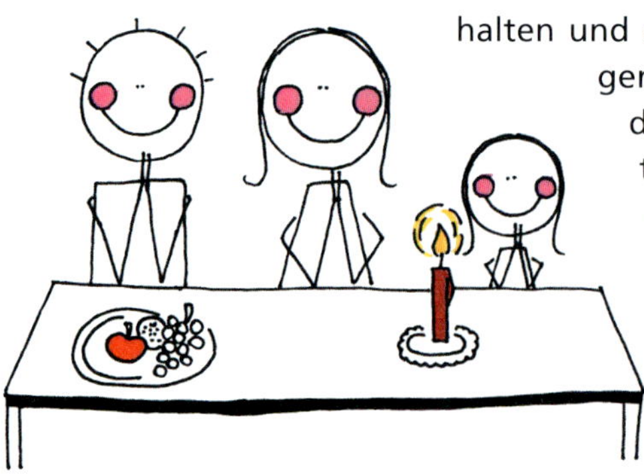

Gesegnet sei diese Mahlzeit,
sie möge uns nähren an Leib und Seele.
Gesegnet sei diese Tischgemeinschaft,
sie möge uns erfüllen und wachsen lassen.
Gesegnet sei die Quelle, die dies möglich macht.

Sprechen Sie während der Mahlzeiten über angenehme Themen und sorgen Sie für Fröhlichkeit, sie ist ein wichtiger Bestandteil eines gelungenen Essens. Verschieben Sie ernsthafte bzw. problematische Gespräche auf einen späteren Zeitpunkt, denn unangenehme Themen schlagen auch Kindern auf Dauer auf den Magen.

Die gemeinsame Essenszeit sollte allen Freude bereiten und neben der notwendigen körperlichen Stärkung auch zur seelischen Kräftigung führen.

Hildegard wies schon vor 900 Jahren darauf hin, immer in wohltemperierten, gut gelüfteten Räumen zu speisen. Auch die **Mahlzeiten wohltemperiert** einzunehmen und dazu „im rechten Maß" zu trinken dient dem Wohlbefinden. Als Getränk eignet sich am besten Leitungswasser oder das bei Kindern beliebte Steinwasser. Es ist natürlich auch wichtig, **jeden Bissen ausreichend** und gut zu **kauen**, denn so wird das Essen gewissermaßen „vorverdaut", liegt nicht schwer im Magen und sättigt früher. Dieses Sättigungsgefühl ist vor allem für korpulente Kinder von großer Bedeutung. Zudem fördert gutes Kauen die Synapsentätigkeit im Gehirn und wirkt sich positiv auf unser Denkvermögen aus. „Klug durch Essen" ist ein schöner Nebeneffekt.

Wer traurig ist, sollte nach Hildegard „genügend von den ihm bekömmlichen Speisen essen, damit er durch das Essen wieder belebt wird". Wer hingegen große Freude hat oder verliebt ist, soll nur mäßig essen.

Je nach Jahreszeit ist es sinnvoll, die Lebensmittel nach „**thermischen Kriterien**" auszuwählen: Maroni, Datteln, Weintrauben und Äpfel wärmen den Körper; Himbeeren, Zitrusfrüchte, Rindfleisch und Salat hingegen kühlen ihn. Wenn Sie Nahrungsmittel nach **regionalen und saisonalen Gesichtspunkten** auswählen, dann liegen Sie im Grunde immer richtig.

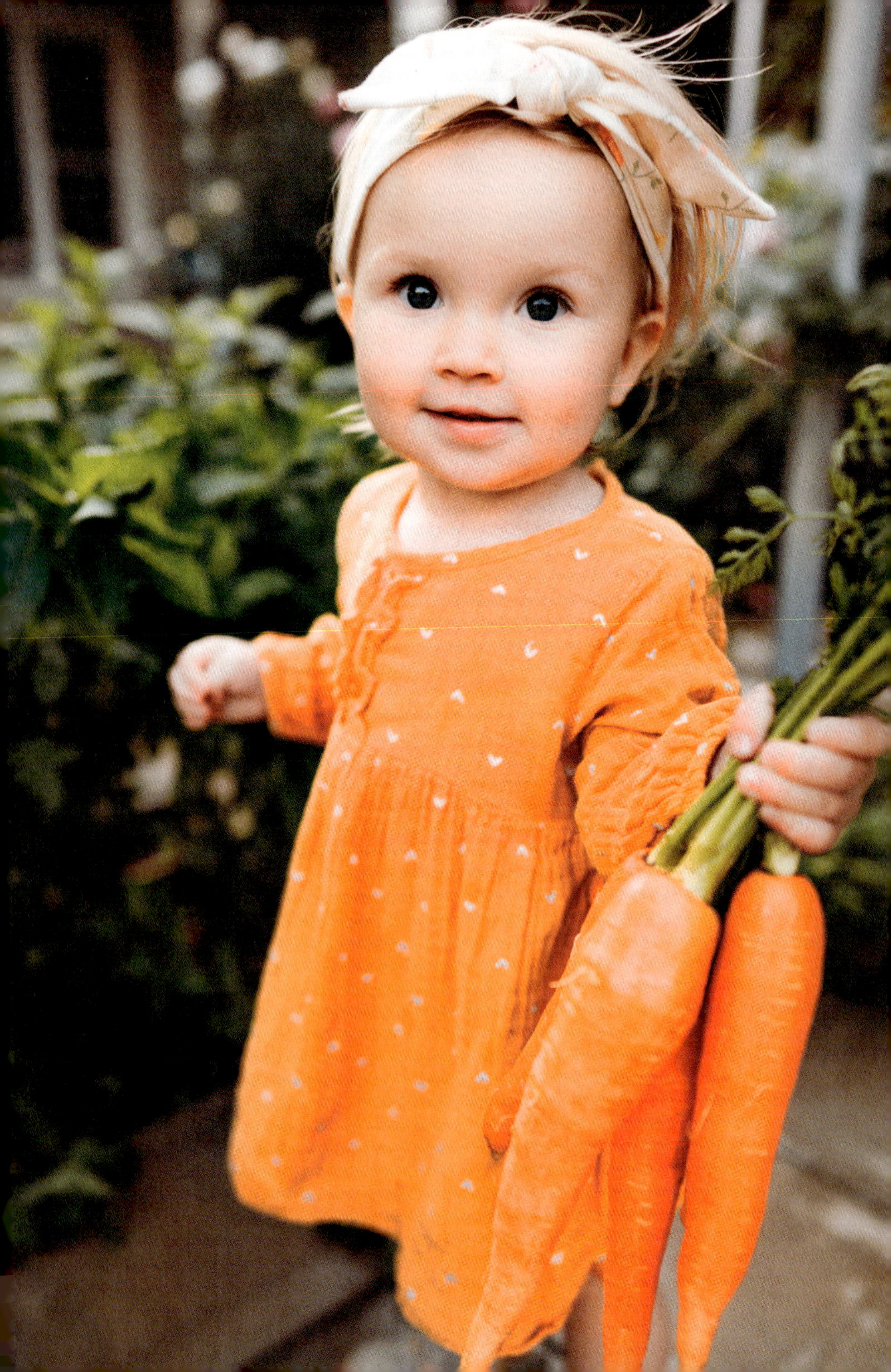

Rezepte für Säuglinge und Kleinkinder

Stillen ist die optimale Nahrungsquelle für Säuglinge und Kleinkinder. Wenn dies nicht möglich ist, sollten Sie bei einem Kinderarzt oder einer Hebamme Ihres Vertrauens nach optimaler Flaschennahrung fragen. Da der kindliche Darm vor dem 6. Lebensmonat den im Getreide enthaltenen Kleber nicht verträgt, muss auf industriell gefertigte Kleinkindernahrung zurückgegriffen werden. Was früher Ammen übernommen haben, müssen heute streng kontrollierte Milchersatzprodukte leisten. Diese sind der Muttermilch bestmöglich angepasst, sie enthalten unter anderem nicht verdaubare Kohlehydrate, die für die Darmentwicklung des Säuglings wichtig sind. Die von Hildegard geschätzte Ziegenmilch ist in den ersten sechs Lebensmonaten nicht zu empfehlen: Ihr Eiweiß ist schlecht verdaubar und führt häufig zu sogenannten Seifenstühlen. Sojapräparate sind nur bedingt eine Alternative, denn ihr Nährwert ist aus dem Blickwinkel der Subtilität nicht optimal.

Ab dem 7. Lebensmonat kann eine Stillmahlzeit bzw. ein Fläschchen durch Gemüsebrei aus Karotten, Kürbis oder Pastinaken ersetzt werden. Verwenden Sie immer nur eine Gemüsesorte pro Mahlzeit, damit Sie den Darm des Babys nicht überfordern. Ab dem 8. Monat kann zusätzlich eine gekochte Obstmahlzeit gefüttert werden. Frisches Obst führt zu Übersäuerungen und reizt den Darm. Getreidebrei wird von Kinderärzten erst ab dem 9. Monat empfohlen. Ich selbst habe schon ab dem vollendeten 6. Monat Dinkelfläschchen gefüttert und gute Erfahrungen damit gemacht. Sollte Ihr Kind bei den ersten Getreidemahlzeiten bzw. bei Dinkelfläschchen

Wer länger stillt, kann statt auf Fläschchennahrung direkt auf Brei und Mus umsteigen.

Durchfall bekommen oder einen geblähten Bauch aufweisen, so kann dies ein Hinweis auf Zöliakie sein und muss vom Arzt abgeklärt werden.

Da im Dinkel alle Vitalstoffe enthalten sind, ist er auch für Kinder ein vollwertiges Nahrungsmittel.

Wenn Sie Dinkelmehl und Dinkelprodukte verwenden, ist es wichtig, dass Sie auf echten Dinkel und auf Bioprodukte achten. Da der Verdauungsapparat von Kleinkindern sehr empfindlich ist, darf anfangs nur Dinkelfeinmehl eingesetzt werden. Dieses enthält im Gegensatz zum Weizenfeinmehl alle wichtigen Nährstoffe und ist eine vollwertige Flaschennahrung. Achten Sie darauf, die Dinkel-Mischung mindestens 30 Minuten zu köcheln, denn nur so ist sie leicht verdaulich. Die Dinkelfläschchen werden immer mit Wasser zubereitet und nach Belieben mit etwas Ziegenmilch ergänzt. Ziegenmilch ist ein bekömmliches Nahrungsmittel und auch im Handel als pasteurisierte Milch und als Milchpulver erhältlich. Kuhmilch hingegen ist vor allem in Kombination mit Getreide schwerer verdaulich und erhöht das Allergierisiko.

Dinkelfläschchen-Babynahrung

Mehlmischung

(ab 6. Lebensmonat)
100 g Maronimehl,
200 g ausgesiebtes
Dinkelvollmehl und
700 g Dinkelfeinmehl mischen.
Das Maronimehl kann anteilsmäßig nach Belieben variiert werden.

Zubereitung

200 g dieser Mehlmischung mit 2½ Liter Wasser – Mehl zuerst mit wenig Wasser anrühren, dann erst das restliche Wasser dazugeben. So verhindern Sie Klumpenbildung. – und 1 Prise Salz kalt anrühren und ½ Stunde quellen lassen. Danach das Ganze unter ständigem Rühren ca. ½ Stunde köcheln lassen. Das ständige Rühren ist wichtig, damit die Mischung nicht anbrennt und das Köcheln macht das Getreide leichter verdaulich. Diese Menge ergibt 10 Fläschchen und ist im Kühlschrank 2–3 Tage haltbar. Bei Hautproblemen kann man noch eine Prise Quendel beigeben.

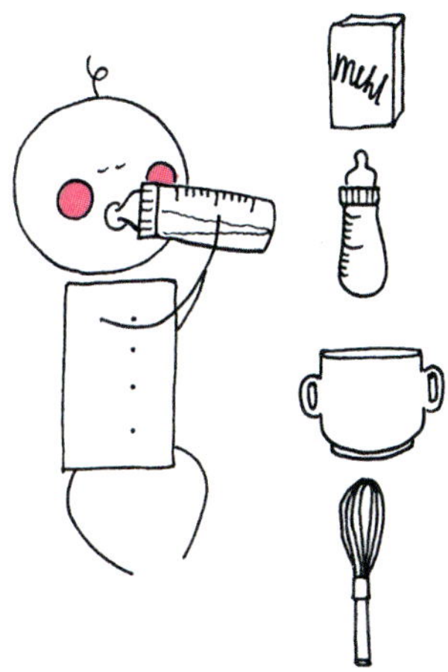

Fertigstellung

200 ml der gekochten Mehlmischung mit 50 ml Ziegenmilch vermengen und erwärmen. Es kann frische oder pasteurisierte Ziegenmilch oder auch Ziegenmilchpulver verwendet werden. Aber auch die reine „Wasser-Mehl-Mischung" ist vollwertig.

Kindernahrung

In der Hildegard-Küche wird Frischkornbrei generell nicht zubereitet.

Wer Nahrung und ganz speziell Kindernahrung selbst zubereitet, hat als Konsument höchstmögliche Freiheit und übernimmt als Mensch seinen erfüllenden Teil der Verantwortung. Folgende Anhaltspunkte sind hilfreich:

- Kaufen Sie ausgereifte regionale und saisonale Produkte aus ökologischem Anbau.
- Babys und Kleinkinder empfinden den natürlichen Geschmack von Lebensmitteln als ausreichend. Salzen und süßen Sie Speisen deshalb nicht bzw. wirklich nur in kleinsten Dosen.
- Vermeiden Sie zu viele verschiedene Zutaten und bereiten Sie zum Beispiel Gemüsebrei nur aus einer bzw. maximal zwei Sorten zu.
- Vermeiden Sie Fertiggerichte jeglicher Art.
- Verwenden Sie im ersten Lebensjahr des Kindes und nach Möglichkeit darüber hinaus keine Kuhmilch und keine Kuhmilchprodukte, da sie das Allergierisiko erhöhen.
- Süßen Sie nicht mit Honig, da er den Darm zu sehr belastet. Besser sind Rohrohrzucker oder Steviablätter.
- In den ersten beiden Lebensjahren auf keinen Fall Frischkornbrei und Frischkornmüsli füttern, auch sie belasten den Darm zu sehr.
- Ei, Fisch und Nüsse sind im ersten Lebensjahr nicht geeignet und Fleisch ist nicht notwendig.

Mus & Co.

Es gibt keinen vernünftigen Grund, Gemüse in Gläsern zu kaufen. Der Gemüsebrei ist rasch zubereitet und kann auch gut auf Vorrat gemacht werden. Je nach Alter der Kinder eignen sich sämtliche Gemüse der Saison wie Karotten, gelbe Rüben, Kohlrabi, Zucchini, Kürbis, Randig usw.

Gemüsebrei

Gemüse	schälen, grob würfeln und in
wenig Wasser	mit
1 Prise Bertram	weich dünsten.

Gemüse mit dem Mixstab oder in der Küchenmaschine pürieren und in kleinen Portionen in Gläser füllen oder tieffrieren. Die Gläser halten im Kühlschrank einige Tage und sollten genauso wie tiefgefrorenes Gemüse vor dem Verzehr kurz erwärmt werden. Es ist sinnvoll, gerade in der ersten Zeit nur 1–2 Sorten Gemüse pro Mahlzeit zu verwenden, so fällt dem Kleinkind die Verdauung leichter. Da alle Gemüse „natürlich süß" schmecken, muss man sie nicht zusätzlich würzen. Eine kleine Prise Bertram unterstützt den Eigengeschmack des Gemüses und sorgt nach Hildegard für „gesundes Blut". Bei Hautproblemen kann man mit einer Prise Quendel den Heilungsprozess unterstützen. Quendel muss allerdings immer mitgekocht werden, mengen Sie ihn also am besten schon bei der Grundzubereitung bei.

Karotten eignen sich hervorragend als Einstiegsgemüse. Pastinaken, Zucchini, Kürbis, Kohlrabi usw. können nach und nach folgen.

Apfelkompott

Für Apfelmus das Kochwasser abseihen und die Äpfel pürieren. Das „Apfelwasser" als Getränk weiterverwenden.

¼ Liter Wasser	mit einem
2 cm langen Stück Zimtrinde	und
1 Stück biologischer Zitronenschale	aufkochen und ca. 3 Minuten köcheln lassen. Dann ca.
½ kg geschälte Apfelspalten	dazugeben und für weitere 3 Minuten köcheln lassen.

Für Kleinkinder, aber auch für die ganze Familie sind Müsli im Sinne von Hildegards „Habermus" eine kraftspendende Grundlage. Finden Sie Ihr eigenes Lieblingsrezept und probieren Sie selbst aus, welche Konsistenz Ihnen am besten schmeckt.

Dinkel-Habermus

150 ml Wasser, 5 EL Dinkelflocken, 1 EL Rosinen, 1 Prise Zimt, 1 winzige Prise Salz	und eventuell etwas
Rohrohrzucker	zusammen aufkochen und 5 Minuten auf der ausgeschalteten Herdplatte quellen lassen. Nach Belieben
Naturjoghurt	unterrühren.

Dinkel-Flockenmus

150 ml Wasser,	
3 EL Dinkelflocken,	
2 EL Dinkelgrieß	und
1 winzige Prise Salz	zusammen aufkochen.
1 Apfel	dazu raffeln und alles 5–10 Minuten auf der ausgeschalteten Herdplatte quellen lassen. Nach Belieben mit etwas
Rohrohrzucker	süßen.

Dinkel-Grießmus

500 ml Wasser	aufkochen.
3–5 EL Dinkelgrieß	und
1 winzige Prise Salz	unter ständigem Rühren einrieseln lassen. Topfdeckel aufsetzen und 20 Minuten köcheln lassen. Nach Belieben mit
Rohrohrzucker	und
Zimt	bestreuen.

Da der kindliche Darm bis zum zweiten Lebensjahr noch sehr empfindlich reagiert, sind Vollkornprodukte zu meiden und Rohkost – wenn überhaupt – nur mit Vorsicht einzusetzen.

Variante für größere Kinder: Zum Schluss einige Rosinen oder gewürfelte Äpfel mitköcheln lassen.

Dinkel-Zwieback

400 g Dinkelfeinmehl	und
200 g Dinkelvollmehl	(ausgesiebt) in einer weiten Schüssel mischen und eine Mulde drücken.
250 ml lauwarmes Wasser	bereitstellen. Etwa 50 ml davon in die Mulde geben und
1/3 Würfel Hefe	darin auflösen. Mit Mehl (vom Rand) bedecken. Sobald das Mehl Risse zeigt, das restliche Wasser und
100 ml Sahne,	
80 g Butter,	
1 EL Rohrohrzucker	oder Honig,
1 TL Salz,	
1 Prise Bertram	und
1 Ei	dazugeben und einen geschmeidigen Teig kneten. Nach Belieben noch
Rosinen	dazugeben.

Es ist sinnvoll, die doppelte Menge zu backen.

Den Teig etwa 45 Minuten gehen lassen, in 2 Portionen teilen und „schleifen“, d. h. den Teig in den hohlen Händen auf der Arbeitsfläche drehend bewegen. Zu dünnen Rollen formen und auf das mit Backtrennpapier belegte Blech setzen. Bei 160 ° Umluft ca. 30 Minuten backen.

Auskühlen lassen und dann in 1 cm dicke Scheiben schneiden. Auf das Backblech verteilen und bei 180 ° Umluft ca. 20 Minuten (dazwischen einmal wenden) trocknen bzw. rösten. Am besten über Nacht auskühlen lassen und in einem Papiersack aufbewahren.

Dinkelbrötchen

1400 g Dinkelfeinmehl	in einer sehr weiten Schüssel mischen und eine Mulde drücken.
700 ml lauwarmes Wasser	in einen engen Krug füllen. Von diesem Wasser ca. 100 ml in die Mulde gießen und
1/3 Würfel Hefe	darin auflösen. Mit so viel Mehl mischen, bis das sogenannte „Teiglein" entsteht. Dieses Teiglein in den Krug zurücklegen. Inzwischen
1 Prise Galgantpulver, 1 Prise Bertrampulver, 2 Prisen Quendelpulver, 1½ EL Salz	und
500 ml Naturjoghurt	in die Mulde geben.

Ersetzen Sie zur Abwechslung ca. ein Drittel des Dinkelfeinmehls durch Dinkelvollmehl oder auch Dinkelflocken.

Wenn das Teiglein an der Wasseroberfläche schwimmt, lässt man es zusammen mit dem Wasser in die Mulde gleiten und mischt es mit dem Mehl. Zum Schluss alles in der Schüssel kurz durchkneten.
Den eher weichen Teig mit Dinkelfeinmehl bestreuen und auf die doppelte Größe aufgehen lassen. Das dauert mindestens eine Stunde und es ist besser, mehr Zeit dafür aufzubringen. Danach sticht man mit dem Teigschaber kleine Portionen ab und setzt diese auf ein mit Backpapier belegtes Blech.
Die Brötchen bei 160–180 ° Umluft ins Rohr schieben und 25–30 Minuten backen.

Die Backtemperaturen sind immer Circa-Angaben,denn sie sind je nach Backrohr sehr unterschiedlich.

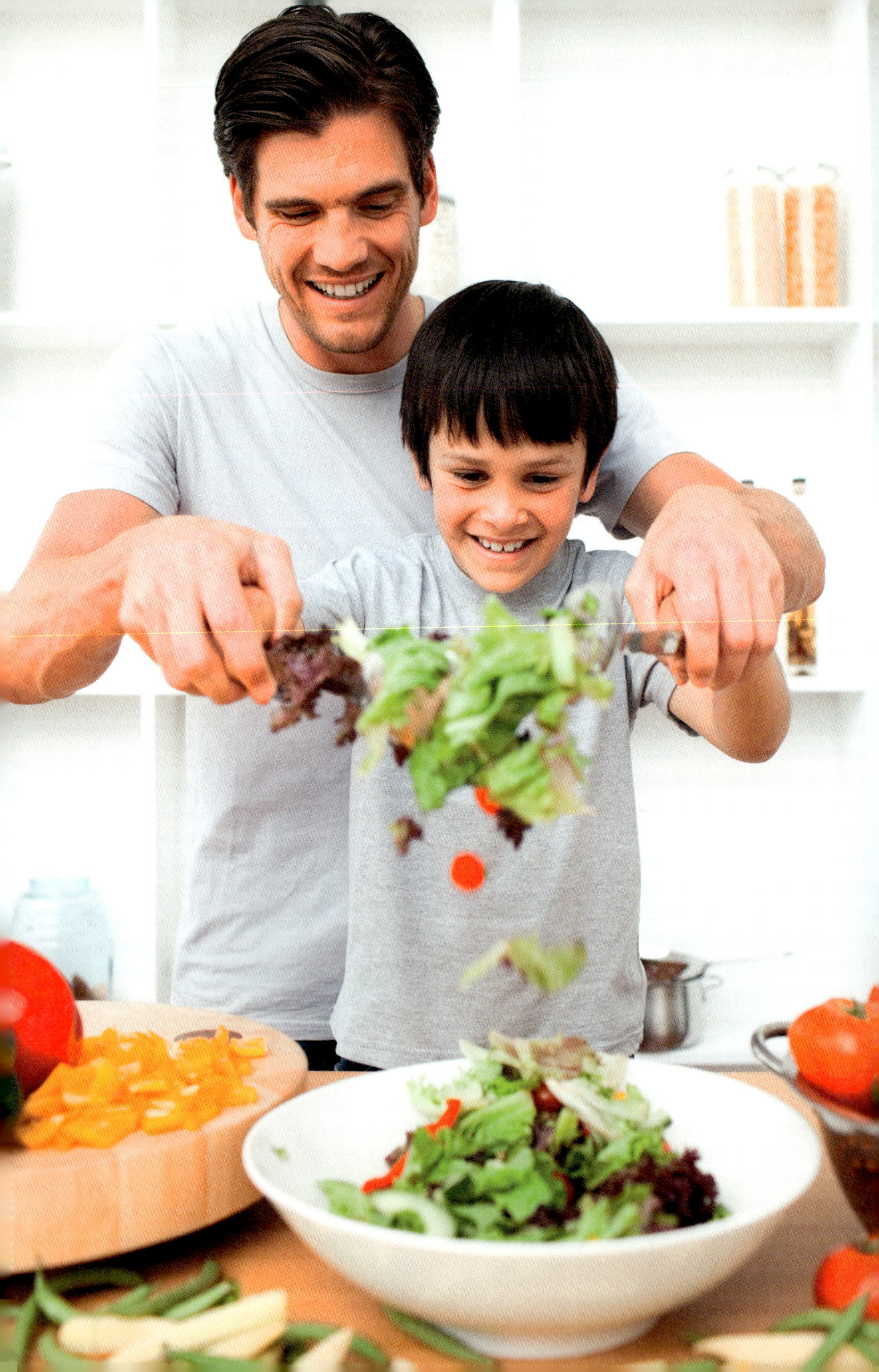

Rezepte für Kinder und Jugendliche

Essen ist ein sozialer Akt, bei dem möglichst alle Familienmitglieder auf ihre Kosten kommen sollen. Kinder haben unterschiedliche Geschmacksvorlieben, dennoch sollten sie prinzipiell von allem zumindest probieren. Ich erachte es als wichtig, Rezepte, die nicht sofort auf Begeisterung stoßen, nach einiger Zeit wieder anzubieten und sich nicht beirren zu lassen. Geschmacksvorlieben wechseln und „reifen" mit zunehmendem Alter. Ich habe Rezepte ausgesucht, die bei meinen Kindern und ihren Freunden großen Anklang gefunden haben. Viele weitere Rezepte für die ganze Familie finden Sie in den Büchern „Einfach kochen" und „Einfach kochen 2".

Mit diesen Rezepten landen Sie bei ihren Kindern immer wieder einen Volltreffer.

Pikantes

Gemüsebrühe (pro Person)

150 g Gemüse	(Fenchel, Sellerie, Karotten, Rüben) in ½ Liter Wasser weich kochen und abseihen. Mit
Galgant, Bertram, Quendel, Ysop, Muskat	würzen und 5 Minuten köcheln lassen. Zum Schluss
gehackte Petersilie	oder Kräuter nach Wahl und etwas
Salz	dazugeben. Das Gemüse nach Belieben pürieren und wieder in die Suppe geben oder
5 EL gekochte Dinkelkörner	dazugeben.

Da wir durch Stress, Elektrosmog, Bewegungsmangel und Ernährungsfehler alle mehr oder weniger übersäuert sind, ist diese Gemüsebrühe ein wirklich gesundes Essen für die ganze Familie, das einmal pro Woche als Abendessen serviert werden sollte.

Spinatnocken

Kinder mögen Spinat, obwohl oft das Gegenteil behauptet wird. Das grüne Gemüse enthält allerdings nicht so viel Eisen, wie man meint. Für Gemüsemuffel ist der Spinat in diesem Rezept geschickt versteckt.

Zuerst 600 g frischen Blattspinat waschen, tropfnass in einem weiten Topf erhitzen und zusammenfallen lassen. Auskühlen lassen, ausdrücken und fein hacken.

1 große Zwiebel	hacken und in
1 EL zerlassener Butter	glasig dünsten. Den Spinat untermischen, kurz mitrösten und abkühlen lassen.
150 g Topfen	cremig rühren. Den Spinat und
50 g geriebenen Parmesan	dazugeben,
2 Eier	und
1 Eigelb	unterrühren und kräftig mit
Salz, Galgant, Bertram	und
Muskat	würzen. Nach und nach
200 g Dinkelfeinmehl	einarbeiten und alle Zutaten zu einem glatten Teig rühren.

Mit 2 Esslöffeln Nocken formen und in kochendes Salzwasser (großer Topf) geben. Die Hitze reduzieren und die Nocken ziehen lassen, bis sie an der Oberfläche schwimmen. Auf angewärmten Tellern anrichten und

3 EL zerlassene Butter	und
50 g geriebenen Parmesan	darüber verteilen.

Maroniomeletten

4 EL Dinkelfeinmehl,	
2 EL Maronimehl,	
400 ml Milch,	für Allergiker Ziegenmilch,
2 Eier,	
½ TL Salz	und
1 Prise Galgant	gut verquirlen und ½ Stunde quellen lassen. In wenig
Butterschmalz	dünne Omeletten backen.

Süße Füllung

Eine ausgezeichnete Geschmackskombination ergibt sich mit Quittenmarmelade oder Quittengelee. Aber auch Kirschenmarmelade oder Maronipüree unterstreichen den milden Geschmack dieser Maroniomeletten.

Pikante Füllung

Mozzarella in Würfel schneiden, mit Galgant, Quendel und Salz würzen und in die Omeletten einrollen. Diese dann in eine Gratinform legen und mit Alufolie abdecken. Bei 180 ° ca. 10 Minuten gratinieren.

Suppeneinlage

Die Omeletten auskühlen lassen und in feine Streifen schneiden.

Gnocchi vom Blech

1 Liter Milch	und
1½ TL Salz	aufkochen lassen.
200 g Dinkelgrieß	unterrühren und auf der ausgeschalteten Herdplatte mit geschlossenem Deckel ca. 12 Minuten quellen lassen. Danach
50 g Butter,	
2 Eier,	
2 EL geriebenen Käse,	
Muskatnusspulver,	
Galgantpulver	und
Bertrampulver	unter die warme Masse rühren.

Dieses Rezept können Sie gut vorbereiten und es eignet sich ganz besonders, wenn z. B. viele Freunde zu Besuch kommen oder wenn größere Kinder ihr Essen wärmen sollten.

Diese Masse auf ein gefettetes Blech streichen, mit flüssiger Butter bestreichen und mit Reibkäse oder Parmesan bestreuen. 3–4 Stunden kühl stellen. Dann mit einem Messer Rauten oder Quadrate in die Masse schneiden und das Ganze im heißen Rohr ca. 15–20 Minuten überkrusten lassen.

Die „Gnocchi vom Blech" mit Salat oder mit einer beliebigen Sauce servieren. Sie eignen sich auch hervorragend als Beilage.

Gemüse-Dinkelflocken-Laibchen

Diese Laibchen sind von ihrer Konsistenz und ihrem Geschmack her auch bei Fleischessern sehr beliebt, da die Sonnenblumenkerne für einen besonderen Biss sorgen.

100 g Dinkelflocken, 3 EL Dinkelvollmehl, 2 Eidotter, 100 ml Milch oder Wasser, 2 EL Sonnenblumenkerne, Galgant, Bertram, Quendel, Ysop	und
Salz	gut verrühren.
300 g Gemüse	nach Wahl raffeln und dazugeben.
2 Eiklar	zu lockerem Schnee schlagen und unterheben.
Butterschmalz	in einer beschichteten Pfanne erhitzen.

Die Masse mit einem Esslöffel portionenweise in die Pfanne geben und flach drücken. Beidseitig bei mittlerer Hitze goldbraun braten und mit Blattsalat servieren.

Kräuterflädle

3–4 EL Dinkelfeinmehl, 1 Ei, 200 ml Milch, 1 Prise Galgant	und
Salz	gut verquirlen und eine Stunde quellen lassen.
Wildkräuter, gehackt	(Gundelrebe, Löwenzahn …) dazugeben.

Anschließend Omeletten backen, Flädle schneiden und diese als Suppeneinlage verwenden.

Flädle kann man gut auf Vorrat backen und einfrieren. Sie können aber auch die fertigen Omeletten mit Spinat füllen und im Rohr überbacken.

Maronispätzle

400 g Dinkelfeinmehl,
50 g Maronimehl,
2 Eier,
250 ml Wasser,
1 TL Salz,
1 TL Quendel und
½ TL Galgant zu einem zähen Teig verrühren und diesen ½ Stunde rasten lassen. Danach in reichlich Salzwasser „spätzeln", die Spätzle 2 Minuten ziehen lassen und abseihen.

Die Maronispätzle haben einen mollig warmen Geschmack und sind vor allem im Winter ein Lieblingsgericht unserer Kinder.

Variante I:
Die Spätzle auf den Teller geben, mit gehackten Walnüssen bestreuen und etwas gebräunte Butter darübergießen.

Variante II:
Die Spätzle auf dem Teller anrichten. Pro Portion 5 Salbeiblätter in 2 Esslöffel Butter bräunen und über die Spätzle verteilen.

Variante III:
Die Spätzle in eine gebutterte Auflaufform geben, mit Butterflocken und mildem, geriebenem Gouda oder Emmentaler bestreuen und kurz bei 160 ° im Rohr überbacken.

Dinkelgrießsuppe (pro Portion)

1–2 EL Dinkelgrieß	in einer Pfanne trocken anrösten, mit
½ Liter Wasser	aufgießen und gut verrühren, damit sich keine Klümpchen bilden. Mit
Galgant, Bertram	und
Quendel	würzen und 10 Minuten köcheln lassen. Zum Schluss
Salz	und
gehackte Kräuter	dazugeben.

Einbrennsuppe (pro Person)

2 EL Dinkelfeinmehl	in
1 EL Butterschmalz	unter ständigem Rühren ziemlich dunkel anrösten, mit
ca. ½ Liter Wasser	aufgießen und mit
Salz, Galgant, Muskat, Griechenkleepulver	und eventuell
Kümmel	würzen. Etwa 20 Minuten köcheln lassen.

Hildegard-Suppenwürze ist im Handel erhältlich und schmeckt ausgezeichnet.

Dinkelgrießnockerlsuppe

Gemüsebrühe:

3–4 geschälte Karotten,	
2 Scheiben Sellerie,	
1 Fenchelknolle,	
1 Zwiebel,	
3 Galgantwurzeln,	
3 Bertramwurzeln,	
Petersilie	und
Petersilienwurzeln	in
2 Liter Wasser	geben und 30–45 Minuten kochen lassen. Die Suppe abseihen und die klare Gemüsebrühe nochmals mit
Salz, Galgant, Bertram	und
Muskatnuss	würzen.

Dinkelgrießnockerln:

50 g weiche Butter	und
70 g Dinkelgrieß	trocken abrühren. Anschließend
1 Ei, Salz, Galgant	und
Muskatnuss	dazugeben.

Sollte die Masse zu nass sein, etwas Dinkelgrieß beifügen und nochmals gut durchrühren. Die Grießmasse mindestens ½ Stunde ziehen lassen. Mit einem mit kaltem Wasser abgespülten Teelöffel Nockerln formen und diese in der leicht köchelnden Gemüsebrühe 20–25 Minuten ziehen lassen.

Karottensuppe

1 große Zwiebel	hacken und in
1 EL Butterschmalz	goldgelb anrösten.
800 g Karotten	schälen, grob schneiden, zur Zwiebel geben und kurz mitrösten.
3 EL Dinkelvollmehl	dazugeben, alles gut durchrösten und mit
½ Liter Wasser	aufgießen. Mit
Galgant, Bertram, Griechenkleepulver	und
Quendel	würzen und ca. 20 Minuten köcheln lassen. Die Suppe mit dem Stabmixer pürieren, nochmals ca.
½ Liter Wasser	und
50 ml Rahm	dazugeben und zum Schluss
Salz	beifügen und nochmals mixen.

Diese Suppe kann mit jeder anderen Gemüseart wie Kohlrabi, Zucchini, Kürbis, Brokkoli usw. zubereitet werden.

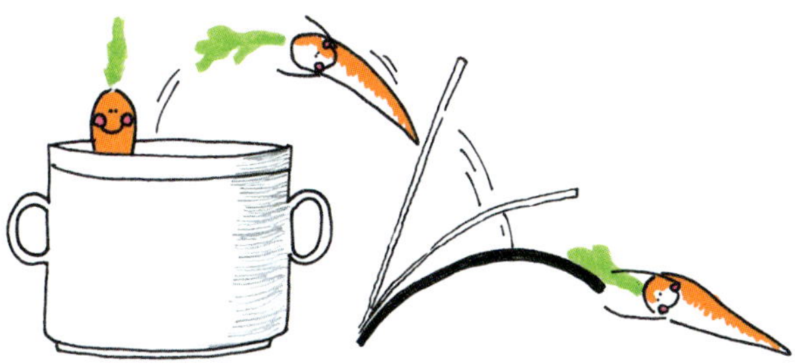

Apfel-Randig-Salat

Pro Person
1 mittelgroße gekochte Randigknolle
1 mittelgroßer Apfel
1 kleine Zwiebel

Randig vorkochen
Knollen vor dem Kochen nicht schälen und die Blätter nur abreißen, nie schneiden! Mit Wasser bedeckt bissfest kochen, abseihen und auskühlen lassen.

Randig auf diese Weise zubereitet essen die Kinder besonders gerne.

Zubereitung
Die gekochten Randigknollen am Gurkenhobel in dünne Scheiben schneiden. Die Zwiebel am Gurkenhobel in Ringe schneiden und in Sonnenblumenöl goldgelb anrösten. Die Äpfel am Gurkenhobel ebenfalls in dünne Scheiben schneiden und zu den Zwiebeln in die Pfanne geben. Kurz mitrösten, mit Salz, Galgant und Bertram kräftig würzen, mit einem Schuss Rotweinessig ablöschen und mit wenig Wasser aufgießen. Alles zusammen zum Randig geben und gut durchmischen.

Den Apfel-Randig-Salat jeweils auf einem Salatblatt auf Tellern anrichten und mit gehackten Walnüssen bestreuen. Nach Belieben Sauerrahm glatt rühren, salzen und davon einen Klacks über den Salat geben.

Ziegenkäse mit Apfel-Zwiebel-Sauce

4 kleine Zwiebeln	in 2 mm dicke Ringe schneiden und in
1 EL Sonnenblumenöl	hellgelb rösten.
1 Stück Galgantwurzel	klein hacken und kurz mitrösten,
½ TL Zitronenzesten	dazugeben.
3 große oder 4 kleine Äpfel	vierteln, schälen, in 2 mm dicke Spalten schneiden und ebenfalls kurz mitrösten. Das Ganze kräftig mit
Galgant und Bertram	würzen.
1 TL Honig	und
1 Prise Salz	dazugeben und nochmals kräftig rösten. Mit
1 EL Balsamicoessig,	
50 ml Rotweinessig	und
50 ml Wasser	ablöschen.

Die Hitze reduzieren, eventuell noch etwas Wasser beifügen, den Deckel auf die Pfanne setzen und die Sauce 1–2 Minuten dünsten lassen.

Ziegenkäse	waagrecht in 1 cm dicke Scheiben schneiden.

Auf vorgewärmten Tellern anrichten und die Apfel-Zwiebel-Sauce darauf verteilen. Eventuell

gehackte Walnüsse	darüberstreuen.

Apfel-Fenchel-Salat

Fenchel ist für Kinder besonders gesund, hat aber einen eigenwilligen Geschmack. In der Kombination mit Äpfeln schmeckt er aber auch ihnen hervorragend.

2 mittelgroße, säuerliche Äpfel	vierteln, das Kerngehäuse entfernen und die Äpfel in dünne Spalten schneiden. Mit
Zitronensaft	beträufeln.
2 kleine Fenchelknollen	halbieren und in 2–3 mm dünne Streifen schneiden.
2 EL Sonnenblumenöl	und
2 EL Honig	in einer Pfanne vorsichtig erhitzen. Die
Fenchelstreifen	und
1 EL zerdrückte Fenchelsamen	3 Minuten darin braten und kräftig mit
Salz, Galgant	und
Bertram	würzen. Abkühlen lassen und dann mit den Apfelspalten mischen.

Sauce

100 g Apfelmus, 2 EL weißen Balsamico-Essig, 2 EL Sonnenblumenöl, Salz	und
Galgant	kräftig verrühren und unter den Salat mischen. Mit
2 EL Walnüssen,	gehackt, bestreuen.

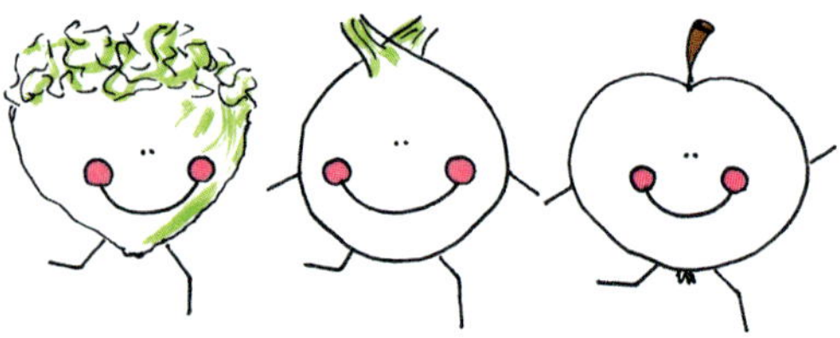

Dinkel-Aufstrich

1 große Zwiebel	fein hacken und in
1 EL Butterschmalz	hellgelb anrösten. Dann
1 gehackte Knoblauchzehe	und
100 g Dinkelvollmehl	dazugeben und beides kurz mitrösten. Anschließend mit
¼ Liter Wasser	aufgießen.

Die Pfanne von der Platte nehmen. Alles gut verrühren, damit sich die Flüssigkeit mit der Zwiebel-Mehl-Mischung verbindet. Mit

Salz	und je
½ TL Griechenkleepulver, Galgant, Quendel, Ysop	und
Bertram	kräftig würzen und noch
1 kleine Prise Zimt	untermengen.

Der Dinkel-Aufstrich erinnert an den Geschmack von Leberwurst und ist ein idealer Belag für Pausenbrote.

Alles gut verrühren und die Pfanne wieder auf die Platte stellen. Die Masse bei kleiner Hitze nochmals etwa 3–5 Minuten unter ständigem Rühren köcheln lassen. Dann in die noch warme Masse

1 EL kalte Butter	mengen und den Aufstrich auskühlen lassen. Zuletzt
1 EL Weißweinessig	und
frische Kräuter,	untermischen.

Der Dinkel-Aufstrich ist im Kühlschrank bis zu zwei Wochen haltbar.

Sellerie-Karotten-Tartar

Da Rohkost zur Übersäuerung des Körpers beiträgt, werden die Gemüse in der Hildegard-Küche immer ganz kurz blanchiert, bevor man sie „roh" isst oder als Salat zubereitet.

100 g Knollensellerie,	geschält und in 1 cm dicke Scheiben geschnitten, und
100 g ganze Karotten,	geschält, in kochendes Salzwasser geben, nach 10 Sekunden herausnehmen und in kaltem Wasser abschrecken. Das Gemüse trocken tupfen und in feinste Würfelchen schneiden.
1 Frühlingszwiebel	in feine Ringe schneiden. Mit
150 g Ziegenfrischkäse	gut verrühren. Mit
Salz,	
Galgant,	
Bertram,	
Zitronensaft,	
Zitronenzesten	und gehackter
Petersilie	würzen und mindestens ½ Stunde ziehen lassen.

Tipp:
Ziegenfrischkäse kann durch Sauerrahm oder durch einen anderen Frischkäse ersetzt werden.

Joghurtdipps

Grundsauce

1 kg Naturjoghurt	mind. ½ Stunde durch ein mit einem Küchentuch ausgelegtes Sieb rinnen lassen. Dieses kompakte Joghurt mit
Galgant,	
Bertram	und
Salz	würzen und auf 3 Schüsseln aufteilen.

Kinder lieben Joghurtdipps und Sie könne sie ihnen mit gutem Gewissen geben, weil sie ein fettarmer Ersatz für Frischkäseaufstriche sind.

Kräuterdipp

In diese Grundsauce 2–3 EL gehackte Kräuter wie Petersilie, Schnittlauch, Basilikum, Schafgarbe, Gundelrebe, Liebstöckel, Minze mischen und ½ Stunde ziehen lassen.

Kreuzkümmeldipp

In die Grundsauce ½–1 TL Kreuzkümmel untermischen und ziehen lassen.

Currydipp

In die Grundsauce 1 TL Currypulver und 1 Prise Gelbwurz untermischen und ziehen lassen.

Süßes

Dinkel-Riebel

1 Liter Milch	oder halb Wasser, halb Milch,
1 TL Salz,	
50–100 ml Rahm	und
50 g Butter	aufkochen.
300–350 g Dinkelgrieß	und
100 g Maisgrieß	einrühren. Zugedeckt zwei Stunden quellen lassen. Die Masse zerstoßen und mit
50 g Butter	unter ständigem Rühren auflockern. Auf kleiner Hitze so lange weiterrösten, bis die gewünschte Konsistenz erreicht ist.

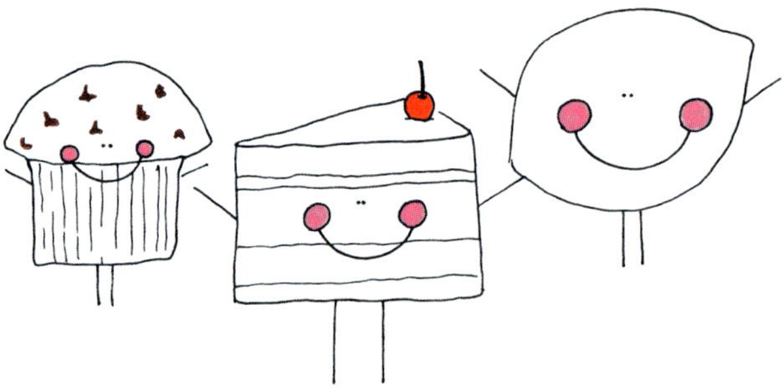

Die Sucht nach Süßigkeiten ist nicht „naturgegeben“, sie wird vielmehr von den gefärbten, aufgezuckerten Kunstprodukten der Lebensmittelindustrie hervorgerufen. Es ist unsere Aufgabe, die natürliche Lust unserer Kinder auf Süßes wieder mit natürlichen Süßigkeiten wie Obst, Getreide und naturbelassenen Säften zu stillen.

Topfennockerln mit Himbeersauce

250 g Topfen, 1 Ei,	
100 g Dinkelgrieß,	
50 g Dinkelfeinmehl,	
50 g Rohrohrzucker	und
2 Msp. Salz	gut verrühren und ½ Stunde im Kühlschrank ziehen lassen.

Mit einem Esslöffel Nockerln oder kleine Knödel formen (den Esslöffel immer wieder in kaltes Wasser tauchen) und in

Salzwasser	ca. 10–12 Minuten ziehen lassen (nicht kochen!).

Himbeersauce

200 g Himbeeren	in
50 ml Wasser	köcheln.
1–2 EL Rohrohrzucker	dazugeben und das Ganze pürieren.

Die Topfennockerln auf der Himbeersauce servieren.

Variante:
Nockerln in Zimtbröseln

1½ Tassen Dinkelbrotbrösel,	
2 EL feiner Rohrohrzucker	und
1 TL Zimt	in
2 EL Butterschmalz	bei mittlerer Hitze goldbraun rösten.

Nockerln darin drehen und servieren.

Johannisbeerküchlein

150 g Dinkelvollmehl,	
50 g Rohrohrzucker,	
50 g gehackte Mandeln,	
200 ml Milch	und
3 Eidotter	gut verrühren und den Teig ½ Stunde quellen lassen.
3 Eiweiß	mit
1 Prise Salz	steif schlagen und vorsichtig unter den Teig heben. Dann
350 g Johannisbeeren	beifügen.

Den Teig mit einem Esslöffel portionenweise in Sonnenblumenöl oder Butterschmalz geben und bei mittlerer Hitze kleine Küchlein backen. Nach 2–3 Minuten umdrehen und fertig backen. Die Küchlein mit fein gemahlenem Rohrohrzucker bestreuen. Die Küchlein schmecken auch mit Brombeeren, Himbeeren oder Maulbeeren ausgezeichnet.

Dinkelgrießschnitten

200 g Dinkelgrieß	in
800 ml kalte Milch	einrühren und aufkochen.
1 Prise Salz	und
2–4 EL Rohrohrzucker	dazugeben und mit dem Schneebesen rühren, bis ein fester Teig entsteht.

Werden die Schnitten mit Wasser und ohne Zucker, dafür mit mehr Salz zubereitet, eignen sie sich hervorragend als pikante Beilage.

Die Masse ca. 1½ cm dick auf ein feuchtes Brett streichen, auskühlen lassen und Rhomben schneiden. Diese in Butter anbraten. Die Grießschnitten entweder mit einer Mischung aus Zimt, Zucker und gehackten Mandeln bestreuen oder/und mit Kompott servieren.

Apfel-Topfen-Auflauf

1 EL Butter,	
6 EL Rohrohrzucker	und
3 Eigelb	schaumig rühren, dann
½ kg Topfen,	
3 EL Dinkelgrieß,	
1 TL Weinsteinbackpulver	und
1 Prise Salz	dazugeben und nochmals gut durchrühren. Zum Schluss die
3 geschlagenen Eischnee	unterheben.

Äpfel schälen und in Schnitze schneiden. Eine Auflaufform einfetten und die Apfelschnitze einschichten. Die Topfenmasse darüber verteilen und das Ganze eventuell mit Mandelplättchen bestreuen. Den Auflauf bei 160 ° etwa 50 Minuten backen.

Dieser Auflauf war schon zu unserer Kinderzeit ein Lieblingsessen. Er ist schnell zubereitet und schmeckt garantiert.

Apfelküachle

2 Eier,	
3 EL Dinkelfeinmehl,	
1 Prise Salz,	
50 ml Milch	zu einem kompakten Teig verrühren.
4–6 Äpfel	schälen, Kerngehäuse ausstechen und in 1 cm dicke Scheiben schneiden. Die Apfelscheiben mit
Zitronensaft	beträufeln und einzeln im Teig eintauchen.
Butterschmalz	nicht zu sehr erhitzen und die Scheiben darin goldbraun backen. Mit Zucker und Zimt bestreuen.

Topfenschmarren

3 Eidotter,	
125 g Topfen,	
100 g Rohrohrzucker	und
1 Prise Salz	glatt rühren.
3 Eiklar	zu steifem Schnee schlagen.
3 EL Dinkelfeinmehl	darübersieben und beides zusammen zur Dottermasse geben. In einer beschichteten Pfanne
1 EL Butterschmalz	erhitzen, den Teig in die Pfanne rinnen lassen und ihn bei mäßiger Hitze goldbraun backen.

Dann die Masse mit einer Bratschaufel vierteln, jedes Viertel wenden und den Schmarren auch auf der zweiten Seite goldgelb backen. Den Topfenschmarren mit Hilfe der Bratschaufel in mundgerechte Stücke teilen und mit Apfelmus, oder Kompott nach Wahl servieren.

Bratapfel (pro Person)

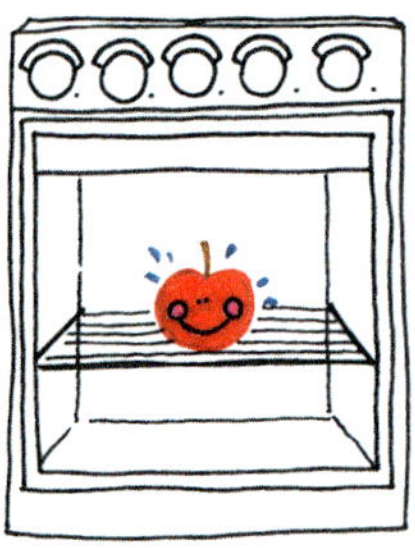

	Das Kerngehäuse von
1 großen Apfel	ausstechen, den Apfel in eine Gratinform geben und mit einer Mischung aus
Mandeln,	fein gehackt oder gerieben,
Himbeermarmelade	bzw. Kornelkirschen- oder Johannisbeermarmelade füllen.
Zimt	darüberstreuen und
1 kleines Stück Butter	daraufsetzen.

Im Backrohr bei 160 ° ca. 15 Minuten braten.

Gebratene Quitte (pro Person)

1 Quitte	in eine Gratinform legen,
1 EL Wasser	dazugeben.

Bei 160 ° Heißluft ca. 45 Minuten braten. Auf einem Teller anrichten und mit Zimt und Zucker bestreuen.

Dinkelgugelhupf

150 g Butter,	
250 g Rohrohrzucker	und
4 Eidotter	miteinander schaumig rühren.
1 Vanillezucker,	
1 Weinsteinbackpulver	und
$^1/_8$ Liter Milch	daruntermischen.
400 g Dinkelfeinmehl	und den
Eischnee von den 4 Eiern	vorsichtig unterheben.

Die Masse in eine gefettete und bemehlte Gugelhupfform geben und bei 160 ° Heißluft gut 1 Stunde backen. Noch heiß aus der Form stürzen und mit Puderzucker bestreuen.

Maronihonig

500 g Bienenhonig	vorsichtig erwärmen und mit
150–200 g Maronimehl	gut verrühren.

Der Maronihonig ist ein guter Ersatz für Süßigkeiten. Er stärkt die Leber und erhöht die Konzentrationsfähigkeit. Die Kinder können ihn pur oder als Brotaufstrich essen.

Gedeckter Obst-Topfenkuchen

Dieses köstliche Rezept ist ein „Wanderrezept", denn es „wandert" von einer begeisterten Kuchenbäckerin zur nächsten. Der Kuchen schmeckt sowohl fruchtig als auch knusprig und cremig zugleich.

Teig (Brösel)

250 g Dinkelfeinmehl,	
½ Weinsteinbackpulver,	
1 Dotter,	
110 g Rohrohrzucker	und
120 g Butterflocken	zusammen verbröseln.

Topfenmasse

100 g Rohrohrzucker,	
80 g Butterflocken,	
2 Dotter	und
1 Vanillezucker	zusammen schaumig rühren.
250 g Topfen	untermengen.
3 Eiweiß	steif schlagen und unterheben.

Früchte

Je nach Saison Aprikosen, Beeren oder Äpfel verwenden. Zum Beispiel 2–3 Äpfel schälen, in Schnitze oder in Scheiben schneiden und ca. 200 g Himbeeren oder Johannisbeeren dazugeben.

Zubereitung

⅔ des Teiges in einer Form verteilen und leicht andrücken. Das Obst darauflegen und die Topfenmasse gleichmäßig darüberstreichen. Die restlichen Teigbrösel (letztes Drittel des Teiges) darüberstreuen und einige gehackte Mandeln darauf verteilen.
Bei 160 ° Heißluft ca. 80 Minuten backen.

Schokoladepudding

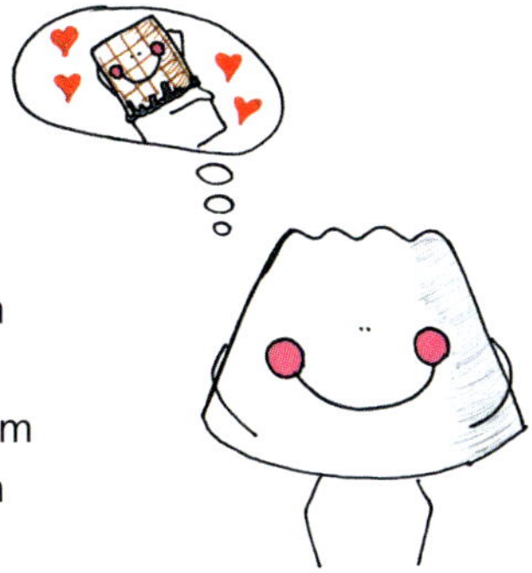

2 EL Dinkelfeinmehl,
1 EL Kakaopulver und
2 EL Rohrohrzucker mit wenig Milch kalt anrühren, damit sich keine Klümpchen bilden. Mit dem Rest von
½ Liter Milch mischen und unter ständigem Rühren 10 Minuten köcheln lassen.

Den Pudding in kalt ausgespülte Formen füllen, erkalten lassen und je nach Geschmack mit etwas geschlagener Sahne servieren.

Nervenkekse

1 kg Dinkelfeinmehl,
400 g Butter,
250 g feinen Rohrohrzucker,
200 g gemahlene Mandeln,
1 Prise Salz,
3 EL Gewürzpulver,
4 Eier und
100 ml Milch zu einem eher feuchten Mürbteig verarbeiten.

Den Teig mindestens 1 Stunde (besser über Nacht) kalt stellen. Dann ausrollen, Kekse ausstechen und bei 180 ° ca. 15 Minuten backen.

Das Gewürzpulver besteht aus:
45 g Zimtpulver,
45 g Muskatnusspulver,
10 g Nelkenpulver

Zitronenherzen

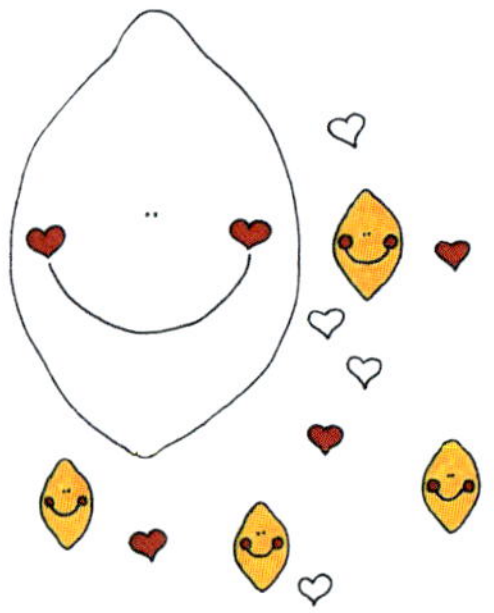

200 g Butter	mit
200 g feinem Rohrohrzucker	abbröseln und mit
1 Ei, 400 g Mehl, 200 g geriebenen Mandeln, etwas Vanillezucker	und
geriebener Zitronenschale	mischen und zu einem Mürbteig verkneten.

Den Teig 5 mm dick ausrollen, Herzen ausstechen und auf ein mit Backtrennpapier belegtes Blech legen. Bei 180 ° 20–25 Minuten backen. Den

Saft von ½ Zitrone	mit so viel
feinem Rohrohrzucker	verrühren, bis eine streichfähige Masse entsteht.

Die noch warmen Herzen damit bepinseln.

Getrocknete Apfelschnitze

Äpfel	vierteln, schälen und in ½ cm dicke Schnitze schneiden.

Im Backrohr bei 70 ° 4–6 Stunden trocknen.
Die Apfelschnitze können für Kinder zu einer Kette aufgefädelt werden und sind ganz natürliches, gesundes „Fastfood".

Müsliriegel

1-2-3-Mürbteig

100 g Rohrohrzucker,	
200 g Butter,	in kleine Stücke geschnitten,
300 g Dinkelmehl	(Fein- oder Vollmehl)
1 Ei, 1 Prise Salz	und eventuell
1 TL Nervenkekspulver	rasch zu einem Mürbteig kneten und 1 Stunde im Kühlschrank rasten lassen.

Den Teig ausrollen, auf ein Backblech legen und mit einer Gabel mehrmals einstechen. Bei 170 ° Umluft 10 Minuten anbacken.

Belag

100 g Sesam,	
100 g Sonnenblumenkerne,	
60 g Mandeln,	geschnitten oder gehobelt,
2 EL Dinkelmehl	und
1 EL Flohsamen	zusammen trocken vermischen.
160 g Butter,	
200 g Honig,	
60 ml Schlagrahm	und
60 ml Wasser	zusammen in einer Pfanne erwärmen.

Kindern kann man Naschereien nicht ersatzlos streichen. Bieten Sie ihnen selbstgebackene Kekse an und halten Sie diese immer auf Vorrat. Sie sind gesünder und auch kostengünstiger als gekaufte Kekse.

So lange rühren, bis die Masse leicht braun wird. Anschließend die Trockenmischung dazugeben, wieder gut rühren und das Ganze etwas einkochen lassen. Den Belag auf dem vorgebackenen Mürbteig verteilen und bei 170 ° Umluft ca. 15 Minuten backen. Etwas auskühlen lassen und noch warm in Riegel oder Rauten schneiden.

Knusper-Müsli

Knusper-Müsli kann man auch in einer großen Pfanne langsam rösten.

50 g Sonnenblumenöl, 150 g Butter, 150 g Honig, 150 g Rohrohrzucker	und
1 Vanilleschote (Mark auskratzen)	auf ein Backblech geben und bei 140 ° ca. 10 Minuten erhitzen, dabei immer wieder umrühren. Anschließend
700 g Dinkelflocken, 100 g Sesam, 100 g Sonnenblumenkerne, 100 g gehackte Mandeln, ½ TL Bertrampulver, ½ TL Galgantpulver, ½ TL Nelkenpulver	und
1–2 TL Zimtpulver	trocken mischen und auf dem Blech mit den bereits erhitzten Zutaten verteilen.

Bei 160 ° ca. 35 Minuten rösten, während dieser Zeit mehrmals umrühren. Diese Müslimischung mit Milch oder Joghurt vermengen und als schnelle Zwischenmahlzeit oder als leichtes Abendessen servieren.

Studentenfutter

getrocknete Apfelschnitze, getrocknete Marillen, Mandeln, Walnüsse, Sonnenblumenkerne, Kürbiskerne, Rosinen, Sultaninen, Pignolienkerne

Probieren Sie unterschiedliche Zusammenstellungen und entdecken Sie selbst Ihre Lieblingsmischung.

Fruchtgummi

Äpfel	vierteln, schälen, das Kerngehäuse entfernen und in der Küchenmaschine zu Mus mixen.

Fruchtgummi aus Äpfeln, aber auch aus Marillen oder gebratenem Quittenmus eignet sich hervorragend als Imbiss auf Wanderungen.

Die Apfelmasse löffelweise fingerdick auf ein gutes Backtrennpapier geben und bei 70 ° Heißluft 6–8 Stunden im leicht geöffneten Backrohr trocknen lassen. Den Fruchtgummi in Büchsen lagern.

Apfelchips

150 g Rohrohrzucker	mit
150 ml Wasser	aufkochen und 3 Minuten köcheln lassen.
1 großen Apfel	mit Kerngehäuse und Schale in dünne Scheiben schneiden.

Die Apfelscheiben in der heißen Zuckerlösung eintauchen. Auf einem mit Backpapier belegten Backblech verteilen und bei 100 ° Umluft etwa 1 Stunde trocknen lassen. Sie können die Apfelscheiben auch an einem Gurkenhobel hauchdünn schneiden, aufs Backblech legen und mit der Zuckerlösung bepinseln.
Die Chips anschließend sofort vom Backpapier lösen und auf einem Kuchengitter auskühlen lassen, damit sie knusprig werden. Gut ausgekühlt kann man die Apfelchips in Dosen lagern. Sollten sie wieder weich werden, dann einfach vor dem Verzehr nochmals kurz im Backofen trocknen.

Himbeermarmelade

Machen Sie Marmeladen auch aus den typischen Hildegard-Obstsorten wie Mispel und Kornelkirsche. Die Mispel stärkt und bereitet gesundes Blut, und die Kornelkirsche reinigt den Magen.

500 g Himbeeren	und
300–400 g Rohrohrzucker	stehen lassen, bis sich der Zucker verflüssigt hat.

Bei Himbeeren dauert es 1 Stunde, bei anderen Früchten wie Marillen dauert es länger. Dann nach Packungsanweisung mit Fruchtpektin weiterverarbeiten.

Bei selbstgemachten Marmeladen weiß man, was sie enthalten. Ich verwende zum Einkochen Rohrohrzucker, auch wenn die Farbe der Marmelade dadurch nicht so frisch wirkt. Je nach Frucht verwende ich zudem Fruchtpektin und nehme nach Möglichkeit weniger Zucker als üblich.

Quittengelee

Die rötliche Farbe des Quittengelees kommt von den Kernen. Deshalb ist es wichtig, die gekochten Quitten über Nacht stehen zu lassen.

Rohe Quitten trocken abreiben, dann erst waschen, den Stiel entfernen und mit dem Gehäuse klein schneiden. Die Quittenteile in einen Kochtopf geben und so viel Wasser zufügen, dass die Quitten bedeckt sind. Ca. 40 Minuten weich kochen und über Nacht stehen lassen. Den Saft durch ein Tuch abrinnen lassen und dann

1 Liter Saft	mit
1 kg Rohrohrzucker,	
Fruchtpektin oder Gelierhilfe	und
1 Prise Galgant	zusammen aufkochen und die Gelierprobe machen.

Das fertige Gelee in kleine Gläser füllen. Eventuell in jedes Glas zur Dekoration ein Sternanis beifügen.

Getränke

Es ist enorm wichtig, dass Kinder ausreichend trinken. Oft nehmen sie gerade im Spiel die Durstsignale nicht wahr oder greifen zu den falschen Getränken. Softdrinks sind leider als vermeintlich harmlose Durstlöscher weit verbreitet. Die zugesetzte Kohlensäure entzieht dem Körper Sauerstoff, der für körperliche und geistige Funktionen grundlegend wichtig ist. Zudem enthalten Softdrinks außerordentlich viel Zucker oder Zuckerersatzstoffe (bis zu 600 Kcal pro Liter) und gefährden dadurch die Gesundheit der Kinder.
Auch Saftkonzentrate und handelsübliche Verdünnungssäfte bestehen meist nur aus Zucker, Aroma- und Farbstoffen. Und die beliebten Eistees sind ebenfalls kein gesundes Kindergetränk, da sie aus Schwarztee und viel Zucker zubereitet werden. Nur pasteurisierte echte Fruchtsäfte sind, in Maßen genossen, gesund. Die besten Getränke sind Wasser, dünne Kräutertees und „echte" Verdünnungssäfte.

Milch ist kein Getränk, sondern ein Lebensmittel, das bewusst eingesetzt werden sollte und bei Infektanfälligkeit besser durch Ziegenmilch ersetzt wird.

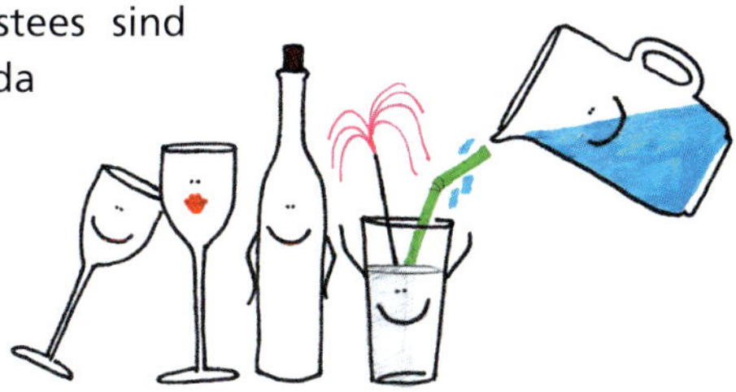

Steinwasser

Einen Hildegard-Stein (Bergkristall, Chalzedon, Chrysopras ...) in einen mit Wasser gefüllten Glaskrug legen und 24 Stunden lang in die Sonne oder zumindest an einen mit Licht durchfluteten Platz stellen. Auf diese Weise wird die Energie des Steines auf das Wasser übertragen und gelangt über das Trinken in unseren Körper. Anschließend das Wasser in einen anderen Krug umschütten und im Glaskrug wieder Wasser für den nächsten Tag „energetisieren".

Achten Sie darauf, dass Wasser und Tee stets in einem Krug griffbereit zur Verfügung stehen.

Den Stein alle zehn Tage reinigen: legen Sie ihn dazu einige Minuten unter fließendes Wasser.

Der Bergkristall regt den Stoffwechsel und die Drüsentätigkeit an. Der Chalzedon reguliert den Hormonhaushalt und gleicht Stimmungsschwankungen und Zorn aus. Er wirkt gerade bei pubertierenden Kindern und dadurch gestressten Eltern beruhigend. Der Chrysopras ist der Stein, der hyperaktive Kinder beruhigt und zudem ausleitend wirkt. Am besten nur einen oder zwei verschiedene Steine pro Krug verwenden.

Melissensirup / Pfefferminzsirup

4 große Handvoll Pfefferminzblätter bzw. Melissenblätter,
4 kg Rohrohrzucker,
4 in Scheiben geschnittene Zitronen,
50 g Zitronensäure,
2 Liter Wasser

Achten Sie bei der Zubereitung auf den Mond und pflücken Sie Blätter an Blüte- und Blatttagen. Zum Abfüllen und Lagern auf abnehmenden Mond achten.

Alles zusammen kalt anrühren und 5 Tage an die Sonne stellen. Jeden Tag 2 Mal umrühren, damit sich der Zucker auflöst. Anschließend den Sirup abseihen und in Flaschen füllen. Kühl und dunkel gelagert hält sich der Sirup bis zu einem Jahr und länger.

Johannisbeersaft / Himbeersaft

1 Tasse Johannisbeeren oder Himbeeren,
1 Tasse Wasser,
1 TL Rohrohrzucker
Galgant

und etwas aufkochen. Den Deckel aufsetzen und das Ganze auskühlen lassen. Dann 1 Liter Steinwasser dazugeben.

Holdersekt

15 Holderblüten,
10 Liter Wasser,
1 kg Rohrohrzucker,
50 g Zitronensäure,
2 in Scheiben geschnittene Zitronen,
Saft von 2 Zitronen

Verwenden Sie am besten Flaschen mit Bügelverschluss.

Alles zusammen kalt anrühren und 3 Tage in der Sonne stehen lassen. Täglich 2 Mal umrühren, abseihen und in Flaschen füllen.
Achtung: Die Flaschen nur bis unter den Flaschenhals füllen, damit es die Flaschen nicht zerreißt. Der Holdersekt ist frühestens nach 3 Wochen trinkreif.

Joghurtdrink mit Melisse

1 Becher Naturjoghurt (180g),	denselben Becher mit
Wasser	gefüllt,
1 Spritzer Zitronensaft,	
1–2 TL Rohrohrzucker	und
8 Blätter Zitronenmelisse	im Mixer oder in der Küchenmaschine gut durchmixen.

Dieses Getränk eignet sich auch als kleine Jause.

Nach Belieben eine Tasse Himbeeren mitmixen. Mit Zitronenscheiben und einem Melissenblättchen dekorieren.

Das rechte Maß

Leben Sie Ihren Kindern vor, was Sie von ihnen erwarten.

Das Essverhalten der Kinder wird entscheidend durch die Vorbildwirkung der Eltern geprägt. Wenn Sie wertschätzend und achtsam mit Lebensmitteln umgehen, überträgt sich das auf die Kinder. Genauso verhält es sich mit der Dankbarkeit dafür, dass wir täglich aus einer Vielfalt wählen und uns satt essen können. Wenn Eltern diese Werte leben, werden sie auch bei den Kindern wirksam. Wer Freude am Essen empfinden kann und das rechte Maß für sich selbst gefunden hat, isst automatisch richtig. Wenn Kinder nicht in diesem rechten Maß sind, helfen unter anderem die sechs goldenen Lebensregeln (siehe Seite 15 ff.).

Übergewicht

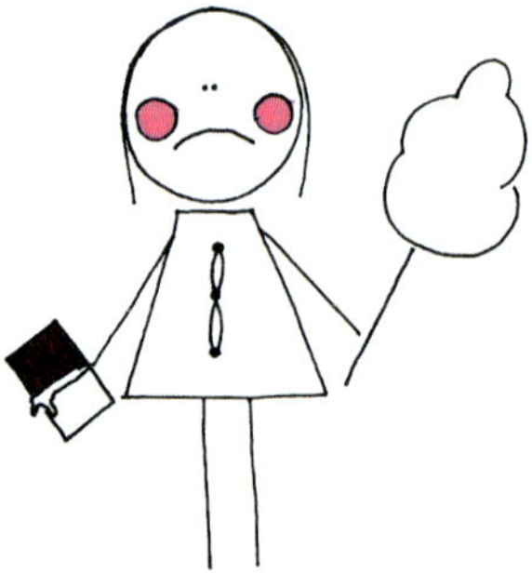

Gründe für Übergewicht gibt es viele. Eine wesentliche Ursache ist sicher die ständige Verfügbarkeit von Essen. Der andauernden Verlockung von Lieblingsspeisen zu widerstehen ist ja auch enorm schwer. Deshalb ist es für übergewichtige Kinder sinnvoll, Süßes und Knabbereien nicht auf Vorrat zu halten, sondern sie ganz bewusst und nur selten einzukaufen und sie dann als erlaubte Ausnahme auch mit Freude zu genießen. Werden Kindern gewohnte Leckereien gestrichen, muss zunächst für Ersatz gesorgt werden: Dies sind in erster Linie Obst und Gemüse, das zwischendurch geknabbert werden darf. Für den süßen Heißhunger eignen sich auch ein Teelöffel Maronihonig, eine Scheibe Dinkelvollkornbrot oder geröstete Knusperscheiben (siehe Seite 101).

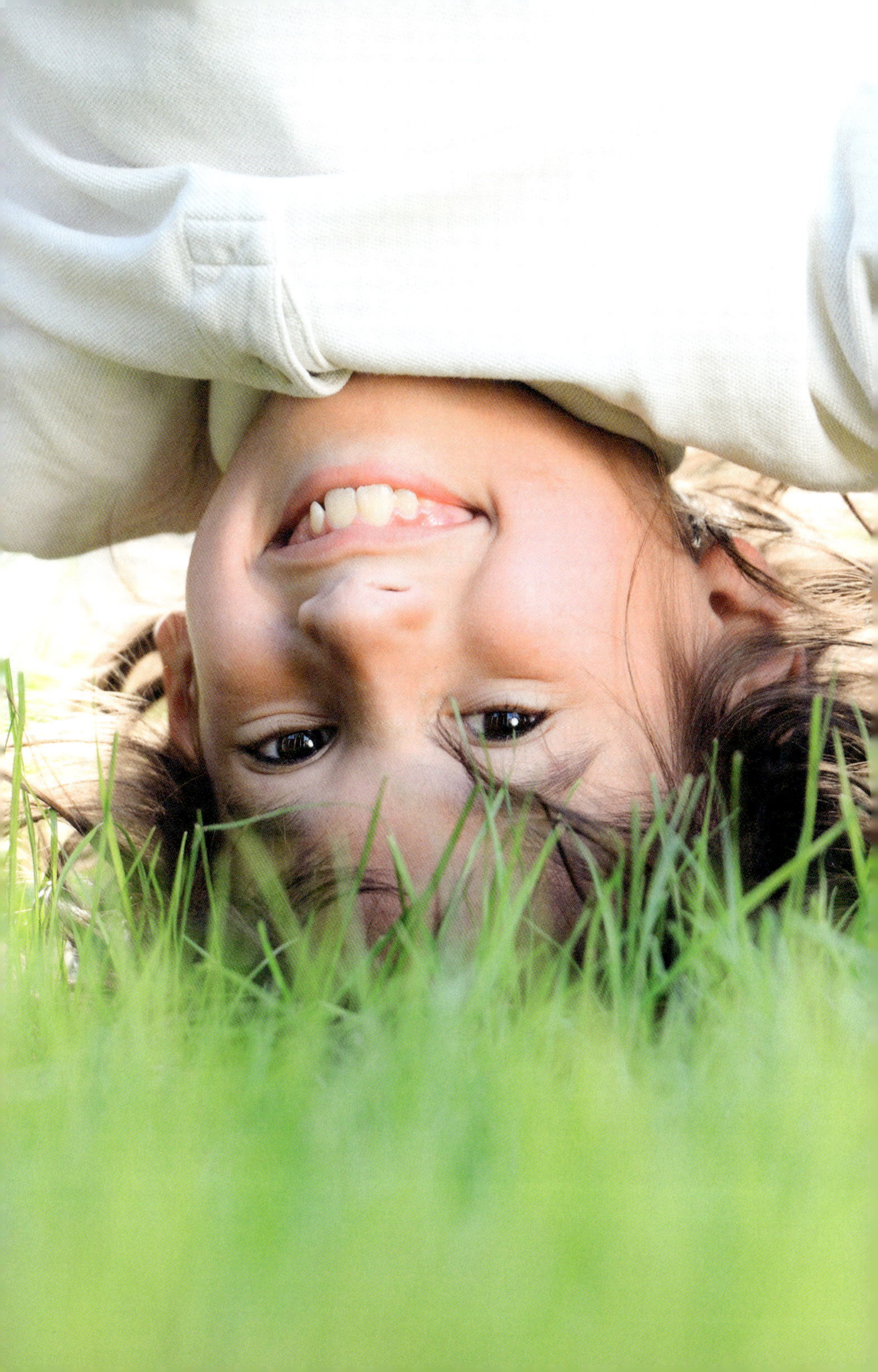

Neben Ernährungsfehlern ist Bewegungsmangel eine Hauptursache von Übergewicht. Animieren Sie Ihr Kind deshalb zum sportlichen Spiel, zu körperlichen Aktivitäten und machen Sie – wann immer es geht – auch selbst mit. Gemeinsamer Sport verbindet und stärkt die Freude am eigentlichen Tun. Bewegung lässt zudem andere Gedanken aufkommen, verhilft zu mehr Lebensfreude und die Bedeutung des Essens tritt auf diese Art zunehmend in den Hintergrund. Essen erhält mit der Zeit seinen angemessenen Platz als wichtiger Teilbereich eines freudvollen Lebens, ist aber nicht mehr der dominierende, zentrale Lebensinhalt. Bei krankhaftem Übergewicht ist es sinnvoll, einen Experten zurate zu ziehen, vor allem dann, wenn die eigenen Versuche immer wieder scheitern.

Appetit zügeln

Oft ist vermeintlicher Hunger ganz einfach nur Durst. Stellen Sie deshalb immer einen Krug mit Wasser oder eine Thermoskanne mit Tee in Reichweite der Kinder und animieren Sie sie dazu, ausreichend zu trinken. Gehen Sie dabei selbst mit gutem Beispiel voran. Zusätzlich kann das Lutschen an einem Chalzedon oder einem Bergkristall, die jeweils als Kette getragen werden, helfen, den Appetit einzubremsen.

Es lohnt sich, die Kinder immer wieder ans Kauen zu erinnern, denn dadurch werden auch die Geschmacksnerven stimuliert und die Wertschätzung für gute Nahrung wird geweckt.

Zu einem früheren Sättigungsgefühl trägt auch langsames Essen und bewusstes Kauen ganz wesentlich bei. Außerdem wird die Nahrung durch ausdauerndes Kauen bereits im Mund vorverdaut. Stellen Sie doch gemeinsam fest, wie lange ein Bissen gekaut werden kann, bis er zu Brei geworden ist. Greifen Sie überdies zu ballaststoffreichen Nahrungsmitteln; allen voran der Dinkel mit seinen unlöslichen Pflanzenfasern sorgt für ein lang anhaltendes Sättigungsgefühl.

Dinkelbrot

Gründliches Dinkelbrotkauen ist für den kleinen Hunger zwischendurch sehr hilfreich. Es sollte natürlich ohne Aufstrich und sinnvollerweise nicht mehr ganz frisch sein, damit es länger gekaut werden kann.

Roggenbrot

Hildegard empfiehlt korpulenten Menschen Roggen zu essen, denn um ihn zu verstoffwechseln, wird viel Energie verbraucht. Übergewichtige Kinder sollten daher auch zu dieser Brotsorte greifen.

Würzen

Je salziger man würzt, desto mehr steigt der Appetit. Salzen Sie daher sparsam und bereiten Sie die Speisen mit den typischen Hildegard-Gewürzen und Kräutern zu, denn sie sorgen für guten Geschmack und unterstützen die Gesundheit. Bei Übergewicht ist es sinnvoll, Speisen so oft wie möglich mit Bachminze zu würzen, da diese den Magen und die Atmung entlastet.

Knabberei zwischendurch

- Stellen Sie **Obst** griffbereit auf den Tisch und bereiten Sie dieses für Kinder in mundgerechten Portionen zu. Dabei nach Möglichkeit nur 1–2 Obstsorten verwenden, weil eine geringe Auswahl leichter verdaut wird.
- Rösten Sie **Dinkelbrotwürfel** in einer beschichteten Pfanne unter ständigem Wenden knusprig an. Mit etwas Salz und Galgant gewürzt und nach Belieben mit fein gehackten Kräutern bestreut ergibt das eine gesunde Knabberei.
- Sie können auch altes **Dinkelbrot** in ganz dünne Scheiben schneiden und im Rohr bei ca. 100 ° knusprig werden lassen. Wieder ganz nach Belieben mit

Das Dinkelbrot bzw. die Dinkelbrotwürfel können gut auf Vorrat zubereitet werden. Gut auskühlen lassen und in Blechdosen lagern.

Galgant, wenig Salz und frischen Gartenkräutern bestreuen und als knusperige Knabberei anbieten.

- Auch ein Krug **Wasser** sollte immer griffbereit sein, da eine momentane „Lust" auf Essen oft schon durch einige Schlucke Trinken zufriedengestellt wird.

Appetitlosigkeit und Untergewicht

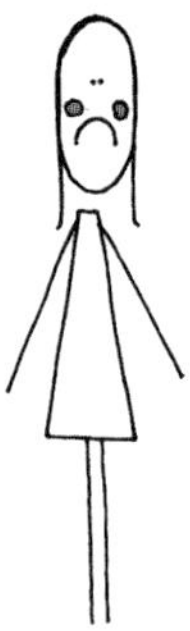

Wenngleich heutzutage Übergewicht das dominante Thema ist, gibt es dennoch Kinder, die unter mangelndem Appetit und einer gewissen Lustlosigkeit leiden. Die Freude am Essen und die Dankbarkeit darüber, dass wir jederzeit wählen können, muss von den Eltern vorgelebt werden. Manche Kinder sind besonders heikel und wollen nur ganz bestimmte Nahrungsmittel essen. Leider lassen sich Eltern häufig unter Druck setzen und geben nach, damit das Kind „wenigstens etwas isst". Viel sinnvoller wäre es, das Kind vernünftig fasten zu lassen und ihm je nach Alter zu erklären, dass einseitige Ernährung auf lange Sicht krank macht. Eltern tragen die Verantwortung für die Kinder und sorgen durch ihr Vorbild dafür, dass ihre Kinder die Lust, Freude und Dankbarkeit am Essen wieder lernen. Haben Sie den Mut, Ihre Kinder drei Tage mit Dinkelbrot und Äpfeln zu versorgen – es dient letztlich dem Wohl aller!

Bei echtem Untergewicht und Appetitlosigkeit helfen zudem folgende Mittel:

Gersten-Hafer-Fenchel-Brühe

Diese Brühe hilft Kindern, die körperlich schwach sind, wieder zu Kräften zu gelangen.

100 g Gerste,
100 g Hafer und
etwas Fenchel kochen und abseihen.

Die Kraftbrühe so lange trinken, bis man wieder gesund ist.

Dinkelbrottrunk

Der Dinkelbrottrunk ist ein Powerdrink und verhilft zu Kraft und Energie.

1 Liter Wasser, wenn möglich Kristallwasser (siehe Seite 95), und 100 g altes Dinkel-Vollkornbrot 10 Minuten kochen, die Brühe absieben und oft davon trinken.

Den Dinkelbrottrunk immer frisch zubereiten, denn er wird schnell sauer. Er ist übrigens auch ein echter Powerdrink für Sportler.

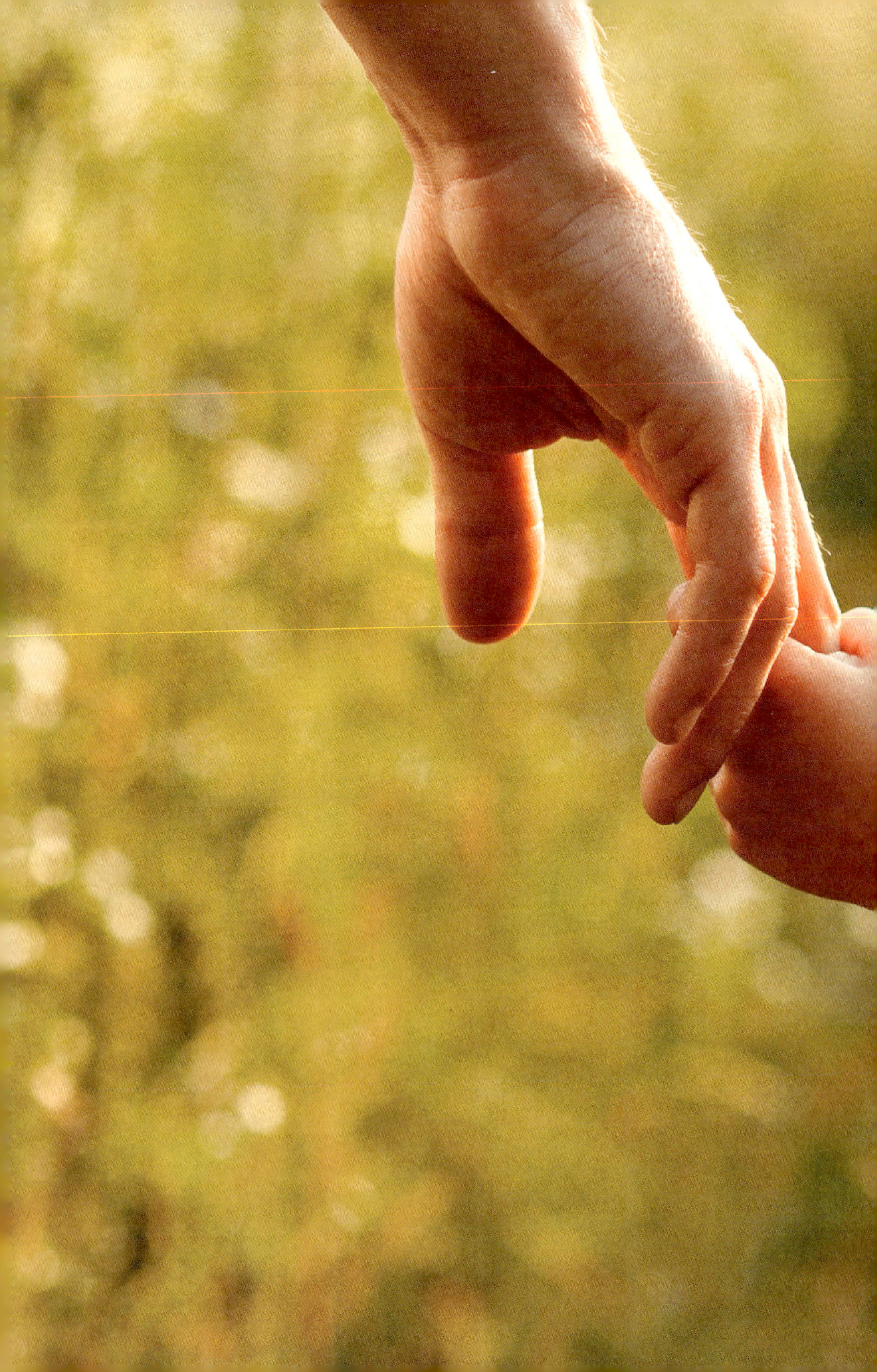

Heilmittel für häufige Krankheiten bei Kindern

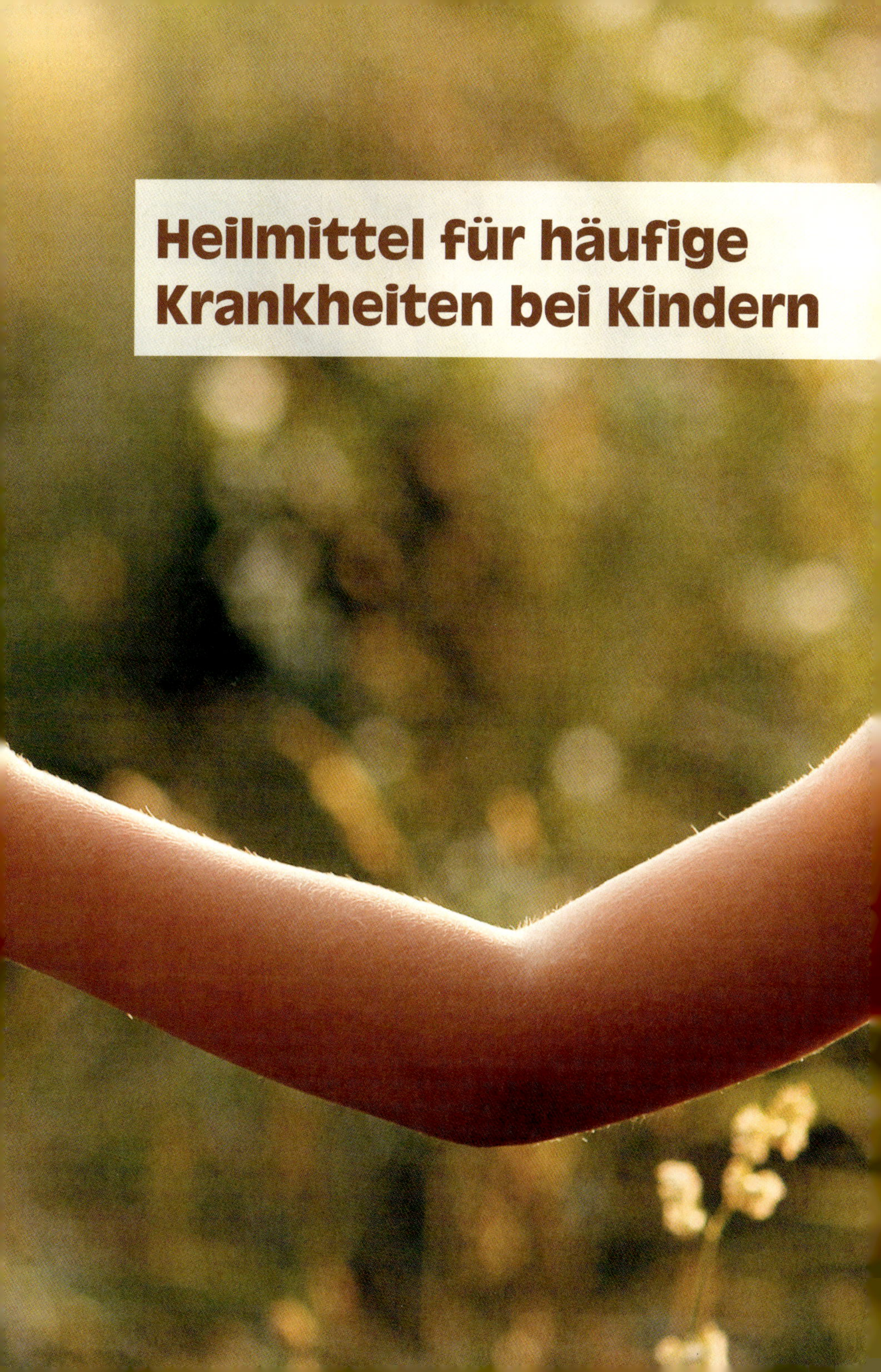

Heilmittel für häufige Krankheiten bei Kindern

Wenn Kinder krank sind, kann das auch die Botschaft beinhalten: Kümmere dich mehr um mich!

Dieses Kapitel liegt mir ganz besonders am Herzen, denn ich möchte Sie ermutigen, die Verantwortung für Ihre eigene Gesundheit und jene Ihrer Kinder wieder selbst zu übernehmen und die reichlich vorhandenen Möglichkeiten der Hildegard-Natur-Apotheke zum Wohle aller zu nutzen.
Obwohl wir uns vor allem Gesundheit wünschen, werden wir im Laufe unseres Lebens doch immer wieder mit Krankheit konfrontiert. Krankheit ist ein Teil des Lebens, auch wenn uns das noch so unverständlich und manchmal unfair erscheint. Sie zwingt uns innezuhalten und zur Ruhe zu kommen und birgt auf diese Art sogar Chancen auf persönliche Entwicklung. So manche Handlungsweisen und Werte erscheinen plötzlich in einem neuen Licht. Krankheit darf nicht als Strafe betrachtet werden, sie ist vielmehr ein Hinweis darauf, dass etwas aus der Balance gekommen ist, aus dem – wie Hildegard es nennt – „rechten Maß". Krankheit ist für Kinder manchmal auch eine wichtige Ruhephase, um sich seelisch zu „ent-wickeln" , um Nähe zu spüren, Pflege zuzulassen und „ganz klein" sein zu dürfen.

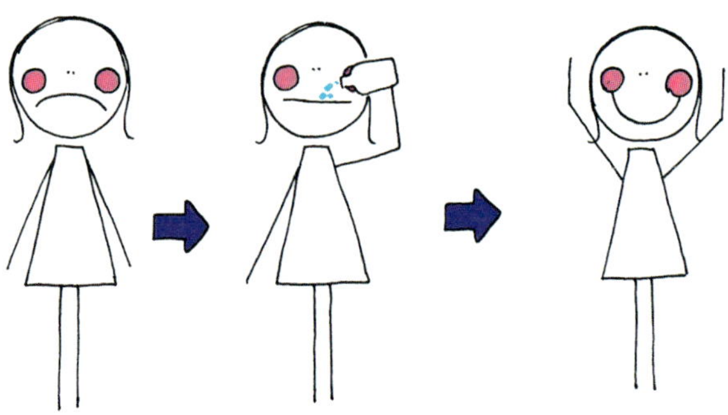

Heute wird von der Werbung alles als machbar dargestellt und wir glauben den bunten Versprechungen nur allzu gerne. Es ist ja auch bequem, das Zuviel in allen Lebensbereichen (zu viel essen, zu viel trinken, zu viel arbeiten, zu viel Freizeitstress ...) mit kleinen Pillen scheinbar mühelos wieder in den Griff zu bekommen. Der Schein trügt, auf Dauer bleibt ein „maß-loses" Leben nicht ohne Folgen. Der Körper meldet sich beharrlich immer wieder, mit immer stärkeren Signalen und fordert so sein Recht auf Beachtung und Zuwendung. Das gilt zunehmend auch für unsere Kinder, die mehr und mehr körperlich und seelisch am Überangebot und der Maßlosigkeit der heutigen Zeit leiden. Asthma und Allergien breiten sich aus und fast schon ein Viertel unserer Kinder schleppt zu viel Gewicht mit sich herum, mit allen körperlichen und seelischen Beeinträchtigungen und Folgen, die daraus resultieren.

Zum Thema Impfungen gibt es zahlreiche Veröffentlichungen. Wenden Sie sich an einen Arzt Ihres Vertrauens.

Eine erste Hilfe besteht im Sinne Hildegards darin, sich wieder täglich mit den vier Elementen Feuer, Wasser, Luft und Erde in Kontakt zu begeben. Also bei Wind und Wetter an die frische Luft zu gehen, sich zu bewegen und so auch für frischen geistigen Wind zu sorgen. Wer sich auf diese Weise stärkt, hält auch mehr aus. Hildegard hat uns neben solchen Alltagsempfehlungen (siehe auch „Die sechs goldenen Lebensregeln", Seite 15 ff.) eine Fülle von Heilmittelbeschreibungen hinterlassen. Es handelt sich dabei um Heilmittel, die den Körper dabei unterstützen, seine eigenen Abwehrkräfte zu mobilisieren, und die ihn zudem wieder ins gesunde Maß führen.
Im Grunde gibt es für jedes Leiden ein Heilmittel. Wichtig ist jedoch immer – sowohl in der Hildegard-Heilkunde als auch in jeder anderen Heilkunde – mit dem verabreichten Mittel auch die seelisch-geistigen Haltungen zu berücksichtigen und mitzubehandeln. Denn hinter

einem „verschnupft sein" und „die Nase voll haben", wenn jemandem „etwas an die Nieren geht" oder einem „etwas über die Leber läuft", versteckt sich auch eine seelische Not, die geheilt werden will. Sie darf nicht verdrängt werden, wenngleich es natürlich wichtig ist, zuerst grundsätzlich Erleichterung zu verschaffen. Es geht darum – und genau hier setzt die eigene Verantwortung an –, die Sprache des Körpers wieder zu beachten, seine Hilferufe in Form von Symptomen ernst zu nehmen und entsprechend zu handeln.
An dieser Stelle möchte ich noch darauf hinweisen, dass unser modernes Gesundheitswesen selbstverständlich enorme Bedeutung hat. Es vermag Menschenleben zu retten, die mit herkömmlichen Mitteln keine Überlebenschance hätten, z. B. bei Unfällen oder sonstigen Akutsituationen. Zum Glück können wir jederzeit auf diese großartige Möglichkeit zurückgreifen und wir dürfen dankbar sein, dass uns die Erkenntnisse der modernen Medizin zur Verfügung stehen. Dennoch finde ich es wichtig, die Zuständigkeit für das eigene Wohlergehen und jenes der eigenen Kinder nicht auf Dauer aus den Händen zu geben, auch wenn das phasenweise sinnvoll und notwendig ist.

Ich beschreibe in diesem Buch Hildegard-Heilmittel, die sich aufgrund eigener Erfahrungen und aufgrund jener von vielen Hildegard-AnwenderInnen als hilfreich erwiesen haben. Dabei hat sich gezeigt, dass jeder mit der Zeit Lieblings-Heilmittel entdeckt, das sind solche, mit denen er immer wieder gute Erfahrungen macht, weil sie die persönliche Gesundheit in besonderer Weise unterstützen und stärken.

Kinderkrankheiten wie Masern, Röteln oder Scharlach werden hier nicht behandelt und ich rate, einen Arzt aufzusuchen, der nach Hildegard therapiert.

Gestärkt durch die Fachkenntnis mehrerer Hildegard-Mediziner und zahlreicher zufriedener Eltern lege ich die folgenden Heilmittel all jenen Eltern ans Herz, die das richtige Maß im Auge behalten und mutig ihre Gesundheit und die ihrer Kinder in die eigenen Hände nehmen. Es lohnt sich, verantwortungsvoll für das eigene Wohlergehen und das der Familie zu sorgen, und in diesem Sinne wünsche ich Ihnen allen eine gute Gesundheit und Hildegards Segen.

Grundsätzliches zur Dosierung

Sämtliche Heilmittel der Hildegard-Lehre sind grundsätzlich auch für Kinder geeignet, wenn sie entsprechend dosiert werden. Und die Hildegard-Elixiere können für Kinder mit Traubensaft statt mit Wein zubereitet werden. In diesem Kapitel ist natürlich nur eine Auswahl der über 2000 überlieferten Heilmittelbeschreibungen der Hildegard von Bingen angeführt. Einige Heilmittel scheiden für Kinder schon deshalb aus, weil sie geschmacklich zu eigenwillig sind. Alle Heilmittel, die hier empfohlen werden, haben sich in der Praxis schon vielfach bewährt.

Für die Dosierung gilt:
Kleinkinder: 1–3 Jahre
Kleine Kinder: 4–8 Jahre
Kinder: 9–13 Jahre
Jugendliche: 14–18 Jahre
Babys bis zu einem Jahr sollten nur in Absprache mit dem Kinderarzt Heilmittel erhalten. Ausnahmen bilden die Öligen Rebtropfen beim Zahnen und die Tannensalbe bei Blähungen.

Bei den Mengenangaben sei ausdrücklich darauf verwiesen, dass es im hildegardschen Sinn auf die Eigenverantwortung ankommt. Hildegard therapiert viel mit sogenannten Elixieren (Weinverkochungen) und ihre Mengenangabe ist oft „ein Schluck“. Dementsprechend nehmen kleine Kinder kleine Schlucke und große Kinder große Schlucke. Eltern sind gefordert, dem Alter der Kinder entsprechend, tröpfchen- und teelöffelweise die Dosierung selbst zu bestimmen. Bei Heilmitteln, die eine genaue Dosierung erfordern (z. B. Akelei), habe ich dies ausdrücklich vermerkt. Bei der Angabe von ½ Tropfen kann man einen Tropfen des Heilmittels mit etwas Wasser oder Tee verdünnen und davon nur die halbe Menge verabreichen.

Viele weitere Heilmittel und deren Anwendung finden Sie auch in unserem Buch „Einfach gesund“. Sie sind, entsprechend dosiert, auch für Kinder geeignet.

Wenn Sie ein Elixier selbst herstellen, können Sie den Wein 10–15 Minuten kochen, bevor Sie die jeweiligen Kräuter und Gewürze dazugeben, damit der Alkohol verkocht. Oft geäußerte Bedenken, dass die gekauften Elixiere auf Weinbasis sind, seien dahingehend entkräftet, dass auch diese Elixiere lange gekocht werden, wodurch der Alkohol fast völlig entweicht. Zudem sind die verabreichten Mengen so gering, dass die darin verbliebenen Restalkoholmengen unbedenklich sind. Auch viele im Handel üblichen Arznei- und Heilmittel, jeder Hustensaft und auch homöopathische Mittel enthalten herstellungsbedingt geringe Alkoholmengen. Wenn Sie lieber ganz auf Alkohol verzichten möchten, dann können Sie den Wein durch naturbelassenen Traubensaft ersetzen, dies verändert allerdings die „Subtilität“ des Heilmittels. Ich persönlich bevorzuge immer die Originalzubereitung mit Wein und habe wegen der geringen Dosierungsmengen keine Bedenken bezüglich des Alkoholgehalts.

Krankheitsbilder von A bis Z

Akne

Jugendakne ist ein durch Hormonumstellungen im Körper bedingtes Problem. Neben einer möglichst einfachen Ernährung auf Grundlage von Dinkel, Obst und Gemüse und unter Einbeziehung der Hildegard-Gewürze helfen folgende Mittel:

Die Rezepte für die Zubereitung finden Sie auf den Seiten 167–199. Zudem sind alle Heilmittel und Produkte im Hildegard-Fachhandel erhältlich.

Die Meisterwurz wirkt wie ein Antibiotikum. Bei Akne **Meisterwurzwein** kurmäßig so lange einnehmen, bis eine deutliche Besserung eintritt. Den Wein jeweils vor den Mahlzeiten trinken. Am Ende des Tages den Rest wegschütten, denn der Meisterwurzwein muss jeden Tag frisch zubereitet werden.

Für einen hormonellen Ausgleich sorgt das **Hirschzungenelixier**. Von diesem Elixier in der 1. Woche nach jedem Essen einen Schluck und in der 2. bis 6. Woche vor und nach dem Essen einen Schluck Hirschzungenelixier einnehmen.

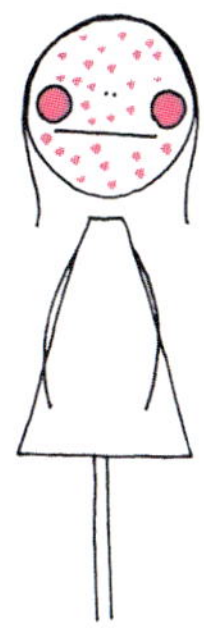

Die **Schafgarbe** ist das typische Hildegard-Wundheilmittel. Bei Akne handelt es sich um viele kleine Wunden, deshalb sollte die Schafgarbe zum Einsatz kommen. Mehrmals täglich 1–2 Messerspitzen Schafgarbenpulver in Fencheltee einnehmen. Das Schafgarbenpulver nicht mitkochen.

Mit dem „Hautgewürz“ **Quendel** sollte nach Möglichkeit täglich gewürzt werden. Er wird prisenweise als Pulver oder in gerebelter Form Suppen, Gemüse, Fleisch usw. beigegeben. Den Quendel oft verwenden und in den Speisen mitkochen, denn ein nachträgliches Würzen hilft nicht. Auch die **Quendelcreme** unterstützt den Heilungsprozess von außen.

Der **Chalzedon** gleicht Hormonschwankungen aus und sollte als Kette getragen werden. Zudem kann man mit ihm Wasser zubereiten.

Der **Amethyst** ist der Hautstein und leistet besonders bei Gesichtsakne wertvolle Hilfe. Den Stein zuerst einspeicheln und dann vorsichtig mit ihm um die Pusteln herum streichen. Die Rötung nimmt zwar einen Tag lang etwas zu, die Akne beginnt dann aber abzuheilen.

Allergie

Die immer häufiger auftretenden Allergien haben viele Ursachen und fordern die Geduld in besonderer Weise, denn es ist meist sehr schwer, ihren Auslöser zu finden. Unabhängig davon, ob es sich zum Beispiel um eine Waschmittel- oder Lebensmittelunverträglichkeit handelt, ist grundsätzlich auf die Ernährung zu achten. Die „richtige" Ernährung stärkt das Kind von innen und hilft ihm dabei, körpereigene Abwehrkräfte zu mobilisieren. Verwenden Sie so lange wie möglich nur wenige Nahrungskomponenten, d. h. wählen Sie Dinkel in Form von Nudeln, Reis oder Bratlingen und servieren Sie dazu nur eine Gemüsesorte oder nur eine Sorte Salat. Je einfacher die Ernährung, desto leichter die Verdauung und umso mehr Energie bleibt für die Heilung übrig. Zudem gilt gerade bei Allergien der Ernährungsgrundsatz: „regional, saisonal und sonnengereift" ganz besonders.

Zur Beruhigung von innen und außen hilft der **Flohsamenwein**: täglich vor dem Essen je nach Alter ½–2 Teelöffel warmen Wein trinken. Den Flohsamenwein so lange einnehmen, bis die Allergie verschwunden ist. Die abgesiebten Flohsamen können Sie zudem noch warm in einem Leinensäckchen auf den Magen legen, um damit Gifte auszuleiten.

Ein weiteres Mittel, das Erleichterung bringt, ist der **Leinsamenwickel**. Er wirkt entzündungshemmend und leitet Gifte aus. Den gekochten Leinsamenbrei auf die Hälfte eines Leinentuchs streichen, mit der zweiten Hälfte abdecken und auf die Gürtelzone legen. Mit Frotteetüchern warm halten und ½ Stunde ruhen.

Leinsamen immer nur äußerlich anwenden. In der Hildegard-Lehre verwenden wir Flohsamen, um die Verdauung zu regulieren.

Mohn trägt dazu bei, dem Juckreiz, der häufig mit Allergien einhergeht, entgegenzuwirken. So oft wie möglich 2–3 Teelöffel Mohn über Speisen wie Apfelmus, Müsli oder auch auf ein Stück Brot streuen und essen. Mohn auch in Form von Kuchen und Gebäck genießen.

Bertram ist ein wohlschmeckendes Küchengewürz, das täglich in jedes Essen gehört. Es entgiftet den Körper und wird den Speisen prisenweise beigefügt. Bertrampulver kann sowohl mitgekocht als auch nachträglich über die Speisen gestreut werden.

Das **Bertramziehen** hat sich ebenfalls sehr bewährt. Es funktioniert im Prinzip wie das Spülen mit Mundwasser und muss mit den Kindern geübt werden: Morgens nüchtern, vor dem Zähneputzen, eine Prise Bertram einspeicheln und diese 5 Minuten durch die Zähne ziehen. Ausspucken, ausspülen, am besten 10 Minuten nachwirken lassen und dann erst die Zähne putzen.

Bei Allergien mit begleitendem Fieber hilft das Kauen von **Lorbeerfrüchten**. Ihr Geschmack ist allerdings gewöhnungsbedürftig und wird nicht bei jedem Kind Anklang finden.

Bei Milch-Eiweiß-Allergien und Käseunverträglichkeit ist es sinnvoll, Speisen mit **Mutterkümmel** zu würzen bzw. zu bestreuen. Mutterkümmel ist besser bekannt als Kreuzkümmel. Bei vorhandenen Herzproblemen Mutterkümmel allerdings unbedingt meiden!

Sehr zu empfehlen ist auch der **Onyxessig**, mit dem so oft wie möglich Speisen und Salate gewürzt werden. Er reinigt den Magen und räumt mit allergenen Fiebern auf. Onyxessig kann von der gesamten Familie angewendet werden, denn er unterstützt die Gesundheit aller Familienmitglieder.

Angina

Bei Kindern hat sich die Einnahme von **Akeleihonig** als hilfreich erwiesen. Davon 3 Mal täglich ½–1 Teelöffel einnehmen.

Es sei ausdrücklich darauf hingeweisen, dass bei Krankheiten ein Arzt des Vertrauens aufgesucht werden muss.

Wer keinen Honig zur Hand hat, dosiert ½ Tropfen **Akeleisaft** oder **Akeleiurtinktur** pro Lebensjahr 3–4 Mal täglich (ein 6-jähriges Kind z. B. bekommt 3 Tropfen). Wenn Kinder das Mittel wegen des Geschmacks nicht einnehmen wollen, dann den Akeleisaft auf ½ Teelöffel Rohrohrzucker träufeln und nach dem Motto „der Zweck heiligt den Zucker" so verabreichen.

Das **Bertramziehen** reinigt den Mund- und den Rachenraum und bringt die „Säfte zum Fließen": Morgens nüchtern vor dem Zähneputzen eine Prise Bertram einspeicheln und diese 5 Minuten lang durch die Zähne ziehen. Ausspucken, ausspülen, 10 Minuten nachwirken lassen und dann erst die Zähne putzen.

Das Tragen einer **Bergkristallkette** (eventuell mit Süßwasserperlen kombiniert) löst Verschleimungen im Halsbereich und lindert das Schluckweh. Die Kette stärkt zudem die Widerstandskraft.

Antibiotika

Es kann vorkommen, dass Kindern vom Arzt Antibiotika verabreicht werden. Dann ist es wichtig, zusätzlich das **Wasserlinsenelixier** einzunehmen, um Giftstoffe auszuleiten und das Immunsystem zu unterstützen.

- Kindern bis zum 1. Lebensjahr 5 Tropfen
- Kindern bis zum 2. Lebensjahr 10 Tropfen
- Kindern bis zum 3. Lebensjahr 20 Tropfen
- Älteren Kindern teelöffelweise

verdünnt in etwas Tee morgens und abends geben.

Natürliche Antibiotika sind: **Meisterwurz, Pfeffer, Nelken, Muskat, Ingwer, Knoblauch** und **schwarze Johannisbeeren**. Setzen Sie diese immer wieder ein.

Nach Antibiotika-Einnahmen muss auch die Darmflora unterstützt werden. Das geschieht ganz nebenbei durch Lebensmittel wie: **Preiselbeeren, Kornelkirschen, Quitten, Dinkel, Flohsamenwein** und das bereits angeführte **Wasserlinsenelixier**.

Zudem tragen **Dinkelabkochungen** zur Darmsanierung bei. Den Dinkelsud immer wieder als Getränk servieren und die gekochten Körner unter Blattsalate mischen.

Asthma

Bei Asthma ist es generell wichtig, Lebensmittel zu meiden, welche die Atmung bzw. die Lunge belasten. Dazu gehören vor allem **Hartkäse, Erbsen** und **Linsen**. Zur körperlichen Stärkung vermehrt **Mandeln** und Produkte aus **Ziegenmilch** einsetzen.

Bei einem Asthmaanfall sofort **Tannensalbe** einreiben, und zwar zuerst über dem Herzen und dann im Uhrzeigersinn über dem Magen.

Heiße **Bauchwickel** lindern ebenfalls den Anfall. Dafür Frotteetücher in heißes Wasser tauchen, gut auswinden und so warm es das Kind verträgt auf den Bauch auflegen. Mit einem trockenen Tuch abdecken und darauf achten, dass der Wickel immer warm bleibt. Bei Bedarf öfters wiederholen.

Bei Kindern mit ständig laufender Nase hilft der Akeleihonig wunderbar. Er eignet sich auch gut zur Beseitigung von „Polypen".

Als Heilmittel speziell bei Kindern hat sich der **Akeleihonig** bestens bewährt. Je nach Alter mehrmals täglich eine Messerspitze bis einen Teelöffel Akeleihonig gut einspeicheln.
Achtung: Die Akelei ist giftig und nur in dieser kleinen Menge heilfähig. Keinesfalls überdosieren!

Wenn Kindern besonders das Ausatmen schwerfällt, hilft das **Wacholderbeerenelixier**. 2–3 Wochen lang morgens nüchtern und vor dem Mittagessen ½–1 Teelöffel bzw. einen Schluck Wacholderbeerenelixier einnehmen. Anschließend 2 Wochen lang nach dem Mittagessen einen Schluck dieses Elixiers trinken.
Diese Anwendung bei Bedarf nach einer 2-wöchigen Pause wiederholen.

Die Angst vor Asthmaanfällen kann durch **Gelöschten Wein** gelindert werden. Der gelöschte Wein besänftigt das Gemüt, er kann immer wieder eingenommen werden.

Fenchel-Balsam-Tropfen oder der **Fenchel-Balsam-Tee** helfen ebenfalls ausgezeichnet. ¼ Liter davon über den Tag verteilt trinken. Größere Kinder können durchaus die doppelte Menge, also einen ½ Liter dieses Tees trinken.

Die Fenchel-Balsam-Tropfen sind für die meisten Kinder angenehmer einzunehmen als der Tee.

Atemgeruch

Bei schlechtem Atem, der häufig bei Wachstumsschüben oder in der Pubertät vorkommt, hilft das Kauen von gekochten **Fenchelkörnern** und eine Kur mit **Salbeitee**: ½ Liter Kristallwasser und 2–3 Salbeiblätter 4 Minuten lang kochen, sofort absieben und nicht ziehen lassen. Den Salbeitee in eine Thermoskanne geben und über den Tag verteilt trinken. Dies 4 Wochen lang täglich wiederholen. Nach einer Pause von weiteren 4 Wochen nochmals 4 Wochen lang täglich ½ Liter Salbeitee trinken.

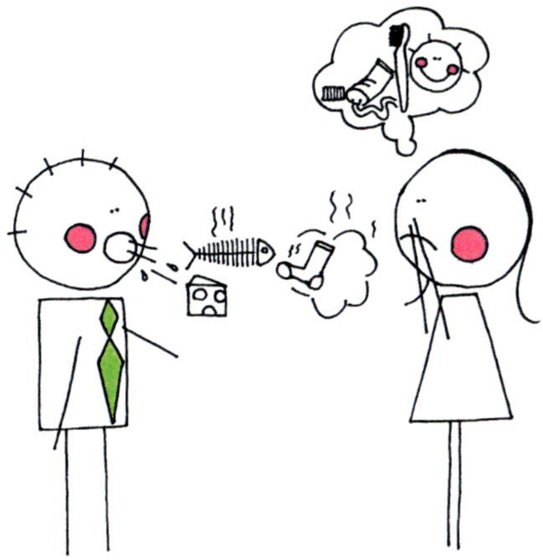

Augenprobleme

Es gibt mehrere Möglichkeiten, die Sehkraft zu stärken. Hildegard spricht davon, bei Augenproblemen im Allgemeinen und vor allem bei müden Augen so lange **ins Grüne zu schauen** bzw. in ein **fließendes Gewässer** zu blicken, bis man sich erholt fühlt.

Das **Rebstockwasser** zählt zu den besten Augenmitteln der Hildegard-Heilkunde. 4–5 Mal pro Tag (nicht öfter) die geschlossenen Lider damit einstreichen. Dieses Mittel hilft bei allen Augenentzündungen, Bindehautentzündung und jeder Überreizung der Augen. Hervorragend bewährt hat es sich auch bei trockenen und verklebten Augen, wie es bei Erkältungen häufig der Fall ist.

Rebstockwasser nicht mit den Öligen Rebtropfen verwechseln.

Bei tränenden Augen am besten am Morgen taufrische Rosenblätter sammeln und auf die Augenlider legen. Die Rosen dürfen nicht chemisch behandelt sein.

Das **Bohnenkraut** ist ein aromatisches Küchengewürz, das gleichzeitig Augen, Magen und Herz stärkt. Es ist zudem ein Frohmacher und sollte roh gegessen werden, d. h. es wird erst nach dem Kochen den Speisen beigefügt. Auch das tägliche Kauen von **Fenchelkörnern** stärkt die Sehkraft und klärt die Augen.

Bei Sehschwäche ist es sinnvoll, auch den Magen zu stärken. Hier bewährt sich immer wieder der **Poleiessighonig**. Dreimal täglich vor dem Essen je nach Alter 1 Teelöffel bis 1 Esslöffel Poleiessighonig einnehmen. Da der Poleiessighonig sehr scharf ist, verdünnt man ihn am besten mit etwas Tee.

Ein angenehm anzuwendendes Heilmittel ist das **Veilchenöl**, das man abends auf die Augenlider und auf die Schläfen streicht.

Im Frühjahr hat der **Farn** die meiste Kraft in sich und ist daher besonders in dieser Jahreszeit ein wunderbares Augenheilmittel. Abends frische Farnwedel auf die Augen legen, mit einem Stirnband oder Tuch festbinden und damit schlafen.

Wer einen **Smaragd** zur Hand hat, kann diesen anhauchen und auf die geschlossenen Augen legen.

Ausdünstung

Gerade in der Pubertät kommt es zu vermehrter Ausdünstung. Das Würzen mit Fenchelpulver und das Kauen von **Fenchelkörnern** kann diese etwas dämpfen.

Das **Chalzedonwasser** gleicht Hormonschwankungen aus und mindert dadurch ebenso die unangenehmen Gerüche.

Bauchschmerzen

Bauchschmerzen können sehr unterschiedliche Ursachen haben. Bei Bauchschmerzen, die im Magen-Darmbereich liegen, bringt die **Tannensalbe** rasch Linderung. Bei dieser Salbe ist es wichtig, sie zuerst über dem Herzen und dann erst über dem Magen bzw. an der schmerzenden Stelle einzureiben.

Bei „weiblichen" Bauchschmerzen und Regelbeschwerden siehe Seite 154.

Bei Bauchschmerzen von Buben und von Mädchen vor der Periode hilft die **Mutterkrautsalbe** sehr gut.

Bei stechenden oder entzündungsbedingten Bauchschmerzen hilft die **Wegerichpackung**: Spitz- oder Breitwegerichblätter in Wasser aufkochen, absieben, ausdrücken und auflegen. Die Packung mit einem Frotteetuch warm halten.

Bei „eher seitlichen" Bauchschmerzen hilft der **Leinsamenumschlag** bzw. -wickel. Er regt die Verdauung an und leitet Gifte aus: Leinsamenbrei auf die Hälfte eines alten Leinentuchs streichen, die zweite Hälfte darübergeben und den Wickel auf die Gürtelzone legen. Mit zwei warmen Frotteetüchern abdecken.

Beinzucken

Selbst Kinder und Jugendliche leiden schon häufig unter Beinzucken, das auch unter dem Begriff „restless legs" bekannt ist. Dieses Zucken ist immer ein Hinweis auf nervliche Anspannung. Deshalb helfen nervenberuhigende Mittel wie **Fenchel-Balsam-Tee** oder **Fenchel-Balsam-Tropfen, Nervenkekse** und der Rückzug auf die persönliche „Ruheinsel".

Das **Rosen-Olivenöl** ist ein sehr bewährtes Mittel, um Krämpfe zu lindern. Bei kribbeligen, unruhigen Beinen die schmerzende Stelle von den Zehen aufwärts gut mit Rosen-Olivenöl einmassieren. Kräftiges Reiben ist ganz wichtig.

Bettnässen

Ganz schlecht bei Bettnässen sind Süßigkeiten, Fruchtsäfte und zu spätes Trinken.

Bettnässen ist häufig ein Zeichen von Angst und Überforderung. Deshalb vor allem für eine möglichst ruhige Atmosphäre sorgen und überlegen, wo der Druck herkommt, dem das Kind nicht gewachsen ist. Auf körperlicher Ebene auf einen „warmen" Magen achten und vermehrt **Dinkel, Maroni, Fenchel** und andere wärmende Lebensmittel essen und die kühlenden Zitrusfrüchte meiden. Öfters abends eine **Dinkelgrießsuppe** essen. Zudem die Füße immer warm halten.

Erfahrungen haben gezeigt, dass durch ein warmes **Habermus** (Rezept siehe Seite 62) als Frühstück – natürlich über einen längeren Zeitraum eingenommen – Bettnässen verschwindet.

Der **Jaspis** ist der Angst- und Sorgenstein. Er hilft meist rasch und zuverlässig. Einfach eine Jaspisscheibe unters Kopfkissen legen oder eine Jaspiskette tragen.

Bei Bettnässen durch eine Blasenentzündung oder Blasenschwäche hilft das **Wermutelixier**. 3–5 Mal täglich und auch noch zwei Tage nach Abklingen der Symptome einen Schluck davon nehmen.

Die **Weinrautensalbe** stärkt die Blase. Öfters im Blasenbereich einreiben.

Blaue Flecken, Bluterguss

Blaue Flecken und Blutergüsse können gut mit **Veilchenöl** oder **Veilchencreme** behandelt werden. Jeweils die betroffenen Stellen damit einreiben, sowohl blaue Flecken als auch Blutergüsse verschwinden rascher und schmerzen nicht so sehr.

Die Veilchencreme gilt als „Hildegard-Klassiker" und ist eine ausgezeichnete Wund- und Heilsalbe.

Das **Schafgarbenpulver** sollte immer auf Vorrat vorhanden sein. Es ist ein hervorragendes Wundheilmittel, das von innen wirkt: Mehrmals täglich 1–2 Messerspitze Schafgarbenpulver in Fencheltee einnehmen. Das Schafgarbenpulver darf nicht mitgekocht werden.

Wer im Garten **Vogelmiere** hat, kann diese klein schneiden, kochen und noch warm auf die betroffene Stelle auflegen. Mit Leinentüchern festbinden und einige Stunden einwirken lassen. Die Behandlung eventuell nochmals wiederholen.

Zudem ist auch der **Amethyst** zu empfehlen. Er fördert die Durchblutung und mindert Schwellungen: Einen Amethyst auf den Bluterguss legen oder über den Bluterguss streichen. Binden Sie eventuell auch über Nacht eine Amethystscheibe auf.

Blähungen

Wohltuend ist eine **Massage** im Uhrzeigersinn um den Bauchnabel herum und je nach Verträglichkeit kann Wärme gut helfen. Bei Blähungen gilt es besonders, auf Ernährungsgewohnheiten und Unverträglichkeiten zu achten. Nicht alle Kinder vertragen alles gleich gut. Blonde, hellhäutige Kinder haben mit deftiger Kost mehr Mühe als Kinder dunkleren Typs.

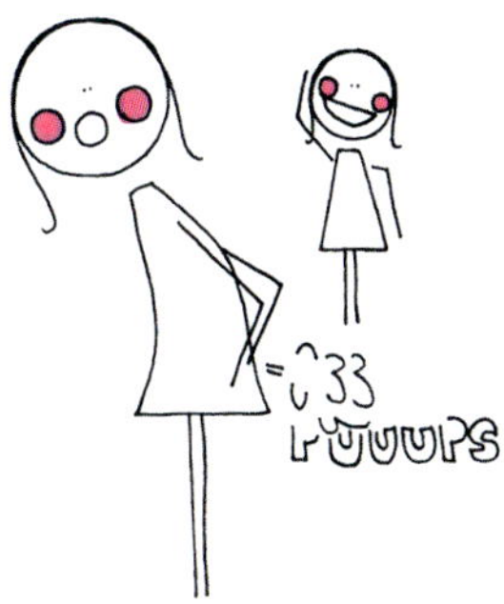

Auch die **Tannensalbe** lindert rasch die Beschwerden. Bei dieser Salbe ist es wichtig, sie zuerst über dem Herzen und dann erst über dem Magen bzw. an der schmerzenden Stelle einzureiben.

Wenn Kindern die Galgantwurzel zu scharf ist, versuchen Sie es mit Galgantglobuli.

Der Galgant gilt in der Hildegard-Heilkunde als eines der wirksamsten Mittel gegen Blähungen. Er kann gut vorbeugend eingesetzt werden, indem man jedem Essen eine Messerspitze **Galgantpulver** beigibt. Größere Kinder und Jugendliche können nach jedem Essen ein Stück **Galgantwurzel** kauen.

Fenchel wirkt basisch und gleicht somit Übersäuerungen aus.

Geben Sie Babys und Kleinkindern eine Prise **Fenchelpulver** ins Fläschchen. Kinder und Jugendliche, die zu Blähungen neigen, sollten so oft wie möglich **Fenchelgemüse** essen und Fencheltee trinken. Auch das **Fenchelpulver** hilft bei Verdauungsstörungen und kann als Küchengewürz eingesetzt werden.

Die **Brunnenkresse** wird gern im Frühjahr als Salatbeigabe verwendet und eignet sich auch als Gemüsebeilage. Bei Neigung zu Blähungen am besten über einige Wochen 2–3 Mal pro Woche eine Handvoll Brunnenkresse dünsten und als Gemüsebeilage essen. Diese ist bekömmlicher als Salat.

Die **Ackerminze** wärmt den Magen und fördert die Verdauung. Sie kommt vor allem bei empfindlichem Magen und bei Verdauungsschwäche zum Einsatz und kann sowohl roh als auch gekocht verwendet werden.

Alle diese Kräuter und Gewürze wirken natürlich auch über die Muttermilch.

Die **Bachminze** entlastet den Magen und die Atmung. Sie sollte speziell bei Übergewicht oft roh oder gekocht verwendet werden.

Blasenbeschwerden

Wärme in jeder Form lindert Blasenbeschwerden. Auch ein sogenannter „warmer" Magen verbessert den Gesundheitszustand. Am besten stellt man auf Hildegard-Ernährung um und verzichtet auf kalte und innerlich kühlende Getränke wie z. B. Orangensaft, Himbeersaft und tropische Fruchtsäfte. Wärmend hingegen wirken vor allem **Fencheltee, Salbeitee** und z. B. **Mispelsirup**. Auch wärmende Lebensmittel, allen voran **Dinkel** und **Maroni**, unterstützen die Heilung.

Unter „innerlich kühlend" sind die subtilen Wirkungen gemeint, die Hildegard in ihrem Buch „Physica" genau beschreibt.

Ein einfach herzustellendes und einfach anzuwendendes Mittel ist der **Salbeitee** in Form einer Kur:
4 Wochen lang täglich ¼ Liter Salbeitee über den Tag verteilt trinken. Nach einer Pause von weiteren 4 Wochen nochmals 4 Wochen lang täglich ½ Liter Salbeitee trinken.

Wasser kann man energetisieren, indem man sogenanntes Kristall- bzw. Steinwasser zubereitet. Dazu einen der Hildegardsteine (z. B. Bergkristall, Chalzedon, Chrysopras oder Karneol) in einen mit Wasser gefüllten Glaskrug geben und 24 Stunden lang an einen lichtdurchfluteten Platz stellen.

Warme Hausschuhe, Wollsocken und speziell die **Dachsfellsocken** oder **Dachsfell-Einlagen**, die im Hildegard-Fachhandel erhältlich sind, stärken die Blase.

Das **Wermutelixier** hilft bei Blasenbeschwerden ebenfalls. Dem Kind 3 Mal täglich einige Tröpfchen davon verabreichen. Jugendlichen 3 Mal täglich 1 Teelöffel geben.

Brandwunden

Ein ideales Heilmittel bei Verbrennungen ist das **Leinsamengel**, da es gleichzeitig kühlend, schmerzlindernd und heilend wirkt. Auch Sonnenbrand zählt zu Verbrennungen und kann wunderbar mit Leinsamengel bzw. Leinsamenumschlägen gelindert werden. Es ist wichtig, die Umschläge immer leicht gewärmt aufzulegen.

Da im Notfall immer schnell und effektiv gehandelt werden muss, ist es sinnvoll, Leinsamengel auf Vorrat zu kochen.

Bronchienleiden

Wie bei Asthmaproblemen kommt der **Akeleihonig** auch bei Bronchienleiden zum Einsatz.
Vor dem Verzehr den Akeleihonig gut verrühren, damit die Blätter gleichmäßig verteilt sind. Je nach Alter mehrmals täglich 1 Messerspitze bis 1 Teelöffel Akeleihonig gut einspeicheln.

Das **Hirschzungenelixier** bewirkt eine grundlegende Reinigung von Leber und Lunge. In der 1. Woche nach jedem Essen je nach Alter einige Tröpfchen bis 1 Teelöffel und in der 2. bis 6. Woche vor und nach jedem Essen je nach Alter einige Tröpfchen bis 1 Teelöffel Hirschzungenelixier einnehmen. Jugendlichen ½ –1 Teelöffel dieses Elixiers verabreichen.

Elixiere dosiert man am besten mit Hilfe von Pipetten, die in jeder Apotheke erhältlich sind.

Bei Verschleimungen hat sich das **Brombeerelixier** hervorragend bewährt: 3 Mal täglich nach dem Essen pro Lebensjahr 5 Tropfen Brombeerelixier einnehmen. Jugendlichen gibt man ½–1 Teelöffel dieses Elixiers.

Angenehm zu trinken ist der **Lavendelwein**, da er ein feines Aroma besitzt:
3 Mal täglich pro Lebensjahr 2 Tropfen Lavendelwein einnehmen. Jugendlichen ½–1 Teelöffel dieses Elixiers verabreichen.

Chemotherapie – Nachbehandlung

Das **Wasserlinsenelixier** ist ein hervorragendes Ausleitungsmittel und hat sich nach Chemotherapien bestens bewährt. Es wird über den Zeitraum von 3 Monaten morgens nüchtern vor dem Zähneputzen und abends nach dem Zähneputzen eingenommen: Kleinkindern bis 3 Jahre ½ Teelöffel, Kindern bis 9 Jahre 1 Teelöffel, Kindern ab 9 Jahren 1½ Teelöffel und Jugendlichen 1 Esslöffel Wasserlinsenelixier geben.

Wertvolle Unterstützung bei Übelkeit während und nach der Chemotherapie bieten die **Dotterkekse.** Bei aufkommender Übelkeit 1–2 Stück davon essen.

Corona – Covid-19

Erkrankungen, die der neue Virus SARS-CoV-2 hervorruft, zeigen sich sehr unterschiedlich. Bei manchen bleibt Corona unbemerkt, andere haben Fieber und Husten, einige bekommen Kopfweh oder Atemnot bis hin zu schweren Lungenentzündungen. Bei der Behandlung von Corona und deren Neben- bzw. Nachwirkungen helfen die auf den Seiten 129 bis 132 angeführten Erkältungs- und Fiebermittel.

Weitere Informationen finden Sie im Buch „Das Immunsystem stärken".

Darmprobleme

Kindern mit trägem Darm sollten Sie genügend Zeit einräumen, in Ruhe ihr „Geschäft" verrichten zu können, und es ist wichtig, dieses „Geschäft" ernst zu nehmen. Verwenden Sie **Bertram** als Gewürz, **Süßholzwurzel** zum Kauen oder als Tee und **Minze** als Gewürz oder auch roh gegessen. Bei Darmproblemen jeglicher Art helfen auch folgende Mittel:

Bei der Einnahme von Flohsamen immer genug trinken, damit er quellen kann.

Der **Flohsamen** trägt durch seine enorme Quellfähigkeit sehr gut zur Regulierung der Verdauung, sowohl bei hartem als auch bei zu weichem Stuhlgang, bei. Kindern täglich ca. 1 Teelöffel Flohsamen ins Müsli rühren oder z. B. über die Suppe streuen.

Auch die wohlschmeckende **Poleiminze** hilft gut. Setzen Sie sie als Küchengewürz ein und kochen Sie sie in

Form von Pulver oder als Frischpflanze mit den Speisen mit. Sie können sie auch roh einer Marinade beifügen oder über das Essen streuen.

Sollte die Tannensalbe zu Hautreizungen führen, einfach eine 2–3-tägige „Salbenpause" einlegen.

Der **Salbei** wirkt gegen alle Schadstoffe, die im Körper gespeichert sind, und reinigt und heilt gleichzeitig. Kinder täglich frische Salbeiblätter essen lassen oder Salbeipulver im Essen mitkochen.

Da Darmprobleme oft Bauchschmerzen hervorrufen, ist es sinnvoll, die **Tannensalbe** einzusetzen. Sie wird immer zuerst über dem Herzen und dann erst über dem Magen und unter den Rippenbögen bzw. an der schmerzenden Stelle eingerieben.

Diabetes

Süßigkeiten in Plastik sind weder gottgewollt noch naturgegeben. Sie ermöglichen vielmehr Milliardeneinnahmen für die Industrie und gehen auf Kosten der Gesundheit. Halten Sie Schokolade, Eis und industrielle Säfte und Süßigkeiten solange wie möglich von Ihren Kindern fern und geben Sie ihnen stattdessen Obst und Nüsse.

Immer mehr Kinder leiden heutzutage an Diabetes. Dafür sind in erster Linie Bewegungsmangel und Ernährungsfehler verantwortlich. Achten Sie deshalb ganz besonders auf ausreichend Bewegung und auf eine gesunde Ernährung.

Mischen Sie den Kindern täglich **gekochte Dinkelkörner** ins Müsli oder unter den Salat. Gekochte Dinkelkörner durchqueren den Magen nur langsam und geben auch ihre Inhaltsstoffe nur nach und nach an den Darm ab, dies sorgt für einen gleichmäßigen Blutzuckerspiegel.

Maroni wirken „gegen jede Schwäche im Menschen" und gelten in der Hildegard-Heilkunde ebenso wie der Dinkel als Universalheilmittel. Immer wieder einige Maroni bzw. Edelkastanien essen.

Topinambur ist ein Gemüse, das den Blutzuckerspiegel konstant hält und daher oft gegessen werden sollte.

Verwenden Sie ihn als Gemüsebeilage, als Püree oder in Form von Suppen.

Auch **rohe Mandeln** sind sehr zu empfehlen, denn sie enthalten wertvolle Eiweiße und Fette und nur wenig Zucker. Geben Sie Ihren Kindern täglich einige rohe Mandeln zu essen.

Der **Bertram** sorgt nach Hildegard für eine „gute Verdauung, für gutes Blut und er bringt zu Kräften". Er aktiviert sämtliche Enzyme, auch das Insulin der Bauchspeicheldrüse. Würzen Sie alle Speisen mit diesem feinen Küchengewürz.

Das „Frohmachergewürz" **Zimt** wirkt bei Stoffwechselstörungen und sollte daher ebenfalls täglich zum Einsatz kommen.

Durchfall

Bei Durchfall unbedingt viel trinken und einige Tage eine sanfte Diät einhalten. Das heißt, eine leicht gesalzene **Einbrennsuppe**, 3 Tage altes **Dinkelbrot** oder **Zwieback** essen.

Zu angenehmer Wärme verhilft ein Dinkelspelzkissen. Es wird auf den Bauch aufgelegt.

Bewährt haben sich auch gekochtes **Apfelmus mit Zimt** oder **geraffelte Äpfel**, die man so lange stehen lässt, bis sie braun werden. Die geraffelten Äpfel ebenfalls mit Zimt bestreuen und langsam essen.

Geben Sie 1 EL Flohsamenschalen in einen Omelettenteig und backen Sie kleine Pfannkuchen. Dies reguliert die Verdauung und beruhigt den Darm.

Das sogenannte **Durchfallpulver** besteht aus 8½ g Mutterkümmelpulver und 1½ g weißem Pfeffer. Von diesem Pulver mehrmals täglich ein wenig auf ein Stück Dinkelbrot streuen und jeden Bissen gut kauen – auch wenn es für Kinder etwas eigenwillig schmeckt.

Bei jeder Art von Durchfall hilft das **Durchfallei**. Es wird bei Bedarf teelöffelweise eingenommen.

Bei kleinen Kindern die Menge entsprechend verringern.

Rasche Abhilfe schafft auch die **Durchfallsuppe**. Die Suppe in eine Thermoskanne geben und alle 2 Stunden je nach Alter 50–100 ml davon essen.

Setzen Sie zusätzlich den **Rubin** ein. Dieser kraftvolle Hildegard-Stein reinigt den Körper von innen. Das Kind trinkt über den Tag verteilt ca. 1 Liter Rubinwasser, durchaus auch als Tee oder als Verdünnungssaft. Dafür einen Rubin 24 Stunden in einen Glaskrug geben und an einen lichtdurchfluteten Ort stellen. Rubinwasser nur so lange anwenden, bis das Kind wieder gesund ist.

Eisenmangel

Eisenmangel kann sehr gut durch entsprechende Lebensmittel ausgeglichen werden. Hildegard empfiehlt den häufigen Verzehr von **Hühnerleber**. Achten Sie dabei unbedingt auf Hühner aus artgerechter Tierhaltung. Auch **Kürbis, Mangold, Spinat, rote Randen, Mispeln** und rote Früchte wie **Johannisbeeren, Himbeeren** oder **Brombeeren** und vor allem **Rosinen** sind gute Eisenquellen. Verwenden Sie zusätzlich **Bertram** zum Würzen der Speisen.

Ekzeme siehe Haut

Entzündungen

Teefiltertüten eignen sich hervorragend als Packung. Das Eisenkraut in die Filtertüte füllen, zubinden, im Wasser aufkochen und als Packung auflegen.

Bei Entzündungen jeglicher Art kommt das **Eisenkraut** in Form von Packungen zum Einsatz. Die Packung so warm wie möglich auf die entzündete Stelle legen. Sie hilft auch bei geschlossenen Eiterherden wie Furunkel.

Eisenkrautpackungen oft wechseln und jede Packung nur ein Mal anwenden.
Das **Schafgarbenpulver** hilft bei eitrigen Wunden von innen her. Am besten 3 Mal täglich 1 Messerspitze Schafgarbenpulver in Fencheltee einnehmen.

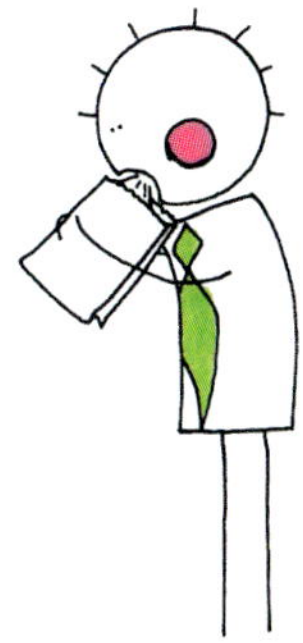

Erbrechen

Manche Kinder vertragen Reisen schlecht und neigen zu Übelkeit und Erbrechen. In solchen Fällen leisten die Hildegard-**Dotterkekse** wertvolle Hilfe. Vor und während der Reise, je nach Alter, 2–6 Dotterkekse essen. Falls Ihnen die Herstellung nicht möglich oder zu aufwändig ist, dann können Sie dem Kind als Ersatz auch ein mit Mutterkümmelpulver bestreutes Brot zu essen geben. Es ist auch möglich, **Mutterkümmelpulver** in gekochtem Wasser ziehen zu lassen und dann löffelweise zu verabreichen.

Diese Kekse helfen auch bei Schwangerschaftsübelkeit und bei Übelkeit während der Chemotherapie.

Erkältung

Bei ersten Anzeichen von Erkältungen gleich **Akeleitropfen** einnehmen. Kindern gibt man pro Altersjahr ½ Tropfen (einem 4-jährigen Kind z. B. 2 Tropfen). Die Akeleitropfen bei Bedarf mit etwas Fencheltee verdünnen.

Der **Pelargonienwein** ist der sogenannte Erkältungswein. Er wird dem Kind teelöffelweise gegeben. Wenn möglich sollte das Kind gleich schlafen gehen. Bei Bedenken wegen des Alkohols das Heilmittel mit Traubensaft zubereiten.

In Erkältungszeiten dieses fein duftende Gewürzpulver prisenweise allen Speisen und Salatsaucen beifügen. Das Pelargonienmischpulver aber nicht als Dauergewürz einsetzen.

Bei Schnupfen immer wieder eine Prise **Pelargonienmischpulver** in der Handfläche verreiben und daran riechen. Wenn auch der Darm betroffen ist, Pelargonienmischpulver immer wieder aus der Hand schlecken, denn das Pulver wirkt über den Speichel. Und bei Erkältungskopfschmerzen Pelargonienmischpulver und wenig Salz auf ein Stückchen Dinkelbrot geben und essen.

Auch die **Fenchel-Dill-Kräuter** bringen Erleichterung. Einen Tonteller im Backofen bei 180 Grad erhitzen, aus dem Ofen nehmen und auf ein Holzbrett stellen. Dann je zur Hälfte Dillkraut und Fenchelkraut daraufgeben und die entstehenden Dämpfe durch Mund und Nase einatmen. Die gerösteten Kräuter zudem auf ein Stück Dinkelbrot geben und essen.

Hühnersuppe heilt den Körper und die Seele.

Bei hartnäckigen Erkältungen sowie chronischen Entzündungen der Mandeln und des Rachens hilft die **Andorn-Rahmsuppe**, die allerdings etwas bitter schmeckt. Diese Suppe 2 Mal täglich warm trinken, bis die Symptome verschwunden sind.

Galgant steigert die körperliche Abwehrkraft und wirkt zudem fiebersenkend. 1 Messerspitze Galgantpulver in Fencheltee oder Himbeersaft geben und trinken.

Wohltuend wirken die **Öligen Rebtropfen**. An den Seitenwänden der Nase und rund ums Ohr einreiben und immer nur äußerlich anwenden. Zudem helfen sie bei Erkältungskopfschmerzen, indem man sie rund um die Augen und auf der Stirn einreibt.

Die **Veilchencreme** ist ein Universalmittel und bewirkt eine bessere Durchblutung. Stirn, Hals und Brust 2 Mal täglich damit einreiben.

Bei rauer und heiserer Stimme hilft der **Stimmkräuterwein**, er ist auch als Königskerzen-Fenchel-Wein bekannt. In eine Thermoskanne geben und schluckweise über den Tag verteilt trinken.

Fieber

Fieber ist an sich eine gesunde Reaktion des Körpers und sollte bis 39 Grad nicht unterdrückt, sehr wohl aber begleitet werden. Einer dieser hilfreichen Begleiter sind die **Akeleitropfen**: Kindern gibt man pro Altersjahr ½ Tropfen (einem 4-jährigen Kind z. B. 2 Tropfen geben). Die Akelei ist giftig, wird aber in dieser kleinen Menge zum Heilmittel. Die Akeleitropfen bei Bedarf mit etwas Fencheltee verdünnen.

Fiebersenkend wirken **Himbeeren, Himbeersaft** und auch die **Himbeerblätter**. Aus den Himbeerblättern einen Tee zubereiten und die gekochten Blätter auflegen. Dem Tee eventuell eine Messerspitze **Galgant** beifügen, da er den Kreislauf stärkt und etwaigen Kopfschmerzen vorbeugt.

Selbst hergestellter **Himbeersaft** schmeckt ausgezeichnet und ist zudem ein fiebersenkendes Mittel. Eventuell einige Tropfen Zitronensaft oder Galgantpulver beifügen und am besten bei Zimmertemperatur trinken.

Sie können auch Himbeermarmelade mit heißem Wasser zu Saft aufrühren.

Bei allen entzündlichen Erkrankungen und bei Fieber verhilft die Meisterwurz zur Heilung. **Meisterwurzwein** in leichten Fällen 3 Tage, in schweren Fällen 5 Tage lang trinken. Je nach Alter teelöffel- bzw. tröpfchenweise verabreichen. Den Wein jeweils vor den Mahlzeiten einnehmen und wenn möglich aufbrauchen. Am Ende des Tages den Rest wegschütten, denn dieser Fieberwein muss jeden Tag frisch zubereitet werden.

Kindern, die leicht zu fieberhaften Erkrankungen neigen, hilft das Kauen von **Lorbeerfrüchten**. Stellen Sie es den Kindern frei, wie oft sie diese kauen wollen.

Fiebersenkend wirkt auch der **Rubin**. Einen Trommelstein nur 3 bis maximal 5 Minuten lang in den Bauchnabel legen und dies im Abstand von drei Stunden wiederholen. Zusätzlich (und nur während der Erkrankung) **Rubinwasser** trinken.

Ein gutes Mittel zur Begleitung fieberhafter Erkrankungen ist der **Onyxessig**. Bereiten Sie Salate damit zu und fügen Sie gekochten Speisen einen Schuss von diesem Essig bei.

Fieberblasen

Fieberblasen sind eine Viruserkrankung, die schon bei Kindern häufig vorkommt. Sie treten vor allem bei Schwächezuständen und in Stressphasen immer wieder auf.

Gute Erfahrungen habe ich mit dem **Rubin** gemacht: Mit einem Rubin über die betroffene Stelle streichen und dies im 2-Stunden-Rhythmus wiederholen. Wer einen zweiten Rubin zu Hause hat, kann damit Rubinwasser herstellen und mit diesem Tee und Säfte zubereiten.

Die Stelle mit der Fieberblase zusätzlich alle 2 Stunden mit **Veilchencreme** einreiben.

Furunkel

Furunkel sind sehr unangenehm und können äußerst schmerzhaft werden. Da sie in den meisten Fällen immer wieder auftreten, ist es sinnvoll, sie so früh wie möglich mit **Veilchenöl** und **Veilchencreme** zu behandeln. Die betroffenen Stellen mehrmals täglich großflächig mit Veilchenöl oder Veilchencreme einreiben.

Eisenkrautpackungen lassen beginnende Furunkel abklingen und reife Furunkel aufbrechen:
Eisenkraut in Wasser kochen und warm auflegen. Darüber ein Leinentuch oder ein Geschirrtuch wickeln. Die Packung jedes Mal frisch zubereiten und mehrmals täglich anwenden.

Der **Meisterwurzwein** unterstützt die Heilung von innen und wird sinnvollerweise bei Hang zu Furunkeln als reinigende Kur angewendet.

Halsbeschwerden

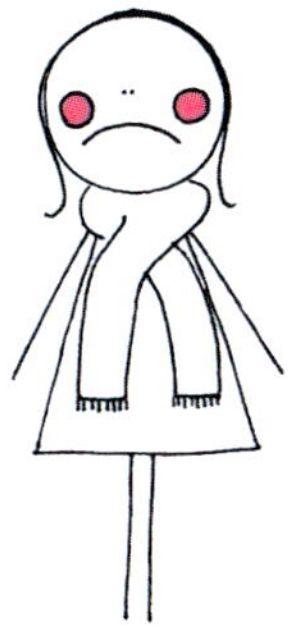

Bei Schluckweh, Kratzen im Hals und sonstigen Beeinträchtigungen ist als Erstes an die **Akeleitropfen** zu denken. Die Tropfen bis zum Abklingen der Symptome einnehmen. Den Kindern pro Altersjahr ½ Tropfen (einem 4-jährigen Kind z. B. 2 Tropfen) geben. Auch die Einnahme von **Akeleihonig** hat sich bewährt.

Das **Bertramziehen** fängt Halsbeschwerden oft schon im Vorfeld ab: sobald erste Symptome auftreten 1 Messerspitze Bertrampulver morgens nüchtern einspeicheln, 3–5 Minuten lang durch die Zähne ziehen und anschließend ausspucken. Den Mund ausspülen, circa 10 Minuten warten und dann erst die Zähne putzen.

Bertrampulver verstärkt in der Küche einsetzen und täglich in jedes Essen mengen.

Das Tragen einer **Bergkristallkette**, vor allem in Kombination mit Süßwasserperlen, löst Verschleimungen im Halsbereich und wirkt stärkend.

Bei Heiserkeit, Erkältungen, Stimmbandproblemen und bei starker Beanspruchung der Stimme ist der **Stimmkräuterwein** ein hervorragendes Mittel. ½–1 Teelöffel pro Stunde warm einnehmen. Am besten in einer Thermoskanne aufbewahren.

Wohltuend wirkt auch die **Andornsuppe**. In eine Thermoskanne füllen und 2 Mal täglich davon trinken.

Zusätzlich zu allen diesen Mitteln kann das **Pelargonienmischpulver** eingesetzt werden. Immer wieder eine Prise dieses Pulvers in der Handfläche verreiben, daran riechen und dann abschlecken.

Kindern, die häufig unter Halsbeschwerden leiden, auch warme **Gundelrebenpackungen** auf Hals und Brust auflegen. Mit warmen Frotteetüchern abdecken und so lange wie möglich einwirken lassen. Achten Sie darauf, dass keine Zugluft herrscht und den Kindern nicht kalt wird!

Der **Smaragd** steht für Grünkraft und stärkt die Abwehrkräfte. Den Stein auflegen oder umbinden.

Hautpilz

Hilfreich bei Hautpilz ist der **Rubin**. Mit diesem Hildegard-Heilstein sogenanntes Rubinwasser (siehe Seite 95) zubereiten und mehrere Wochen bzw. so lange, bis der Pilz verschwunden ist, täglich davon trinken. Zusätzlich mit einem (zweiten) Rubin über die betroffene Stelle streichen.

Zudem die betroffene Stelle immer wieder mit **Veilchencreme** bestreichen.

Hautprobleme

Bei Hautproblemen allgemein und speziell bei Neurodermitis und Jugendakne sollten unbedingt die Ernährungsgewohnheiten überdacht werden. Die Basis einer optimalen Ernährung bilden Dinkel, Obst und Gemüse. Milch- und Milcheiweißprodukte möglichst meiden und immer wieder **Dinkelabkochungen** verabreichen. Eventuell würzen oder mit etwas Honig süßen und immer wieder als Getränk servieren. Die gekochten Körner unter Blattsalate mischen.

Nach Hildegard wirkt die Dinkelabkochung innerlich „wie eine Salbe".

Der **Quendel** oder Feldthymian gilt in der Hildegard-Heilkunde als das typische Hautgewürz, denn er hilft ganz ausgezeichnet mit, Hautprobleme zu lindern bzw. sogar ganz auszuheilen. Daher sollte dieses wohlschmeckende Gewürz auch in keiner Hildegard-Küche fehlen. Quendel prisenweise entweder als Pulver oder in gerebelter Form Suppen, Gemüse, Fleisch usw. beigeben.

Auch **Rote Rüben** bzw. Randen sind bei Hautproblemen ein gutes Heilmittel. So oft wie möglich Randensalat, Randengemüse oder auch Randensuppe essen.

In den Randengerichten zusätzlich noch Quendel mitkochen.

Da **Weinessig** desinfizierende Wirkung hat, kann man die Haut immer wieder mit verdünntem Weinessig betupfen.

Das **Gerstenwasser** bewirkt eine weiche und zarte Haut und kräftigt gleichzeitig: 3 Tassen Gerstenkörner in 4 Liter Wasser eine Stunde auskochen. Den Absud entweder dem Badewasser beigeben oder Leinentücher in den Absud tauchen und Umschläge bzw. Gesichtswaschungen machen.

Zur Kühlung und Beruhigung irritierter Haut (Sonnenbrand, Neurodermitis, Ekzem) trägt das **Leinsamengel** bei. Das Gel direkt auf die Haut auftragen oder als Umschlag (mit Leinen) auflegen. Es sollte in jedem Fall angewärmt werden.

Bei Hautausschlägen, Juckreiz, Schuppenflechte oder Neurodermitis die betroffenen Stellen immer wieder mit **Quendelsalbe** einreiben.

Auch die **Veilchencreme** ist eine wunderbare Hautcreme. Sie fördert die Durchblutung, lässt Narben schön verheilen und hilft bei allen kleinen Wehwehchen. Sie wird dünn aufgetragen und gut verrieben.

Pubertätsbedingte Hautprobleme, Hautunreinheiten und Pickel verschwinden manchmal schon durch das Tragen eines **Chalzedons**. Zumindest aber bewirkt der Chalzedon immer eine Linderung. Zusätzlich Chalzedonwasser trinken.

Bei schuppiger Haut einen **Amethyst** mit dem eigenen Speichel nass machen und mit diesem über die betroffenen Hautstellen massieren.

Herzbeschwerden, Herzeleid

Das Herz ist ein ganz besonderes Organ, es wird vor allem mit Gefühlen und Sorgen in Zusammenhang gebracht. Auftretende Beschwerden müssen unbedingt vom Arzt abgeklärt werden. Es kommt vor, dass auf körperlicher Ebene nichts festgestellt wird und dennoch halten die Beschwerden weiter an. Hier hilft an erster Stelle der sogenannte Hildegard-Herzstein, der **Jaspis**. Er wird in der Herzgegend aufgelegt, an einem Band getragen oder als „Angst- und Sorgenstein" unters Kopfkissen gelegt.

Der Kinder-**Herzwein** (siehe Seite 177) vertreibt ebenfalls die Sorgen und stärkt das Herz auf körperlicher Ebene.

Auch der **Galgant** stärkt das Herz. Kinder können ein Stückchen Galgantwurzel kauen oder Galgantglobuli einnehmen.

Hildegard empfiehlt auch die **Lilie** als Heilmittel, da ihr Duft das Herz des Menschen erfreut. Besorgen Sie Blumen oder geben Sie einige Tropfen Lilienduft in ein Duftschälchen.

Der **Smaragd** als Anhänger getragen stärkt die „Viriditas“, unsere Lebenskraft, und tut gut, wenn man sich am Herzen schwach fühlt.

Heuschnupfen

Zur Stärkung der Abwehrkräfte gibt man den Kindern über einen längeren Zeitraum hinweg **Flohsamenwein**. 3 Mal täglich vor dem Essen einen Schluck warmen Wein trinken. Man kann den Wein auch so lange im Mund behalten, bis er auf diese Art warm geworden ist. Den Flohsamenwein so lange einnehmen, bis die Symptome verschwunden sind.

Hildegard-Heilmittel immer bis 2 Tage nach Verschwinden der Symptome einnehmen.

Zur äußeren Anwendung bei Heuschnupfen eignen sich **Fenchel-Augenbäder**: Einen dünnen Fencheltee herstellen und die Augen darin baden. Dazu am besten Fencheltee in ein Schnapsglas füllen und „aufs Auge drücken“ oder mit Wattepads Augenauflagen machen.

Hilfreich ist auch die **Veilchensalbe**. Den kleinen Finger in die Veilchensalbe tauchen und um den Tränenkanal herum einreiben.

Das Rebstockwasser nicht mit den Öligen Rebtropfen verwechseln!

Auch das **Rebstockwasser** wirkt wohltuend, da es den Juckreiz nimmt und angenehm kühlt. 4–5 Mal pro Tag die geschlossenen Lider einreiben. Nicht öfter, da es sonst zu Reizungen kommen kann.

Die **Fenchel-Dill-Kräuter** bringen ebenfalls Erleichterung. Die gerösteten Kräuter zudem auf ein Stück Dinkelbrot geben und essen.

Husten

Ein Hustenmittel, das zwar etwas unangenehm schmeckt, aber hervorragend hilft, ist der **Andorn-Hustenwein**. 3–4 Mal pro Tag einen Teelöffel bis zu einem Esslöffel Hustenwein warm trinken.

Da die Zwetschkenkerne längere Zeit im Wein liegen, verlieren sie den größten Teil ihrer Blausäure und werden so zum Heilmittel.

Zwetschkenkerne sind ein besonders wirksames Mittel bei hartnäckigem Husten und Keuchhusten. Kerne über Nacht in Wein ansetzen und daraus eine Suppe bzw. einen Pudding bereiten (Rezept siehe Seite 193).

Ein Mittel, das den Hustenreiz lindert, ist die **Rainfarn-Mehlsuppe**. 1–2 Mal pro Tag einen Teller dieser Suppe essen.

Besonders zu Beginn, aber auch während des Hustens hilft **Wermutöl**. Wenig Öl auf der Brust bzw. auf den Brustkorbseiten einreiben. Bei Überempfindlichkeit das Wermutöl mit Olivenöl strecken.

Gesonnter Zucker bzw. **Röstzucker** ist ein bewährtes Mittel, das bei Husten sehr gut hilft. 3 Mal täglich ½–1 Teelöffel davon pur oder in Tee einnehmen.

Infektionen

Bei allen Infektionen während und bis 3 Tage nach Abklingen der Symptome 3 Mal täglich **Akeleitropfen** verabreichen. Pro Altersjahr ½ Tropfen berechnen (ein 10-jähriges Kind erhält 5 Tropfen).

Bei Infektionen jeglicher Art hilft der **Meisterwurzwein**. Geben Sie ihn teelöffel- bzw. tröpfchenweise, bis die Infektion ausgeheilt ist. Den Wein jeweils vor den Mahlzeiten einnehmen und wenn möglich aufbrauchen. Am Ende des Tages den Rest wegschütten, denn dieser Fieberwein muss jeden Tag frisch zubereitet werden.

Bei fieberhaften Zuständen mit Schüttelfrost **Basilikumwein** vor und nach dem Essen trinken.

Bis zum Abklingen der Infektionen täglich einen Liter **Rubinwasser** in Form von Tees oder Säften trinken.

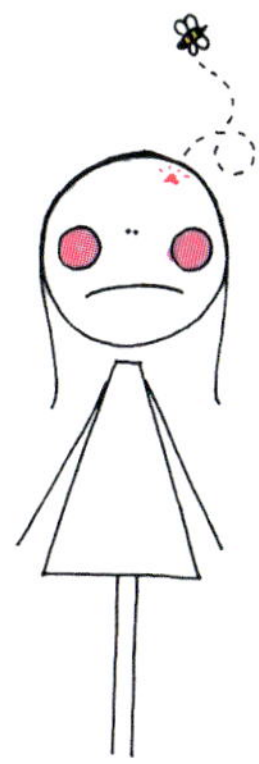

Insektenstich

Sehr einfach in der Anwendung sind Steine. Kinder lieben diese Art der Behandlung und legen am liebsten selbst einen **Achat**, den Sie auch anhauchen können, auf den Insektenstich. So geht die Entzündung rasch zurück und der Juckreiz verschwindet.

Auch der **Amethyst** ist ein beliebter Heilstein. Den Stein mit dem eigenen Speichel befeuchten und mit ihm so lange über den Stich oder die Schwellung reiben, bis der Schmerz abgeklungen ist.

Die Wirkung von Heilsteinen wird verstärkt, wenn man sie zwischendurch immer wieder an der Sonne wärmt und einige Minuten unter fließendes Wasser legt.

Statt Spitzwegerich kann auch Breitwegerich verwendet werden.

Spitzwegerichblätter sind schnell zur Hand: Die Blätter zerquetschen, die betroffenen Stellen damit einreiben und die zerquetschten Blätter auflegen.

Die **Wegerichurtinktur** ist in allen Apotheken erhältlich und sollte in keiner Urlaubs- oder Bergapotheke fehlen. Schon wenige Tropfen nehmen sofort den Juckreiz und die Schwellung geht zurück.

Kinder, die häufig von Mücken geplagt werden, haben eine besondere Ausdünstung. Diese wird durch den **Poleiessighonig** reguliert. Täglich je nach Alter 1 Teelöffel bis 1 Esslöffel jeweils vor den Mahlzeiten mit etwas Tee oder Wasser verdünnt einnehmen.

Juckreiz

Bei lang anhaltendem Juckreiz und bei sämtlichen Allergien ist eine reduzierte, ganz einfache Ernährung sinnvoll. Die Grundlage dafür bilden gekochtes Gemüse und Dinkel.

Speisemohn wirkt gut gegen Juckreiz. Den Mohn immer wieder als Gericht zubereiten und zusätzlich so oft wie möglich ungemahlenen Mohn übers Apfelmus, übers Hildegard-Frühstück oder einfach über ein Stück Brot streuen und essen.

Leinsamenumschläge und **Leinsamenbäder** lindern den Juckreiz auf angenehme Art. ½ Liter Wasser und 2 Esslöffel Leinsamen 10 Minuten sprudelnd kochen lassen, absieben und damit Umschläge machen oder als Badezusatz verwenden.

Knochenbrüche

Das **Tausendgüldenkraut** trägt dazu bei, dass der gebrochene Knochen schneller heilt. Etwas Tausendgüldenkrautpulver in Traubensaft oder Wasser einnehmen.

Zur äußeren Anwendung einen **Malven-Wegerich-Umschlag** herstellen: Frische Malvenblätter und Wegerichblätter (oder Wegerichwurzeln) im Verhältnis 1:5 in ein Leinensäckchen geben, kurz in Wasser abkochen und warm auf die schmerzende Stelle legen. Das lindert Schmerzen und regt den Heilungsprozess an.

Kopfschmerzen

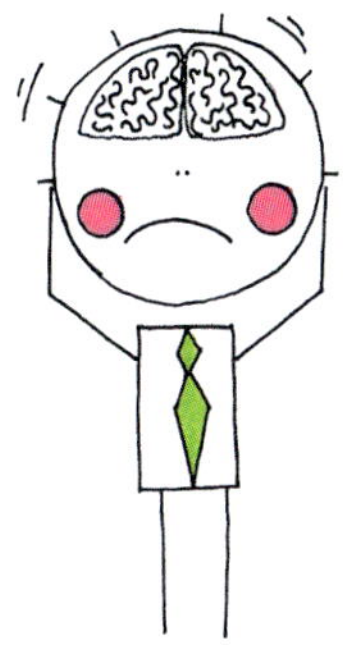

Kopfschmerzen sind gerade bei kleinen Kindern oft schwer diagnostizierbar. Wichtig ist, dass der Kopf des Kindes grundsätzlich gut geschützt ist, daher speziell Babys und kleinen Kindern auch im Sommer eine leichte Kopfbedeckung aufsetzen. Noch mehr ist im Winter auf eine warme Kopfbedeckung und auf warme Füße zu achten, da kalte Füße Kopfschmerzen auslösen können. Über den Kopf entweicht sehr viel Körperwärme, daher reißen sich sogenannte „Hitzköpfe" ihre Mütze immer wieder gern vom Kopf. Ihnen genügt ein Stirnband, um den Kopf bzw. die Ohren ausreichend warm zu halten. Vermeiden Sie generell Durchzug und regen Sie Kinder dazu an, genügend Wasser zu trinken, da auch Flüssigkeitsmangel Kopfdruck und Kopfweh verursachen kann. Wasser ist nach wie vor das beste Getränk. Sogenannte Softdrinks sind ungesund, weil sie zu viel Zucker und zu viele Farb- und Aromastoffe enthalten.

Bei Neigung zu Kopfschmerzen immer auf eine gute Verdauung achten.

Kopfschmerzen durch Wetterfühligkeit werden mit Hilfe von **Gewürznelkenwasser** gelindert: 1 Gewürznelke

(Jugendliche 2–3) in einem Glas Wasser ca. 2 Stunden ziehen lassen und schluckweise über den Tag verteilt trinken.

Kinder und Jugendliche in Wachstumsphasen verspüren öfters Kopfweh. Das kann durch **Galgant** in Form von Globuli oder **Galganttropfen** gelindert werden. Ältere Kinder können natürlich auch immer wieder ein Stück **Galgantwurzel** kauen, dies fördert die Durchblutung und lindert dadurch den Schmerz.

Bei Erkältungskopfschmerzen hilft das **Pelargonienmischpulver**, das mit wenig Salz auf einem Stückchen Dinkelbrot eingenommen wird. Das Pulver zusätzlich auf der Handfläche verreiben, daran riechen und es wegschlecken.

Anstatt mit Veilchencreme kann man die Schläfen auch mit Veilchenöl einreiben.

Bei lokalen Kopfschmerzen, die durch Unfall oder Sturz entstehen, die schmerzende Stelle mit **Veilchencreme** einreiben und zusätzlich den Hildegard-Schmerzstein, den **Jaspis** auflegen.

Bei Kopfschmerzen aufgrund von Stürzen **Hirschzungenkrautpulver** aus der Hand schlecken.

Ein weiterer hilfreicher Stein, der von Kindern gerne genommen wird, ist der **Smaragd**. Den Stein anhauchen und über Stirn und Schläfen streichen. Anschließend den Stein eine Stunde lang in den Mund nehmen.

Den **Rubin** bei Kopfschmerzen sehr gezielt und nur mit Bedacht anwenden, da seine Wirkung sehr stark ist. Er wird auf die schmerzende Stelle gelegt. Den Stein entfernen, sobald er warm ist, spätestens jedoch nach 5 Minuten!

Körpergeruch, Mundgeruch

Körper- und Mundgeruch sind manchmal Vorboten von Krankheiten. Sie sind aber auch ein Zeichen dafür, dass die Verdauung nicht richtig funktioniert und dass der Körper dadurch krank oder geschwächt ist. Manchmal liegt es allerdings schlicht und einfach an mangelnder Hygiene, und dann helfen Wasser, Seife und Zahnbürste am besten.

Salbeitee ist ein schnell wirksames Mittel gegen Mundgeruch. Immer wieder schlückchenweise davon trinken. Auch das Salbeipulver hilft bei Mundgeruch und schlechtem Atem: 3–4 Mal pro Tag **Salbeipulver** auf einem Stück Dinkelbrot essen oder ein Salbeiblatt kauen.

Fenchelkörner helfen bei Mundgeruch aufgrund einer schlechten Verdauung. Am Morgen nüchtern und auch untertags immer wieder Fenchelkörner (z. B. vom Fencheltee) kauen. Zudem so oft wie möglich **Fenchelgemüse** essen und **Fencheltee** trinken.

Bei Körpergeruch auch den **Poleiessighonig** einsetzen. Mehrere Wochen lang täglich je nach Alter 1 Teelöffel bis 1 Esslöffel verdünnt mit etwas Tee oder Wasser jeweils vor den Mahlzeiten einnehmen.

Kraftlosigkeit

Schlafmangel macht kraft- und lustlos und zu viel Süßes führt zu Übersäuerung, was wiederum ein Grund für Kraftlosigkeit ist. Manchmal ist auch ein Eisenmangel die Ursache, diesem kann durch entsprechende **Ernährung** (Randig, Kürbis, Mangold, rote Beeren, Rosinen, Äpfel) entgegengewirkt werden.

Bei Kraft- und Lustlosigkeit auch die kräftigende **Mispel** als Mus, Marmelade oder Sirup genießen und an eine **Salbeitee-Kur** denken: Den Salbeitee in eine Thermoskanne geben und über den Tag verteilt trinken. Dies 4 Wochen lang täglich wiederholen. Nach einer Pause von weiteren 4 Wochen nochmals 4 Wochen lang täglich je nach Alter ¼–½ Liter Salbeitee trinken. Die 4-wöchige Pause ist unbedingt einzuhalten.

Die Edelkastanie bzw. Maroni ist nach Hildegard ein Universalheilmittel. Sie stärkt Magen, Leber, Darm und Herz.

Die stärkende **Maronibreikur** ist bei Kindern gut einsetzbar. Über einen längeren Zeitraum hinweg (mindestens 2–3 Wochen) 2 Mal täglich einige Löffel dieses kräftigenden Breis essen.

Der stärkende **Bertramwein** bringt ebenfalls wieder zu Kräften. Er lässt sich hervorragend mit Traubensaft zubereiten. Täglich zu jedem Essen einen Schluck davon einnehmen.

Bei Kraftlosigkeit und Müdigkeit durch Kreislaufschwäche ist das **Lattichmischpulver** besonders wirkungsvoll: 1–2 Msp. Lattichmischpulver, 1 TL Honig und ½ TL Süßholzsaft in einer Tasse warmem Fencheltee mischen. Diese Mischung 2 Mal täglich vor dem Essen trinken.

Hildegard empfiehlt zur Kräftigung auch **Edelkastanienholz**. Kinder können spielerisch immer wieder ein Stück Edelkastanienholz in den Händen rollen.

Das kräftigende **Gerstenbad** ist leicht anzuwenden, da man es nebenbei und spielerisch einsetzen kann.

Auch der **Smaragd** bringt wieder zu Kräften. Über längere Zeit einen Stein während der Nacht in den Bauchnabel legen und am Morgen entfernen. Den Stein einmal pro Woche einige Minuten lang unter fließendem Wasser reinigen.

Kreislaufprobleme

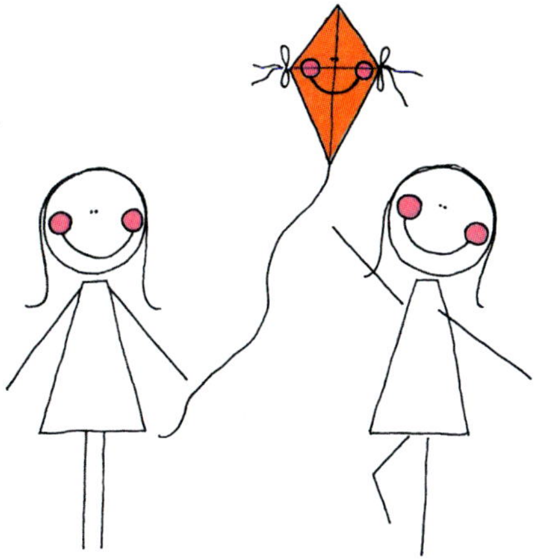

In Wachstumsphasen und in stressigen Lernzeiten, schlägt sich die Belastung oft auf den Kreislauf nieder. Gerade in solchen Zeiten ist frische Luft und genügend Bewegung besonders wichtig.

Für eine rasche Stärkung sorgen **Galgantglobuli** oder **Galganttropfen**. Je nach Alter 3–5 Mal täglich 3–5 Galgantglobuli bzw. 5–15 Galganttropfen einnehmen.

Stärkend wirkt auch ein Edelkastanienholzstab bzw. ein Stück **Edelkastanienholz**. Es wird so lange in die Hand genommen oder in der Hand gerollt, bis sich die Hand erwärmt.

Zudem trägt der **Smaragd** zur Stärkung bei. Den grünen Hildegard-Stein an einem Kettchen tragen und ihn immer wieder einige Zeit in den Mund nehmen.

Leber

Der **Maronihonig** ist ein hervorragendes Lebermittel. Täglich einen Esslöffel pur oder als Brotaufstrich am Morgen oder am Abend vor dem Schlafengehen essen.

Maronihonig gibt auch dem Müsli und der Salatsauce eine besondere Note.

Das **Bertrampulver** und die **Bertramwurzel** unterstützen die Leber bei ihrer Arbeit. Immer wieder Wurzelstückchen kauen, das Pulver Speisen beigeben und **Bertramwein** schluckweise bei jedem Essen einnehmen.

Das **Hirschzungenelixier** bewirkt eine grundlegende Körperreinigung, insbesondere von Leber und Lunge. Es ist Kindern mit häufigem oder chronischem Husten zu empfehlen. In der 1. Woche nach jedem Essen einen

Schluck einnehmen und in der 2. bis 6. Woche vor und nach dem Essen einen Schluck einnehmen.

Das **Lavendelelixier** stärkt Leber und Lunge gleichermaßen. Täglich tropfen- bzw. schluckweise davon trinken.

Ysop muss immer mitgekocht werden, damit er seine Heilkraft entwickeln kann.

Ein typisches Hildegard-Heilkraut zur Stärkung der Leber und zudem ein „Frohmacher" ist der **Ysop**. Er kann als Gewürz allen Speisen beigemengt werden und hilft bei Niedergeschlagenheit und jener Traurigkeit, die häufig mit Leberschwäche in Verbindung steht.

Lungenprobleme

Ziegenmilch ist auch als Pulver erhältlich und Schafslunge erhalten Sie auf Bauernmärkten.

Bei Problemen mit der Lunge ist es wichtig, auf die Ernährung zu achten. Folgende Nahrungsmittel sollten dabei gemieden werden: Erbsen, Linsen, Olivenöl, fettes Fleisch, Blutwurst und Milz. Alle diese Speisen machen nach Hildegard „dämpfig", verstärken also die Lungenerkrankung. Besonders oft gegessen werden sollten hingegen rohe Mandeln, Ziegenmilch und Gerichte mit Schafslunge (z. B. Beuschel).

Lavendelwein stärkt neben der Lunge auch die Leber. Täglich tropfen- bzw. schluckweise davon trinken.

Bei Kurzatmigkeit und wenn einem etwas „die Luft nimmt", hilft das **Veilchenelixier**. Es ist ziemlich scharf und deshalb nur größeren Kindern zu empfehlen. Davon täglich 2–3 Schlucke nehmen.

Das **Hirsemischpulver** ist ein allgemeines Lungenheilmittel. Rispenhirse zuerst rösten, dann zerstoßen und mit der doppelten Menge Hirschzungenfarnpulver mischen. Das Mischpulver auf etwas Brot geben und dies vor und nach jeder Mahlzeit essen.

Magenleiden

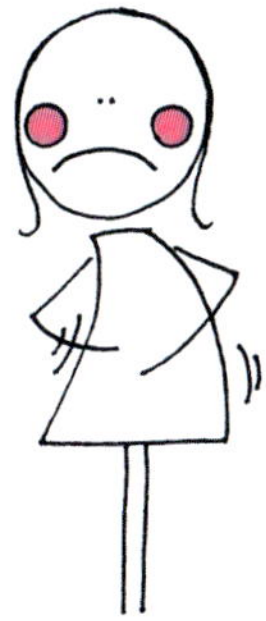

Bei Magenproblemen helfen mehrere Kräuter. Die **Poleiminze** als frisches Kraut häufig einsetzen oder als Pulver den Speisen beimengen. Sie passt hervorragend in Fischsaucen, in Salatsaucen und zu Gemüsesorten wie Karotten oder Topinambur. Das aromatische Bohnenkraut frisch, gerebelt oder in Pulverform allen Gemüsegerichten beigeben. Bei Magenleiden sollte **Bohnenkraut** roh gegessen werden, d. h. es wird den Speisen erst nach dem Kochen beigefügt. Bei Verdauungsschwäche **Ackerminzeblätter** fein hacken und den Speisen beifügen. Sie kann sowohl roh als auch gekocht verwendet werden.

Bei Magenschmerzen aufgrund von Übersäuerung helfen **Weinraute** und **Salbei**. Diese Kräuter im Verhältnis 1:2 mit etwas Salz nach der Mahlzeit auf einem Stückchen Brot essen. Da die Weinraute recht bitter schmeckt, ist dieses Heilmittel wahrscheinlich nur für ältere Kinder geeignet.

Kinder mit Magenproblemen und Magenkranke dürfen auf keinen Fall Zwiebeln essen, weder roh noch gekocht.

Kindern, die gerne Fenchel essen, kann man ein sogenanntes **Petersil-Fenchel-Königskerzen-Gemüse** servieren: Aus Fenchelknollen mit frischer Petersilie und Königskerzenblüten oder -blättern ein Gemüsegericht zubereiten und oft auf den Speiseplan setzen. Es hilft bei schwachem, kaltem Magen (meist verbunden mit kalten Händen und Füßen).

Auch **Brennnesselgemüse** reinigt den Magen: Junge Pflanzen blanchieren, kurz andünsten oder mit Spinat mischen und dies häufig essen.

Die **Fenchel-Brennnessel-Liebstöckel-Suppe** stärkt ebenfalls den Magen: Mit Dinkelmehl eine Einbrenn herstellen, aufgießen und mit Hildegard-Gewürzen abschmecken. Die frischen Kräuter fein hacken, der Suppe zufügen und nur kurz mitköcheln lassen.

Die **Kornelkirsche** reinigt und stärkt sowohl den kranken als auch den gesunden Magen. Sie kann zu Marmelade oder Kompott verarbeitet werden und sollte immer wieder gegessen werden.

Der **Muskatellersalbeitee** wirkt beruhigend auf den nervösen Magen. Den Tee in eine Thermoskanne füllen und nach dem Mittag- und dem Abendessen davon trinken.

Der **Onyxessig** ist ein Mittel, das man zur Magenstärkung problemlos das ganze Jahr über anwenden kann. Salate damit zubereiten und gekochten Speisen einen Schuss von diesem Essig beigeben.

Überforderung und Stress führen häufig zu Magenproblemen. Sorgen Sie für Ruhe und Ausgeglichenheit.

Bei Magenschmerzen von Kindern hat sich die **Tannensalbe** sehr bewährt. Es ist wichtig, die Salbe zuerst über dem Herzen und dann erst in der Magengegend einzureiben.

Eine ungewöhnliche Behandlung von Magenschmerzen erfolgt mit dem **Saphir**: den Stein einfach immer wieder in den Mund nehmen.

Mandelentzündung

Kinder, die zu Mandelentzündungen neigen, sollten häufig **Zwiebeln** in Form von Zwiebelsuppe, Zwiebelkuchen oder Zwiebelgemüse essen, weil deren Inhaltsstoffe eine antibakterielle Wirkung haben.

Auch der **Meisterwurzwein** kommt hier zum Einsatz. Je nach Alter teelöffel- bzw. tröpfchenweise so lange verabreichen, bis die Entzündung ausgeheilt ist. Den Wein jeweils vor den Mahlzeiten einnehmen und wenn möglich aufbrauchen. Am Ende des Tages den Rest wegschütten, denn der Meisterwurzwein muss jeden Tag frisch zubereitet werden. Den Meisterwurzwein 3 oder 5 Tage lang einnehmen.

Ein wohltuendes Mittel ist auch die **Andorn-Rahmsuppe**. In eine Thermoskanne füllen und 2 Mal täglich davon trinken.

Eisenkrautpackungen bewirken ebenfalls angenehme Linderung. Die Packung jedes Mal frisch zubereiten und darauf achten, dass sie nicht auskühlt.

Menstruation siehe Regelschmerzen

Migräne

Bei Migräne ist es wichtig, immer auch die Ernährungsgewohnheiten zu überprüfen. Wie bei Erwachsenen ist bei Kindern und Jugendlichen ein sanftes Dinkelbrotfasten (siehe Seite 28) sinnvoll. Weitere Heilmittel finden Sie unter dem Stichwort „Kopfschmerzen".

Im Akutfall lindern **Galganttropfen** die Schmerzen: je nach Alter 5–15 Tropfen verabreichen.

Wahrscheinlich etwas gewöhnungsbedürftig, aber nach Hildegard wertvoller als Gold ist die **Birnbreikur**. Die Reinigung des Darms lindert bzw. heilt die Migräne. Es ist wichtig, eine Kur von mindestens 6 Wochen durchzuhalten. Im Idealfall sollte sie über 3 Monate gemacht werden.

Das **Apfelknospenöl** ist eines der wirksamsten Hildegard-Heilmittel gegen Migräne. Es ist einfach herzustellen und kann gut gelagert werden. Den Nacken, die Schläfen und die Stirn gut einölen. Sind die Migräneschmerzen besonders stark, auch die Kopfhaut damit bestreichen. Wenn es den Kindern vom Geschmack her möglich ist, können sie zusätzlich noch 1–2 Teelöffel Apfelknospenöl pro Tag einnehmen.

Speziell bei „Regel-Migräne" so oft wie möglich **Mutterkrautsuppe** essen. Die Suppe das ganze Jahr über immer wieder auf den Speiseplan setzen.

Die Mutterkrautsalbe erhalten Sie im Hildegard-Fachhandel.

Die **Mutterkrautsalbe** hat sich auch bei Migräne bewährt, die in Zusammenhang mit der Menstruation auftritt. Den Unterbauch, die Stirn und die Schläfen damit einreiben.

Bei Migräne zusätzlich zu den bereits angeführten Mitteln mit einem **Smaragd** über Stirn und Schläfen streichen oder einen **Rubin** 3–5 Minuten lang auf den Scheitel legen. Das lindert die Beschwerden.

Milchallergie

Bei Milchallergien und Käseunverträglichkeiten reagiert der Körper auf das darin enthaltene Eiweiß. Die entsprechenden Produkte sind in diesem Fall zu meiden. Im Idealfall verschwindet die Allergie im Laufe der Jahre und dann können diese Speisen wieder in kleinen Mengen genossen werden. Ich empfehle, Käse immer mit Mutterkümmel zu würzen bzw. zu bestreuen. **Mutterkümmel** ist besser bekannt als Kreuzkümmel. Bei Herzproblemen Mutterkümmel allerdings unbedingt meiden! Beachten Sie auch die Hinweise unter den Stichworten „Allergien" und „Stillen".

Milchschorf

Die Ursache von Milchschorf ist nach wie vor nicht bekannt. Je nach Hautbild des Kindes führen **Leinsamengelbäder** oder das Einreiben mit **Rosenöl** zu Verbesserungen. Beachten Sie auch die Hinweise unter dem Stichwort „Hautprobleme".

Narben

Die vernarbte Stelle immer wieder dünn mit **Veilchencreme** einreiben. Sie bewirkt eine bessere Durchblutung und dadurch eine schöne Narbenbildung. Wenn dies bei älteren Narben lange genug gemacht wird (je älter die Narbe, umso länger anwenden), wirkt sich das auch nachträglich positiv auf Geschmeidigkeit und Aussehen der Narbe aus. Ersatzweise **Veilchenöl** einsetzen.

Nasenbluten

Bei Nasenbluten ist es gut, sich auf den Rücken zu legen und mit einem **Karneolstein** außen über die Nase zu streichen. Bei häufigem Nasenbluten täglich **Karneolwasser** trinken. Dafür einen Karneol 24 Stunden lang in einen Glaskrug mit Wasser legen und diesen an ein lichtduchflutetes Plätzchen stellen. Das Wasser umschütten und wieder neues Karneolwasser zubereiten. Auch an kalte Umschläge auf der Stirn und im Nacken denken.

Neurodermitis siehe Hautprobleme

Nierenleiden

Bei Nierenschwäche und Nierenleiden ist es grundsätzlich wichtig, die Nieren immer warm zu halten und auf warme Füße zu achten. Wärmend wirkt auch eine Dinkelgrießsuppe. Sie hilft mit, die Nieren „durchzuspülen" und Schadstoffe auszuscheiden. Diese Suppe regelmäßig auf den Speiseplan setzen.

Das **Veilchenöl** fördert die Durchblutung und wird vorbeugend oder im Akutfall mehrmals täglich im Nierenbereich eingerieben.

Ein **Dachsfell** stärkt die Konstitution im Rücken- und Nierenbereich. Die Dachshaare kribbeln und kratzen, deshalb bei Empfindlichkeit das Fell unter das Leintuch legen und über einen längeren Zeitraum darauf schlafen. Im Idealfall liegt man allerdings direkt auf dem Fell, da die Wirkung dann stärker ist.

Die Nieren etwa eine Viertelstunde lang gut mit **Weinrautensalbe** einreiben. Die Behandlung 2–3 Mal in der Woche wiederholen und nach Möglichkeit vor einem offenen Kaminfeuer durchführen.

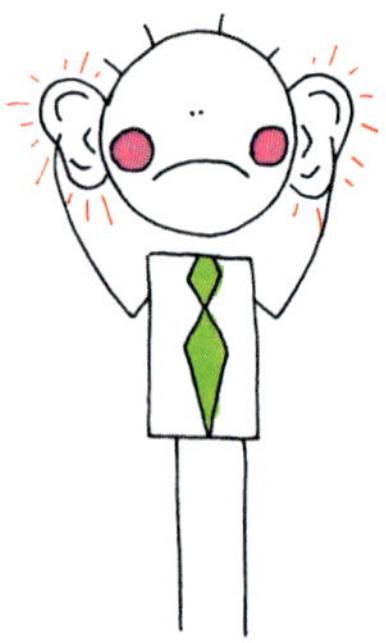

Die sogenannten Ohr-Jaspisoliven gibt es im Fachhandel, ersatzweise eine Scheibe oder einen Trommelstein aufs Ohr kleben.

Ohrenleiden

Bei Ohrenschmerzen, aber auch bei Mittelohrentzündungen haben sich die Öligen Rebtropfen hervorragend bewährt. Mehrmals täglich **Ölige Rebtropfen** um die Ohren streichen. Die Tropfen aber nicht in den Gehörgang bringen.

Der **Jaspis** ist der klassische Hildegard-Schmerzstein und hilft generell bei Gehörproblemen, Tinnitus und Ohrenschmerzen. Eine Jaspisolive in den Gehörgang geben, mit Watte abdichten und wirken lassen.

Die **Gundelrebenpackung** lindert Schmerzen und stärkt die Konstitution. So warm wie möglich auf beide Ohren gleichzeitig auflegen und eine Wollmütze darüberziehen. 3 Stunden einwirken lassen. Bei Ohrensausen die Gundelrebenpackung mehrere Wochen lang anwenden.

Operation

Als Vorbereitung auf bevorstehende Operationen, aber auch zur Unterstützung des Heilungsprozesses danach können folgende Mittel angewendet werden:

Täglich eine Tasse **Basenbrühe** trinken, das entsäuert den Körper und die Heilung erfolgt schneller. Am besten bereiten Sie eine große Menge für die gesamte Familie zu, das kommt allen zugute.

Die **Schafgarbe** ist das klassische Mittel zur besseren Wundheilung. 10 Tage vor und 10 Tage nach dem Eingriff mehrmals täglich 1– 2 Messerspitzen Schafgarbenpulver in Fencheltee einnehmen. Das Schafgarbenpulver nicht mitkochen.

Die **Veilchensalbe** bewirkt eine schöne Narbenbildung. Die Wundränder immer wieder mit Veilchensalbe bestreichen. Die Veilchensalbe nie direkt auf die frische Wunde geben.

Polypen

Speziell bei Kindern hat sich der **Akeleihonig** bestens bewährt. Je nach Alter mehrmals täglich 1 Messerspitze bis 1 Teelöffel Akeleihonig gut einspeicheln.

Zusätzlich den Polypenbereich 3 Mal täglich mit **Veilchensalbe** bestreichen, das bewirkt eine verbesserte Durchblutung.

Regelschmerzen

Heute weiß man, dass **Bewegung** bei Regelschmerzen gut hilft, da es zu einer besseren Durchblutung der inneren Organe kommt. Daher ist es wichtig, auch während der Regel für gemäßigte, weil wohltuende Bewegung zu sorgen. Auch das Auflegen einer **Wärmeflasche** entspannt.

Es ist grundsätzlich wichtig zu wissen, dass die Weinraute einen Abort verursachen kann!

Vom Geschmack her etwas eigenwillig, dafür aber sehr wirkungsvoll ist die **Weinraute**. Mädchen, die zu Regelschmerzen neigen, sollten vor und während der Regel immer wieder ein frisches Weinrauteblatt kauen. Es hilft sofort und entkrampft nachhaltig. Auch die Weinrautentabs helfen schnell und zuverlässig.

Galganttropfen bieten in akuten schmerzvollen Zeiten sofort Hilfe. Sie entkrampfen und entspannen spürbar schnell. Auch das Kauen von **Galgantwurzeln** hilft, wenn auch nicht ganz so rasch.

Der **Jaspis** gilt als Hildegard-Schmerzstein und hilft bei Regelschmerzen prompt und zuverlässig. Eine Jaspisscheibe auf den Unterbauch kleben. Oft wirkt der Stein auch schon, wenn er nur in der Hosentasche getragen wird.

Die **Mutterkrautsuppe** wirkt rasch krampflösend, deshalb 2–3 Mal am Tag Mutterkrautsuppe essen, bei Bedarf auch schon zwei Tage vor Beginn der Regel.

Auch die **Mutterkrautsalbe** hat eine krampflösende Wirkung. 1 Teil Mutterkrautsaft und 1 Teil Butter vermischen und den Unterbauch im Uhrzeigersinn mit dieser Mutterkrautsalbe einreiben. Die Salbe ist natürlich auch im Handel erhältlich.

Rheuma

Bereits Kinder und Jugendliche zeigen rheumatische Beschwerden, die häufig von einem überbordenden Nahrungsmittelkonsum herrühren. Natürlich spielen auch Veranlagung und Vererbung eine Rolle. Es ist wichtig, das Nahrungsangebot bewusst und sinnvoll einzuschränken. Eine Umstellung auf Dinkelkost und im Idealfall ein **Dinkelbrotfasten** (siehe Seite 28 f.), bei dem sich die ganze Familie beteiligen kann, sind wirkungsvolle Maßnahmen gegen diese Erkrankung.

Die **Quitte** ist ein Rheuma-Heilmittel, das Kinder ganz besonders mögen. Am besten eine Quittenkur machen, also mindestens einen Monat lang täglich eine gebratene Quitte (siehe Seite 87) essen, durchaus auch in Form eines Desserts. Dafür Quitten in großen Mengen zubereiten und einfrieren oder einkochen.

Es gibt inzwischen auch schon sogenannte „Quittentabs" zu kaufen.

Bei Rheuma auch **Zwiebeln** in gedünsteter, gekochter und gebratener Form (Zwiebelsuppen, Zwiebelkuchen) essen. Roh gegessen schaden sie laut Hildegard.

Auch **Dill** ist ein wertvolles Heilmittel, das jedoch nur gekocht oder in Salatsaucen „gebeizt" eingesetzt werden darf. Roh ist er ebenfalls zu meiden.

Salbei ist ein Mittel, das stets schnell zur Hand ist. Am besten eine Salbeitee-Kur machen. Den Tee in eine Thermoskanne geben und über den Tag verteilt trinken. Dies 4 Wochen lang täglich wiederholen. Nach einer Pause von weiteren 4 Wochen nochmals 4 Wochen lang täglich ½ Liter Salbeitee trinken.

Die 4-wöchige Pause unbedingt einhalten.

Bewährt hat sich auch die **Krauseminze-Urtinktur.** Morgens, abends und nachts 10 Tropfen Urtinktur in eine Tasse Traubensaft geben und trinken.

Bei akuten Schmerzen einen **Jaspis** so lange auf die schmerzende Stelle legen, bis er warm ist. Den Stein beiseitelegen, auskühlen lassen und erneut auflegen.

2–3 Mal pro Tag **Wermutcreme** auf die schmerzende Stelle auftragen und so lange gut einreiben, bis ein Wärmegefühl auftritt.

Bei Schmerzen immer wieder einen Schluck zimmerwarmen **Galgantwein** trinken.

Rheumakinder, die zudem etwas schwächlich sind, können durch ein **Gerstenbad** gestärkt werden. Den Absud dem Badewasser beigeben oder ein Fußbad damit zubereiten.

Das **Kornelkirschenbad** hilft jugendlichen Rheumapatienten ganz besonders gut. Den Absud dem Badewasser beimengen und mit den ausgekochten Blättern und Rindenstückchen zusätzlich Packungen auf den betroffenen Gelenken machen.

Auch die **Edelkastanie** ist ein wichtiges Rheumaheilmittel, vor allem für jene, die leicht zornig werden. Ein Stück als Handschmeichler verwenden, immer wieder damit herumspielen und das Holz auch in der Hosentasche tragen.

Schmerzen

Bei spezifischen Schmerzen (Rheuma-, Kopf-, Glieder-, Regelschmerzen ...) unter den jeweiligen Stichworten nachschlagen. Generell helfen bei Schmerzen der Indische Blutjaspis und der Galgantwein.

Den **Jaspis** auf die schmerzende Stelle legen, bis der

Stein warm ist. Dann lässt man ihn auskühlen und legt ihn erneut auf.

Bei starken Schmerzen **Galgantwein** in die Thermoskanne geben und immer wieder einen Schluck trinken.

Schnupfen

Geben Sie Ihrem Kind bei beginnendem Schnupfen gleich **Salbeitee** und reiben Sie bei Ohrenschmerzen, die gerne in Zusammenhang mit Schnupfen auftreten, **Ölige Rebtropfen** im Ohrenbereich ein. Auch das Kauen von **Meisterwurz** hat schon manchen Schnupfen im Vorfeld abgefangen.

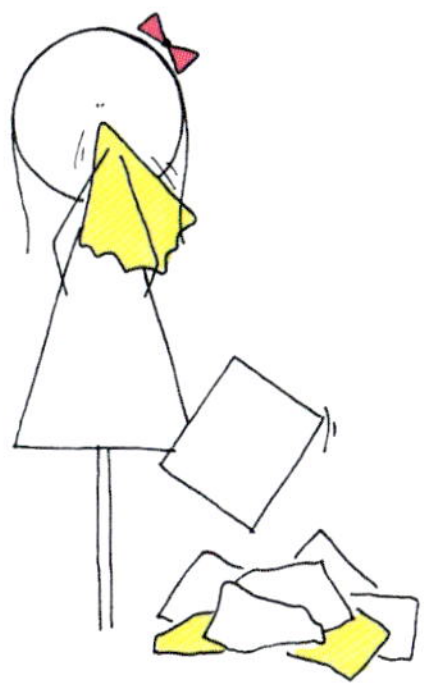

Zusätzlich kann das Kind immer wieder eine Prise **Pelargonienmischpulver** in der Handfläche verreiben und daran riechen. Wenn auch der Darm betroffen ist, oft Pelargonienmischpulver aus der Hand schlecken, denn dies wirkt über den Speichel.

Bei Schnupfen helfen auch **Fenchel-Dill-Nasenkräuter** rasch und zuverlässig. Diese am besten 3–5 Tage lang anwenden.

Schuppenflechte

Für Schuppenflechten gelten die Hinweise im Kapitel Haut.

Ein spezielles Mittel zur Behandlung von Schuppenflechten ist das **Ingwermischpulver**. Etwas Pulver in ein Leinensäckchen oder Leinentuch geben, dies in eine Wein-Essig-Mischung tauchen und die Herde der Schuppenflechte immer wieder am äußeren Rand bestreichen.

Ingwermischpulver
25 g Zitwerpulver
50 g Ingwerpulver
100 g Galgantpulver

Schwäche

Als Konstitutionsmittel und zur Stärkung des Immunsystems gibt es mehrere Mittel, die je nach Alter und Vorlieben der Kinder eingesetzt werden können. Das **Wermutelixier** ist nur für Jugendliche geeignet. Man nimmt jeden dritten Tag morgens nüchtern einen Schluck Wermutelixier. Die Wermutkur wird üblicherweise von Mai bis Ende Oktober gemacht.

Der **Petersilienhonigwein** bzw. **-saft** stärkt das Herz und erfreut die Seele und wird deshalb auch Herzwein genannt. Bei Bedarf immer wieder einen Schluck davon trinken.

Bertram verbessert das Blut, bereitet einen klaren Verstand, aktiviert die Verdauungsorgane, hilft gegen Müdigkeit und sorgt für Kraft und Energie. Fügen Sie das wohlschmeckende Küchengewürz prisenweise allen Speisen bei und denken Sie auch an den kraftspendenden **Bertramwein**. Zu jedem Essen einen Schluck trinken.

Zimt stärkt das Immunsystem und sollte so oft wie möglich eingesetzt werden.

Die **Kubebe** hilft ausgezeichnet, wenn man angespannt ist und sich unter Druck fühlt. 3 Mal täglich 2–3 Früchte dieser Pfefferart im Mund zerkauen.

Die **Mispel** ist eine alte heimische Frucht und trägt viel zur Stärkung und Gesunderhaltung bei. Mispeln so oft wie möglich als Mus oder Marmelade essen bzw. in Form von Sirup trinken. Marmelade, Mus und Sirup erhalten Sie auch im Hildegard-Fachhandel.

Pflanzen Sie diesen hübschen und pflegeleichten Strauch bzw. Baum wenn möglich in Ihrem Garten.

Sodbrennen

Sodbrennen entsteht meist auf Grund von zu üppigem, zu fettem, zu säuerndem und zu reichlichem Essen. Bei Neigung zu Sodbrennen täglich 5–10 rohe **Mandeln** essen, diese wirken basisch.

Auch Fenchel wirkt basisch und bringt im Akutfall rasch nötige Hilfe. Zudem ist er ein Frohmacher. Immer wieder zwischendurch rohe oder gekochte **Fenchelkörner** kauen.

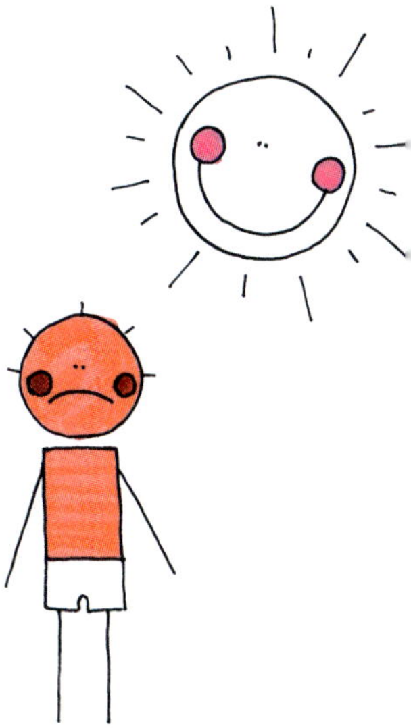

Sonnenbrand

Auch wenn hinlänglich bekannt ist, dass man direkte Sonneneinstrahlung meiden sollte, kommt es doch immer wieder zu Sonnenbrand. Manche Kinder sind auch besonders empfindlich und deshalb ist es sinnvoll, **Leinsamengel** (siehe auch unter Verbrennung) auf Vorrat herzustellen. Bei Bedarf das angewärmte Gel so oft wie möglich auf die betroffene Stelle streichen.

Das **Rebstockwasser** hilft bei Augenentzündungen bzw. Augenschmerzen jeglicher Art, auch aufgrund von zu viel Sonneneinstrahlung. 3–4 Mal täglich die Augenlider damit bestreichen.

Stürze / Schock

Nach Stürzen und in Schockzuständen **Hirschzungenfarnpulver** aus der Hand schlecken bzw. in warmem Traubensaft trinken.

Übelkeit

Bei Übelkeit sitzen, liegen oder in die Hocke gehen, um den Kreislauf zu schonen, außerdem viel Wasser trinken. Bei kreislaufbedingter Übelkeit **Galgantwurzeln** kauen oder **Galgantglobuli** einnehmen. Globuli eignen sich besonders für Kleinkinder und für Personen, denen die Galgantwurzeln zu scharf sind. **Galganttropfen** bringen ebenfalls rasche Besserung.

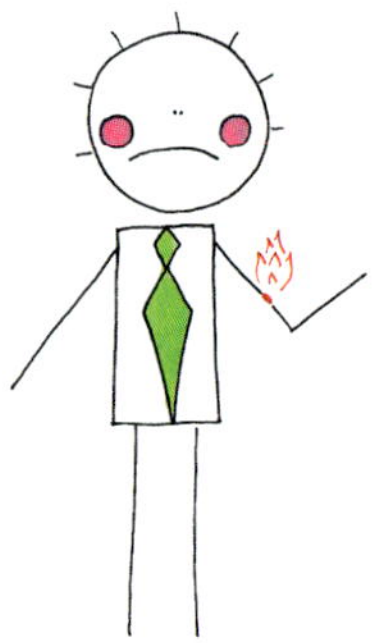

Verbrennung

Eines der hilfreichsten Mittel ist das **Leinsamengel**. Das Gel so oft wie möglich warm auf die betroffene Stelle streichen. Obwohl es warm aufgetragen wird, hat es angenehm kühlende Wirkung.

Nach Abheilen der Verbrennung die betroffene Stelle immer wieder mit **Veilchencreme** bestreichen.

Verletzungen, Wundbehandlung

Nach Operationen und bei größeren Verletzungen trägt das **Schafgarbenpulver** zur schnelleren Wundheilung bei: 1–2 Messerspitzen Schafgarbenpulver mehrmals täglich in Fencheltee einnehmen. Das Schafgarbenpulver nicht mitkochen.

Sie können auch einen **Schafgarbenumschlag** herstellen: Frische Schafgarbe oder Trockenkraut in Wasser kochen, in ein Leinentuch geben und auflegen. Den Umschlag jeweils neu zubereiten und 2–3 Mal täglich anwenden.

Eisenkraut hat eine stark entzündungshemmende Wirkung. Ein Leinensäckchen oder einen Teefilter mit Eisenkraut füllen, in kochendes Wasser geben und kurz quellen lassen. Dann ausdrücken und warm auflegen.

Im Falle einer Verbrennung ein Stück Leinenstoff bügeln, damit es keimfrei ist, in warmes Leinsamengel eintauchen und als **Leinsamenumschlag** auf die Brandwunde legen. Den Umschlag erneuern, sobald er trocken oder unangenehm kalt ist.

Die **Veilchencreme** bewirkt eine schöne Narbenbildung. Die Wundränder immer wieder mit Veilchensalbe bestreichen. Die Veilchensalbe nie direkt auf die frische Wunde geben.

Verschleimungen

Bei Kindern, die zu Verschleimungen im Brust- und Kopfbereich neigen, muss auf die Ernährung und auf kohlensäurehaltige Getränke besonders geachtet werden. **Bertrampulver** häufig einsetzen und größere Kinder Bertram „ziehen lassen", damit die Säfte fließen können und nicht verschleimen. Erbsen, Linsen, Lauch, aber auch Milch, Bananen und Kartoffeln verschleimen. Klären Sie zudem bei einem Arzt Ihres Vertrauens etwaige Lebensmittelunverträglichkeiten ab.

Gesonnter Zucker ist ein bewährtes Mittel, das mit Hilfe der gespeicherten Sonnenenergie den Husten lindert und Verschleimungen löst. Bei Husten diesen Zucker pur oder in Tee verabreichen. Auch **Röstzucker** ist ein Hustenmittel. 3 Mal täglich ½–1 Teelöffel davon einnehmen.

Der **Akeleihonig** hilft besonders bei Bronchitisanfälligkeit und Neigung zu Polypenbildung, die immer ein Zeichen von zu viel Schleim sind. Pro Tag 1–2 Teelöffel Akeleihonig dem Alter entsprechend auf den Tag aufteilen.

Das **Brombeerelixier** löst den Schleim und erleichtert das Abhusten. Mehrere Wochen lang 3x pro Tag nach dem Essen einen Schluck warmen Wein trinken. Das Elixier ist im Fachhandel erhältlich, kann aber für Kinder auch selbst hergestellt werden.

Das **Pfingstrosenelixier** wirkt bei Verschleimungen im Kopf- und Brustbereich, bei Bronchitis und schleimigem Auswurf. Es ist im Handel erhältlich, kann aber auch selbst hergestellt werden. Mehrmals täglich schluckweise davon trinken.

Der **Salbeiwein** hilft gegen Verschleimungen durch Umweltgifte, Diätfehler oder Infekte. 2–3 Mal pro Tag ein Likörglas Saft warm trinken.

Bei Verschleimungen im Kopfbereich ein frisches **Salbeiblatt** rollen, in die Nasenhöhle stecken und durch dieses einatmen (Nasenlöcher wechseln).

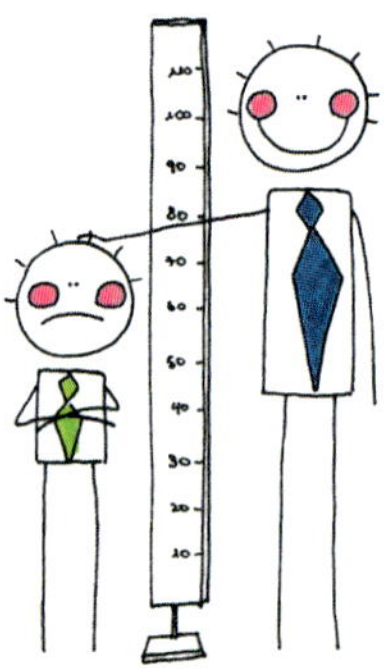

Wachstumsbeschwerden

In Wachstumsphasen macht Jugendlichen oft der Kreislauf zu schaffen. Achten Sie als Eltern darauf, dass Ihre Kinder viel frische Luft und genügend Bewegung haben. Für rasche Hilfe bei Kreislaufproblemen sorgen in jedem Fall **Galgantglobuli** oder **Galganttropfen**. 5 Galgantglobuli bzw. 5–15 Galganttropfen einnehmen. Weitere Heilmittel finden Sie unter den Begriffen Kreislauf und Wadenkrämpfe.

Wadenkrämpfe

Gerade in Wachstumsphasen, häufig nachts, haben Kinder und Jugendliche Wadenkrämpfe. Deshalb nicht nur in Akutsituationen, sondern auch vorbeugend die Waden immer wieder mit **Rosen-Olivenöl** so lange kräftig einreiben, bis sie warm sind. Dieses schmerzlindernde Öl hilft auch bei sämtlichen Koliken und Krämpfen. Wenn Sie kein Rosenöl zur Verfügung haben, verwenden Sie das Olivenöl pur.

Warzen

Warzen weisen immer auf ein geschwächtes Immunsystem hin. Dieses stärkt man am wirkungsvollsten mit Hilfe von **wärmenden Lebensmitteln und Gewürzen** wie Dinkel, Maroni, Fenchel, Zimt usw.

Warzen wegzubekommen ist ein sehr langwieriger Prozess, gelingt aber mit der Kombination von **Rubin**, **Veilchencreme** und **viel Geduld**. Mehrere Wochen lang immer wieder mit einem Rubin über die betroffene Stelle streichen und dies im 2-Stunden-Rhythmus wiederholen. Die betroffene Stelle zusätzlich mit **Veilchencreme** salben.

Zudem hilft das Bestreichen der Warzen mit einer Mischung aus **Olivenöl** und **Galgantpulver**.

Weizenallergie siehe auch Allergien

Weizenallergien treten immer häufiger auf und sind in den meisten Fällen durch die Verwendung von reinem Dinkel zu umgehen. Klären Sie ab, ob es sich bei der Allergie wirklich um eine Weizenallergie oder vielmehr um eine Zöliakie handelt.

Wunden siehe Verletzungen

Würmer

Nach Möglichkeit Steine von frischen Kirschen verwenden.

Hildegard erwähnt die **Essigkirschkerne** als mögliches Mittel: Das Innere der aufgeknackten Kirschsteine in Weinessig legen und 2 Tage quellen lassen. 2 Wochen lang 4–5 Mal täglich 1–2 Kerne essen, dann eine 1 Woche Pause machen und nochmals 2 Wochen lang 1–2 Kerne essen. Mit ihnen wird eine mehrwöchige Kur gemacht.

Zahnen

Bei Zahnschmerzen von Babys **Ölige Rebtropfen** außen auf den Backen im Zahnbereich einreiben.

Zudem ganze, getrocknete **Iriswurzeln** als „Beißring" anwenden. Wenn das Baby bzw. das Kleinkind auf der Wurzel herumbeißt, darf es nicht unbeaufsichtigt sein (Schluckgefahr!)

Zahnprobleme

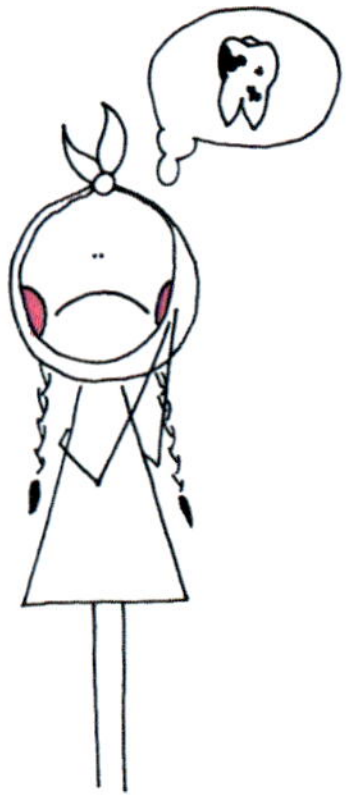

Bei entzündlichem Zahnfleisch und bei Bläschen im Mund- und Zungenbereich hilft der **Rubin** sehr rasch. Größere Kinder können den Stein alle 2 Stunden in den Mund nehmen und diesen 3 Minuten lang mit der Zunge hin und her rollen. Zusätzlich mit **Rubinwasser** spülen. Den Stein 1 Mal täglich 10 Minuten auskochen.

Die **Wermut-Eisenkraut-Auflage** hilft gut bei Eiterherden und nach Zahnoperationen sehr gut. Die gekochten Kräuter auf das Zahnfleisch oder außen auf die Wange legen bzw. binden. Die Behandlung bei Bedarf 3–4 Tage lang wiederholen.

Bei Zahnregulierungen 10 Tage lang **Wegerichhonig** einnehmen. Dann eine 2–3-wöchige Pause einlegen und von vorne beginnen. Der Wegerich unterstützt den Knochenaufbau.

Zöliakie

Die Zöliakie bzw. Glutenunverträglichkeit erfordert eine sehr konsequente Umstellung der Ernährungsgewohnheiten. Hier muss auch auf Dinkel verzichtet werden. Stellen Sie jedoch nicht den Verzicht in den Vordergrund, sondern entdecken Sie mit Ihren Kindern gemeinsam die Vielfalt an Lebensmitteln, die dennoch genossen werden dürfen: **Reis, Mais, Fleisch, Fisch, Milchprodukte** und alle **Gemüse- und Obstsorten**.

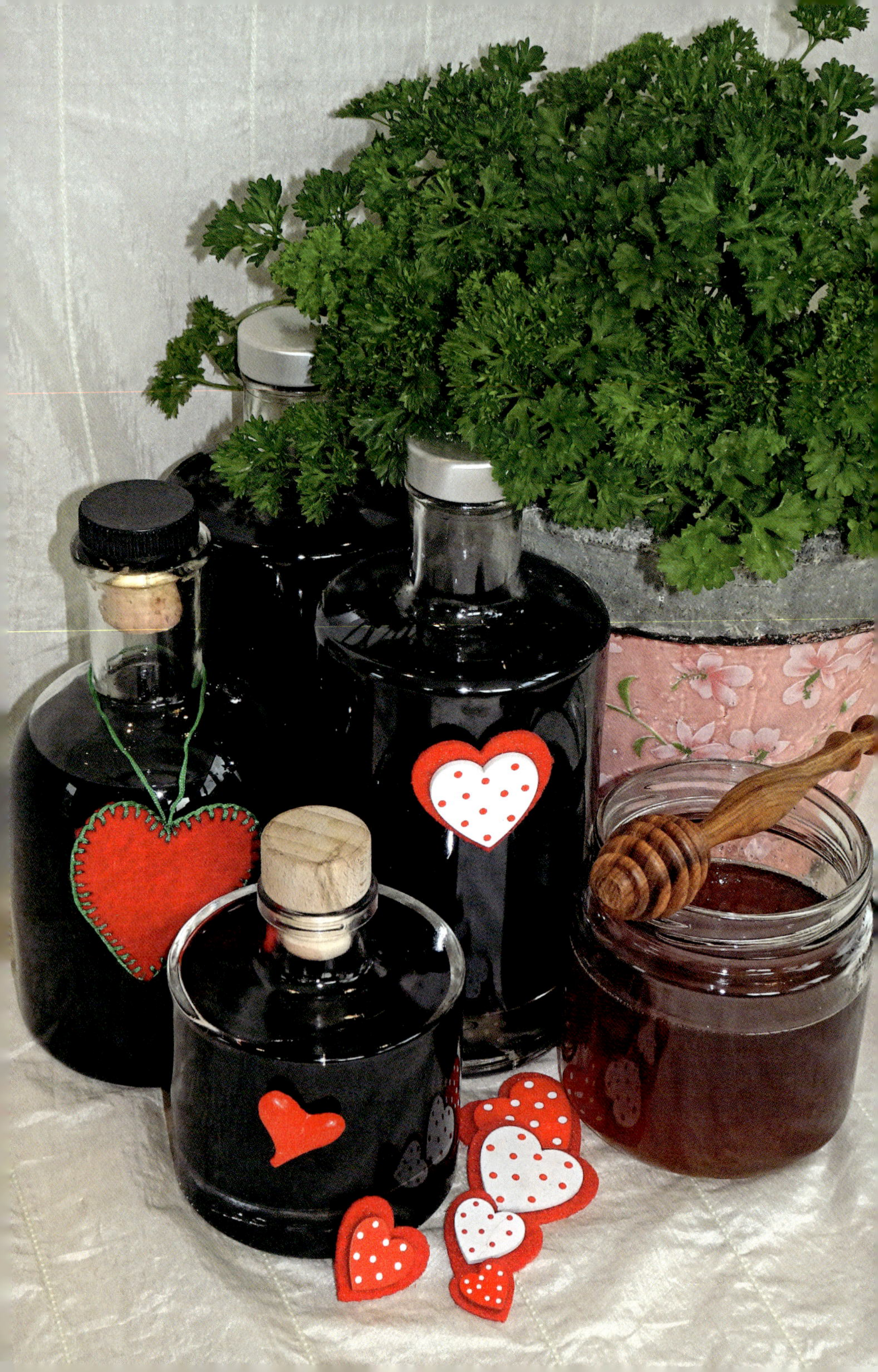

Die Herstellung von Heilmitteln und Elixieren

In diesem Kapitel wird in alphabetischer Reihenfolge die Herstellung und Anwendung der im Buch angeführten Hildegard-Mittel aufgelistet. Sie können die Heilmittel selbst herstellen, Sie können sie natürlich auch kaufen. Mittlerweile haben viele Apotheken und Naturkostläden einen großen Teil der Hildegard-Heilmittel in ihrem Sortiment. Sie sind auch über den Hildegard-Fachhandel (Adressen im Anhang) zu beziehen.

Einige wichtige Hinweise vorweg:

- Verwenden Sie zur Herstellung der Elixiere gute, gehaltvolle Weine.
- Den Wein kann man durchaus 10 Minuten „leer" kochen, bevor man die Kräuter dazugibt, damit der Alkohol verdampft. Sie können den Wein auch durch naturbelassenen Traubensaft ersetzen.
- Manche Elixiere enthalten Bienenhonig. Dieser muss kurz mitgekocht werden, auch wenn ein Teil der Vitalstoffe des Honigs verloren geht, da die Elixiere sonst nachgären können.
- Hildegards Mengenangabe ist häufig ein „Schluck". Dementsprechend nehmen kleine Kinder kleine Schlucke und große Kinder große Schlucke.
- Eltern sind gefordert, dem Alter der Kinder entsprechend, tröpfchen- und teelöffelweise die Dosierung selbst zu bestimmen. Bei Heilmitteln, die eine genaue Dosierung erfordern (z. B. Akelei), haben wir dies ausdrücklich vermerkt. Bei der Angabe von ½ Tropfen kann man einen Tropfen des Heilmittels mit etwas Wasser oder Tee verdünnen und davon nur die halbe Menge verabreichen.

Setzen Sie immer den Deckel auf den Kochtopf, damit nicht zu viel Flüssigkeit verdampft.

Akeleihonig

Er hilft gegen Verschleimungen jeder Art wie z. B. Angina, Polypen und Auswurf.
Herstellung: 25 Akeleiblätter mit einem Durchmesser von 2 cm ganz fein schneiden und mit 250 g Bienenhonig gut mischen. Das Honigglas am besten kopfüber im Kühlschrank aufbewahren, weil die Akeleiblätter so nach oben steigen.
Anwendung: Mehrmals täglich je nach Alter 1 Messerspitze bis 1 Teelöffel Akeleihonig gut einspeicheln.

Statt der Akeleiblätter kann auch 25 g Akeleipulver verwendet werden. Die Akelei ist giftig und nur in dieser kleinen Menge heilfähig.

Andorn-Hustenwein

Andornkräutermischung
1 Teil Andornkraut
3 Teile Fenchelkraut
3 Teile Dillkraut

Der Andorn-Hustenwein schmeckt zwar etwas unangenehm, er hilft aber ausgezeichnet.
Herstellung: ½ Liter Wein oder Traubensaft und 2 Esslöffel Andornkräutermischung 4 Minuten lang kochen.
Anwendung: Kindern bis zu 6 Jahren gibt man 3–4 Mal täglich ½–1 Teelöffel, Kinder bis zu 12 Jahren bekommen 3–4 Mal täglich 1 Esslöffel warmen Andorn-Hustenwein.

Andorn-Rahmsuppe

Sie hilft hervorragend bei hartnäckigen Erkältungen sowie chronischen Entzündungen der Mandeln und des Rachens.
Herstellung: 1 Esslöffel Andornkraut mit 1/8 Liter Wasser aufkochen und abseihen. Die Abkochung mit ¼ Li-

ter rotem Traubensaft ergänzen, 1 Esslöffel Butter oder Rahm beifügen und nochmals kräftig aufkochen.
Anwendung: Diese Suppe 2 Mal täglich warm trinken, bis die Symptome verschwunden sind.

Apfelknospenöl

Das Apfelknospenöl ist eines der wirksamsten Hildegard-Heilmittel gegen Migräne. Es ist einfach herzustellen und kann gut gelagert werden.
Herstellung: 100 g frische Apfelblütenknospen in eine Flasche geben und mit ½ Liter reinem Olivenöl übergießen. Die Knospen müssen alle bedeckt sein. Die Flasche 8 Tage in die Sonne stellen (nur die Sonnentage zählen – das Öl wird fast ranzig). Anschließend das Öl von den Knospen abtropfen lassen (nicht ausdrücken).
Anwendung: Nacken, Schläfen und Stirn gut einölen. Wenn die Migräneschmerzen besonders stark sind, auch die Kopfhaut bestreichen. Außerdem zusätzlich noch 1–3 Teelöffel Apfelknospenöl pro Tag einnehmen.

Aronstabelixier

Es hilft bei Traurigkeit, Depressionen und Stress.
Herstellung: 1 Liter Rot- oder Weißwein (oder Traubensaft) und 12 g (ca. 2 Esslöffel) geschnittene Aronstabwurzel 5 Minuten stark kochen. Abfiltern und auskühlen lassen. Eine Chromstahlpfanne erhitzen, ausgekühlten (!) Wein bzw. Saft in die heiße Pfanne geben und sofort vom Feuer nehmen, 1–2 gehäufte Esslöffel Bienenhonig dazugeben.
Anwendung: Pro Tag 2–3 Teelöffel einnehmen. Eine Kur von 3 Wochen machen und im Anschluss an die Kur bei Bedarf jeweils einen Schluck nehmen.

Das Aronstabelixier ist aufgrund des Arzneimittelgesetzes nicht in allen Ländern erhältlich. Erkundigen Sie sich am besten im Hildegard-Fachhandel.

Basilikumwein

Er hilft bei fieberhaften Zuständen mit Schüttelfrost.

Herstellung: 1 Teelöffel getrocknetes Basilikumkraut in ¼ Liter zuvor schon abgekochten Wein oder Traubensaft kochen, abseihen und etwas Bienenhonig dazugeben.

Anwendung: Vor und nach dem Essen und bei Bedarf auch nachts immer wieder schlückchenweise warm davon trinken.

Bertramwein

Dieser Stärkungswein fördert die Verdauung, leitet Gifte aus, reinigt den Magen und stärkt die Sehkraft sowie die gesamte Konstitution.

Herstellung: 1 gehäuften Esslöffel Bertramwurzeln über Nacht in 1 Liter Rotwein oder Traubensaft einweichen und stehen lassen. Am Morgen 10 Minuten kochen, abfiltern und anschließend 1–3 Esslöffel Bienenhonig dazugeben. In saubere Flaschen abfüllen und im Kühlschrank lagern.

Anwendung: Zu jedem Essen einen Schluck von diesem Wein trinken.

Bibernellmischpulver

Bibernellmischpulver
62 g Mutterkümmel
22 g weißer Pfeffer
16 g Bibernell

Es hilft bei Schwangerschaftserbrechen und Reisekrankheit sowie bei Übelkeit nach Chemotherapien.

Anwendung: 2–3 Mal pro Tag ½ Teelöffel Bibernellmischpulver auf ein Stückchen Brot geben und essen.

Birnbrei

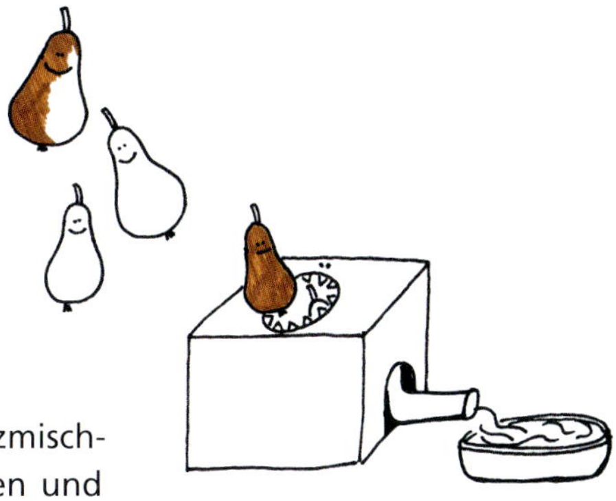

Der Birnbrei ist auch als Bärwurzbirnhonig bekannt und ist ein Entgiftungs- und Entschlackungsmittel, er hilft bei Atembeschwerden, Asthma und Migräne.
Herstellung: 1 Kilogramm reife Birnen schälen, Kerngehäuse entfernen und mit viel Wasser weich kochen. Wasser abgießen, Birnen pürieren. 35 g Gewürzmischpulver mit 150 g Bienenhonig aufwärmen und gut mischen, Birnenpüree beifügen und nochmals aufkochen lassen. In kleine Gläser abfüllen und im Kühlschrank aufbewahren.
Anwendung: Morgens nüchtern ½–1 Teelöffel, nach dem Mittagessen 1–2 Teelöffel, vor dem Schlafengehen 1–3 Teelöffel einnehmen. Es ist wichtig, eine Kur von mindestens 6 Wochen durchzuhalten. Im Idealfall sollte sie über 3 Monate gemacht werden.

Brombeerelixier

Das Brombeerelixier ist das beste Mittel gegen Verschleimungen.
Herstellung: ½ Liter Weißwein oder weißen Traubensaft, 1 gehäuften Esslöffel Kräutermischung und 1 Esslöffel Honig 4 Minuten kochen und abfiltern (gut ausdrücken).
Anwendung: Mehrere Wochen lang 3x pro Tag nach dem Essen einen Schluck warmen Wein trinken.

Kräutermischung
9 g geschnittene Brombeerblätter
9 g geschnittene Bertramwurzeln
2 g Ysopkraut
5 g Oregano

Dinkelabkochung

Die gekochten Körner unter Blattsalate mischen.

Sie trägt zur Darmsanierung und Entgiftung bei, gibt Kraft und Energie.
Herstellung: 1 Liter Wasser und 1 Tasse Dinkel so lange zugedeckt kochen, bis die Körner aufbrechen. Die Dinkelabkochung immer frisch zubereiten, denn sie wird schnell sauer.
Anwendung: Eventuell würzen oder mit etwas Honig süßen und immer wieder als Getränk servieren.

Dotterkekse

Die Dotterkekse sind ein Heilmittel und keine Kekse im üblichen Sinn. Sie helfen bei Übelkeit nach Chemotherapie, Schwangerschaftserbrechen und Reiseübelkeit.
Zutaten: 8 Eidotter, 100 g Dinkelmehl, 1–2 Teelöffel des Bibernellmischpulvers (siehe Seite 170), 2 Messerspitzen Salz
Herstellung: Die Dotter mit dem Salz schaumig rühren. Das Mehl und die Pulvermischung unterrühren. Den eher dünnen Teig auf ein gefettetes Blech legen und in Rauten schneiden. Bei 160 ° goldgelb backen.

Durchfallei

Denken Sie speziell auf Reisen in südliche Länder daran, dieses Heilmittel mitzunehmen.

Es hilft bei jeder Art von Durchfall.
Herstellung und Anwendung: 2 Eigelb und 1 Teelöffel Durchfallpulver verquirlen und auf ein Backpapier aufstreichen. Im Backrohr bei 50 ° trocknen. In einem Vorratsglas aufbewahren und bei Bedarf teelöffelweise einnehmen. Es ist 3–4 Monate lang haltbar.

Durchfallsuppe

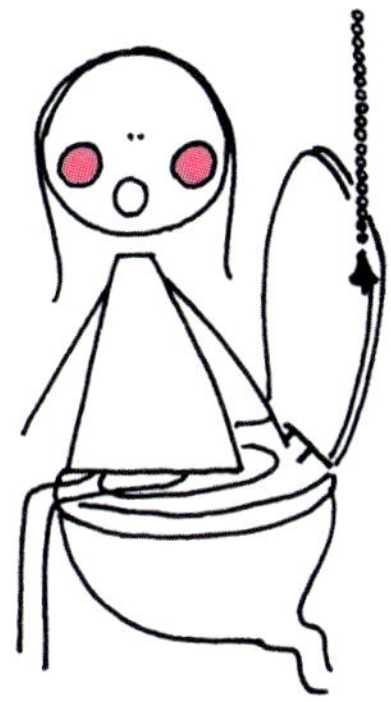

Herstellung: 4 Esslöffel Dinkelfeinmehl unter ständigem Rühren abrösten. 1–2 Teelöffel Durchfallpulver dazugeben und mit 500–600 ml Wasser (eventuell Kristallwasser) aufgießen. Unter Rühren ca. 10 Minuten köcheln lassen. 2 Eigelb unterrühren, mit Salz würzen und nochmals 2 Minuten köcheln lassen.
Anwendung: Die Suppe in eine Thermoskanne geben und alle 2 Stunden je nach Alter 50–100 ml davon essen.

Durchfallpulver auf Brot

Das ist die „schnelle" Variante gegen Durchfall.
Anwendung: Mehrmals täglich 1 Messerspitze Durchfallpulver auf einem Stück Dinkelbrot essen und gut kauen.

Durchfallpulver
8½ g Mutterkümmel
1½ g weißer Pfeffer

Edelkastanienbad

Es hilft bei Rheuma, bewirkt einen wohltuend tiefen Schlaf und ist auch jenen Menschen zu empfehlen, die leicht zornig werden.
Herstellung: Holz, Rinde, Blätter, Schalen und Früchte der Edelkastanie sammeln, fein häckseln und bei 60 Grad im Backofen trocknen und am besten in Papiersäcken kühl und trocken lagern. 200 Gramm Trockenmaterial in 3 Liter Wasser 12 Stunden einweichen und dann abkochen und abseihen.
Anwendung: Den Absud dem Badewasser beimengen oder als Aufguss für die Sauna verwenden.

Eisenkrautpackungen

Sie helfen bei Entzündungen, Furunkeln und Abszessen.
Herstellung: Ein Leinensäckchen oder einen Teefilter mit Eisenkraut füllen, in kochendes Wasser geben und kurz quellen lassen.
Anwendung: Das Leinensäckchen ausdrücken und warm auflegen. Diese Eisenkrautauflage mindestens 2 Stunden lang einwirken lassen. Je länger sie einwirkt, umso besser die Tiefenwirkung. Allerdings darauf achten, dass die Packung nicht auskühlt.

Fenchel-Balsam-Tee

Kinder und Jugendliche nehmen die Fenchel-Balsam-Tropfen wesentlich lieber. Diese sind im Hildegard-Fachhandel erhältlich.

Er hilft bei Nervenschwäche und in Stresszeiten.
Herstellung und Anwendung: 1 Teelöffel Fenchel-Balsam-Kraut mit ¼ Liter Wasser aufbrühen, 2–3 Minuten lang ziehen lassen, abseihen, auskühlen lassen und über den Tag verteilt kalt trinken.

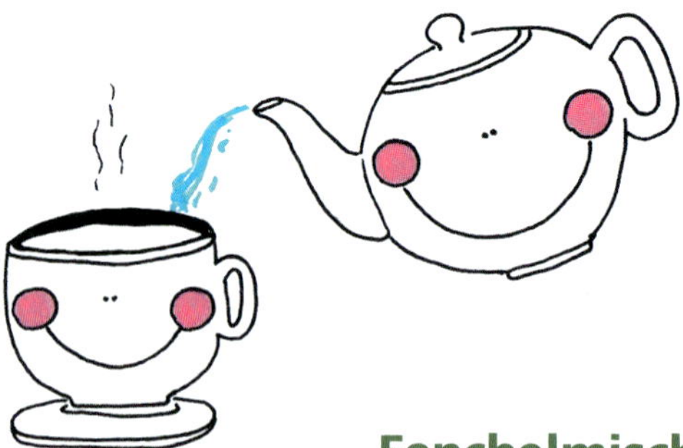

Fenchelmischpulver

Es ist auch als Sivesanpulver bekannt und wirkt stark und zuverlässig. Es gehört zu den wichtigsten Universalheilmitteln der Hildegard-Lehre, stärkt Herz und Kreislauf, bewirkt eine gute Durchblutung und entsäuert.

Anwendung: Etwa eine Stunde nach dem Mittag- und Abendessen 2 Messerspitzen Fenchelmischpulver in einem Gläschen gewärmten Wein (wenn möglich Herzwein) einnehmen.

Dieses Pulver eignet sich als Familienheilmittel und kann in Stresszeiten von allen genommen werden.

Fenchel-Dill-Kräuter

Herstellung und Anwendung: Einen Tonteller im Backofen bei 180 ° erhitzen, aus dem Ofen nehmen und auf ein Holzbrett stellen. Dann je zur Hälfte Dillkraut und Fenchelkraut daraufgeben und die entstehenden Dämpfe durch Mund und Nase einatmen. Die gerösteten Kräuter zudem auf ein Stück Dinkelbrot geben und essen.

Flohsamenwein

Dieser „Frohmacher-Wein“ fördert die Verdauung, hilft bei Allergien und Heuschnupfen, lockert die Psyche und wirkt beruhigend.
Herstellung: 1 Liter Rotwein mit 4 gehäuften Teelöffeln Flohsamen ¼ Stunde stark kochen und absieben.
Anwendung: 3 Mal täglich vor dem Essen einen Schluck warmen Wein trinken. Den Flohsamenwein so lange einnehmen, bis die Symptome verschwunden sind.

Die Hildegard-Kräuterweine immer temperiert trinken. Behalten Sie einen Schluck Kräuterwein so lange im Mund, bis er Körpertemperatur angenommen hat.

Galgantwein

Der Galgantwein ist der sogenannte Hildegard-Schmerzwein.
Herstellung: ½ Liter roten Traubensaft bzw. „leer“ ge-

kochten Wein und 1 Teelöffel Galgantwurzeln 10 Minuten kochen lassen und abseihen.
Anwendung: Bei Schmerzen einen Schluck Wein warm trinken.

Gelöschter Kinderwein

Für Erwachsene besteht ein umgekehrtes Mengenverhältnis: 100 ml Wein werden mit 50 ml Wasser abgelöscht.

Der gelöschte Kinderwein besänftigt das Gemüt. Er hilft bei Zorn, Verstimmungen und Wetterfühligkeit.
Herstellung und Anwendung: 50 ml Wein zum Kochen bringen und sobald sich Bläschen bilden 100 ml Wasser dazugeben. Sofort von der Herdplatte wegstellen und über den Tag verteilt schluckweise trinken.
Variante: 100 ml Traubensaft zum Kochen bringen und mit 50 ml Wasser „ablöschen".

Gerstenbad

Das Gerstenbad kräftigt Muskeln, Gefäße und Gelenke, zudem macht es die Haut weich und geschmeidig.
Herstellung und Anwendung: 3 Tassen Gerstenkörner in 4 Liter Wasser eine Stunde auskochen. Das Wasser abseihen und den Absud entweder dem Badewasser beigeben oder ein Fußbad nehmen. Für gezielte Anwendungen Leinentücher in den Absud tauchen und Umschläge bzw. Gesichtswaschungen machen.

Gesonnter Zucker / Röstzucker

Herstellung und Anwendung: Rohrohrzucker dünn auf einem Tablett verteilen und im Sommer bei Schönwetterperioden einige Tage „sonnen". Bei Husten diesen Zucker pur oder in Tee verabreichen. Als Alternative zum gesonnten Zucker kann **Röstzucker** hergestellt werden: Einen flachen Stein auf ein Backblech legen, im Backrohr erhitzen und darauf Rohrohrzucker anrösten. 3 Mal täglich ½–1 Teelöffel Röstzucker einnehmen.

Gewürznelkenwasser

Es hilft bei Kopfschmerzen durch Wetterfühligkeit.
Herstellung und Anwendung: 1 Gewürznelke (Jugendliche 2–3) in einem Glas Wasser ca. 2 Stunden ziehen lassen und das Wasser schluckweise über den Tag verteilt trinken.

Die Nelken können auch über den Tag verteilt gekaut werden.

Gundelrebenpackung

Sie hilft bei Halsbeschwerden, Ohrenleiden und bei schwächlichen Kindern zur Stärkung der Muskulatur.
Herstellung: Gundelrebenkraut in Leinensäckchen füllen, die Säckchen verschließen und in kochendes Wasser legen. Herausnehmen, auswinden und so warm wie möglich auf die betroffenen Stellen auflegen. Warme Frotteetücher darübergeben und so lange wie möglich einwirken lassen.
Anwendung: Die Gundelrebenpackung über mehrere Wochen hinweg 3 Mal pro Woche anwenden.

Herzwein

Dieser Wein ist auch als Petersilienhonigwein bekannt. Er stärkt das Herz, erfreut die Seele, hilft bei Kreislaufstörungen, Kopfschmerzen und schlechter Laune.
Herstellung: 1 Liter Rotwein, 8–10 Stängel Petersilie und 2 Esslöffel Weinessig 5–10 Minuten kochen. An-

Bei Bedenken wegen des Alkohols kann der Herzwein auch mit Traubensaft hergestellt werden.

schließend 3 Esslöffel Bienenhonig dazugeben und nochmals auf kleinem Feuer 5 Minuten köcheln. Abschäumen und absieben. Der Herzwein sollte kühl gelagert werden.
Anwendung: Zur Unterstützung täglich einen Schluck, bei Problemen bis zu 5 Schlucke über den Tag verteilt trinken.

Hirschzungenelixier

Dieses Elixier bewirkt eine grundlegende Körperreinigung und ist ein hervorragendes Heilmittel bei Akne, Bronchienleiden, chronischem Asthma und zur Stärkung von Lunge und Leber.
Herstellung: 1 Liter Wein oder Traubensaft und 6 g Hirschzungenkraut 5 Minuten kochen. Dann mit 3 Esslöffeln Honig nochmals aufkochen und auskühlen lassen. 6 g Zimt und 3 g langen Pfeffer dazugeben und nach nochmaligem Aufkochen abfiltern.
Anwendung: 1. Woche: nach jedem Essen einen Schluck einnehmen, 2. bis 6. Woche: vor und nach dem Essen einen Schluck einnehmen.

Hirschzungenfarnpulver

Dieses Pulver wird bei migräneartigen Kopfschmerzen, Brustschmerzen und bei Schmerzen nach Unfällen eingesetzt.
Anwendung: 3–4 Mal am Tag 1 Messerspitze Hirschzungenfarnpulver aus der Handfläche schlecken oder in einem Schluck Wein einnehmen.

Kornelkirschenbad

Dieses Bad hilft besonders jugendlichen Rheumapatienten.
Herstellung und Anwendung: Holz, Rinde und Blätter der Kornelkirsche abkochen, das Wasser abseihen und den Absud dem Badewasser beimengen.

Mit den ausgekochten Blättern und Rindenstückchen zusätzlich Packungen auf den betroffenen Gelenken machen.

Lavendelwein

Der Lavendelwein stärkt die Leber und die Lunge.
Herstellung: 1 Liter Wein 5 Minuten kochen, dann 3 gehäufte Esslöffel Speiklavendel dazugeben, nochmals 5 Minuten kochen und absieben.
Anwendung: 3 Mal täglich pro Lebensjahr 2 Tropfen Lavendelwein trinken. Jugendlichen ½–1 Teelöffel des Elixiers verabreichen.

Leinsamenwickel

Er regt die Verdauung an, wirkt entzündungshemmend und leitet Gifte aus.
Herstellung: 100 g Leinsamen und 600 ml Wasser zu einem zähen, dicken Brei verkochen.
Anwendung: Den Brei auf die Hälfte eines alten Leinentuchs streichen, mit der zweiten Hälfte abdecken und auf die Gürtelzone legen. Mit Frotteetüchern warm halten und eine halbe Stunde ruhen.

Leinsamengel

Es hilft bei Hautproblemen und Verbrennungen und kühlt bei Sonnenbrand.

Herstellung: ½ Liter Wasser und 2–3 Esslöffel Leinsamen 10 Minuten sprudelnd kochen lassen und absieben. Das Gel (ohne Samen) nochmals aufkochen und in kleine Gläschen abfüllen. Im Kühlschrank aufbewahren.
Anwendung: Das Gel bei Verbrennungen und Hautreizungen angewärmt pur auftragen.

Leinsamenumschlag bzw. Leinsamenwickel

Anwendung: Im Falle einer Verbrennung ein Stück Leinenstoff bügeln, damit es keimfrei ist, in angewärmtes Leinsamengel eintauchen und auf die Brandwunde legen. Den Umschlag erneuern, sobald er trocken oder unangenehm kalt ist.

Malven-Wegerich-Umschlag

Dieser Umschlag lindert Schmerzen und unterstützt den Heilungsprozess bei Knochenbrüchen.
Herstellung und Anwendung: Frische Malvenblätter und Wegerichblätter (oder Wegerichwurzeln) im Verhältnis 1:5 in ein Leinensäckchen geben, kurz in Wasser abkochen und warm auf die schmerzende Stelle legen.

Maronibrei

Der Maronibrei ist ein allgemeines, zuverlässiges Kräftigungsmittel und hilft speziell auch bei Magen-Darm-Schwäche.
Herstellung: Einige geschälte Edelkastanien in Wasser weich kochen und anschließend zu Brei zerdrücken. In

einer Tasse 2 Esslöffel Dinkelfeinmehl, 1 gehäuften Teelöffel Süßholzpulver und 1 gestrichenen Teelöffel Engelsüßpulver mit etwas Wasser zu einem dünnen Teig vermengen. Diesen Teig mit dem Kastanienbrei zusammen nochmals kochen.
Anwendung: Über einen längeren Zeitraum hinweg (mindestens 2–3 Wochen) 2 Mal am Tag einige Löffel davon essen.

Es ist wichtig, den Maronibrei immer wieder frisch zuzubereiten, da er nur so seine optimale Heilkraft entfalten kann.

Maronihonig

Er ist ein hervorragendes Lebermittel, stärkt zudem die Abwehrkräfte und sollte bei allen inneren Erkrankungen eingesetzt werden.
Herstellung und Anwendung: 500 g Bienenhonig vorsichtig erwärmen und mit 150 g Maronimehl gut verrühren. Täglich 1 Esslöffel Maronihonig pur oder als Brotaufstrich am Morgen oder am Abend vor dem Schlafengehen essen.

Meisterwurzwein

Der Meisterwurzwein ist ein Universalmittel bei Fieber. Die Meisterwurzkur hat sich vor allem bei Stirn- und Nebenhöhlenentzündungen und hartnäckiger Bronchitis bewährt.
Herstellung: 1 Teelöffel bis 1 Esslöffel klein geschnittene Meisterwurz in eine Tasse geben und so viel Wein hinzufügen, bis die Wurzeln gut bedeckt sind (Wurzeln quellen nach), und über Nacht stehen lassen. Am Morgen nochmals 3–5 Esslöffel Wein zugeben und abseihen.
Anwendung: Den Wein jeweils vor den Mahlzeiten einnehmen und wenn möglich aufbrauchen. Am En-

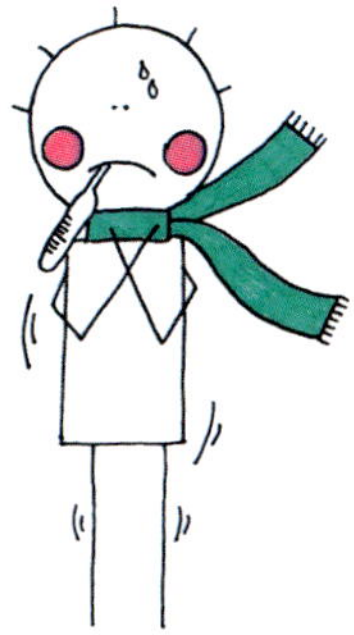

Die Zubereitung des Meisterwurzweins ist natürlich auch tagsüber möglich. Er sollte jedoch mindestens 6 Stunden ziehen können. Für die folgenden Tage den Wein über Nacht ansetzen.

de des Tages den Rest wegschütten, denn dieser Fieberwein muss jeden Tag frisch zubereitet werden. Den Meisterwurzwein in leichten Fällen 3 Tage, in schweren Fällen 5 Tage lang trinken.

Meisterwurzkur: 5 Tage einnehmen, 5 Tage Pause, 3 Tage einnehmen, 3 Tage Pause, einen Tag einnehmen, einen Tag Pause, 3 Tage einnehmen, 3 Tage Pause und 5 Tage einnehmen.

In hartnäckigen Fällen dieses Auf und Ab von 5–3–1 wiederholen. Die Symptome sollten drei Tage verschwunden sein, bevor die Kur beendet wird.

Muskatellersalbeiwein

Der Muskatellersalbeiwein wird auch Sclarea-Elixier genannt und hilft generell bei allen Magenleiden wie Magenschmerzen, Sodbrennen, Aufstoßen, Verdauungsschwäche oder Appetitlosigkeit.

Kräutermischung
18 g Muskatellersalbei
6 g Fenchel
2 g Poleiminze

Herstellung: 1 Liter Weißwein und 4 Esslöffel Kräutermischung zusammen 5 Minuten kochen, absieben, etwas abkühlen lassen und 2–3 Esslöffel Bienenhonig beifügen.

Anwendung: Nach jedem Essen 1–2 Schlucke Muskatellersalbeiwein trinken.

Muskatellersalbeitee

Dieser Tee beruhigt den nervösen Magen.

Herstellung und Anwendung: 1 TL Muskatellersalbeikräuter mit ½ Liter Wasser kalt ansetzen, dann aufkochen, 2 Minuten lang ziehen lassen, absieben und mit etwas Honig süßen. In eine Thermoskanne füllen und nach dem Mittag- und dem Abendessen davon trinken.

Mutterkrautsuppe

Die Mutterkrautsuppe wirkt rasch krampflösend, deshalb 2–3 Mal am Tag Mutterkrautsuppe essen, bei Bedarf auch schon zwei Tage vor Beginn der Regel.
Herstellung: 1 EL Dinkelmehl mit 1 TL Butterschmalz in einer Pfanne anschwitzen. Mit ¼ Liter Wasser ablöschen, glatt rühren, mit Salz würzen und aufkochen lassen. 4–5 Blättchen klein geschnittenes Mutterkraut beigeben und 1–2 Minuten mitkochen lassen.

Onyxessig

Er wird vor allem bei Fieber und Schüttelfrost eingesetzt.
Herstellung und Anwendung: Einen Onyx 5 Tage lang in ½ Liter Rotweinessig legen. Danach den Stein herausnehmen und mit dem Essig Salate und Speisen würzen.

Pelargonienwein

Der Pelargonienwein hilft bei Grippe, Fieber und Brustschmerz rasch und zuverlässig, da er dazu beiträgt, Giftstoffe auszuschwitzen. Der Pelargonienwein wird auch Erkältungs- oder Grippewein genannt.
Herstellung und Anwendung: ⅛ Liter Wein 10 Minuten zugedeckt köcheln lassen, damit der Alkohol verdampft, oder ⅛ Liter Traubensaft erwärmen, dann ½ Teelöffel Pelargonienmischpulver beifügen und dem erkälteten Kind verabreichen. Wenn möglich sollte das Kind gleich schlafen gehen.

Petersilienhonigwein

Der Petersilienhonigwein ist auch als Herzwein bekannt, weil er das Herz stärkt und die Seele erfreut. Er hilft bei sämtlichen Herzproblemen, bei Kreislaufstörungen, Kopfschmerzen, Wetterfühligkeit und auch bei Sorgen.

Herstellung: 1 Liter Rotwein, 8–10 Stängel Petersilie und 2 Esslöffel Weinessig 5 Minuten kochen. Anschließend 3 Esslöffel Bienenhonig dazugeben und nochmals auf kleinem Feuer 5 Minuten köcheln lassen. Abschäumen und absieben. Der Herzwein sollte kühl gelagert werden.

Anwendung: Pro Tag einen Schluck Wein, bei Problemen mindestens 5–6 Schlucke über den Tag verteilt, trinken.

Pfingstrosenwurzel-Elixier

Es hilft speziell bei Verschleimungen im Kopf- bzw. Brustbereich, bei Bronchitis und schleimigem Auswurf. Es ist im Handel erhältlich, aber auch leicht selbst herzustellen

Das Pfingstrosenwurzel-Elixier nicht mit dem Pfingstrosenelixier verwechseln.

Herstellung und Anwendung: 3 EL Pfingstrosensamen und in Scheibchen geschnittene Pfingstrosenwurzel 3–4 Minuten in 1 Liter Traubensaft kochen lassen. Mehrmals täglich schluckweise davon trinken. Wenn der Wein aufgebraucht ist, kann der Grundextrakt noch 3 Mal verwendet werden. In diesen Fällen den Wein nur mehr bis zum Siedepunkt erhitzen, aber nicht mehr kochen lassen.

Poleiessighonig

Der Poleiessighonig reinigt den Magen, stärkt die Sehkraft und verbessert die Körperausdünstung.
Herstellung: 3 Esslöffel lauwarmen Bienenhonig mit 100 ml lauwarmem Weinessig gut vermengen. Dann 1 Teelöffel Poleiminzepulver dazugeben und gut verrühren.
Anwendung: Täglich, je nach Alter, ½ Teelöffel bis 1 Esslöffel vor dem Mittag- und Abendessen einnehmen.

Da der Poleiessighonig sehr scharf ist, verdünnt man ihn am besten mit etwas Tee.

Rainfarn-Mehlsuppe

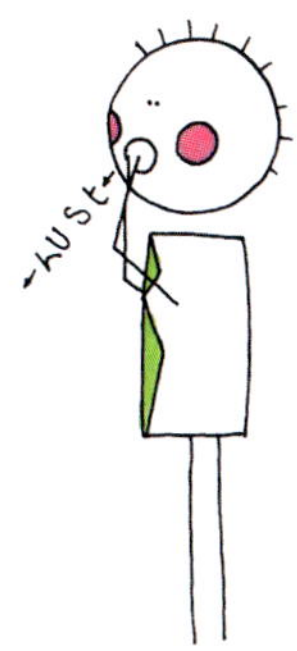

Sie lindert Hustenreiz und wird sinnvollerweise als Abendsüppchen gegeben. So sorgt sie für einen ruhigen Schlaf.
Herstellung und Anwendung: 1 Msp. Rainfarnpulver und 1 EL Dinkelmehl mit etwas kaltem Wasser glatt rühren. Dann dieses Mehlwasser in ¼ Liter kochendes Wasser einrühren. Butter dazugeben und 1–2 Mal pro Tag einen Teller dieser Suppe essen.

Rosen-Olivenöl

Das Rosen-Olivenöl hat eine schmerzlindernde Wirkung und hilft sehr gut bei Rheuma- und Gliederschmerzen, bei kalten Füßen, aber auch bei Wadenkrämpfen.
Herstellung: Rosenblütenblätter möglichst früh am Morgen sammeln und in ein dunkles Schraubglas geben. Mit kalt gepresstem Olivenöl gut bedecken und in die Sonne stellen. Zwei Wochen lang jeden Tag schütteln, abseihen und das Öl kühl und dunkel aufbewah-

ren. Wer keine frischen Rosenblätter zur Hand hat, kann 50 ml Olivenöl mit einigen Tropfen Rosenöl mischen.

Anwendung: Das Rosen-Olivenöl so lange gut einmassieren, bis die behandelte Stelle warm ist.

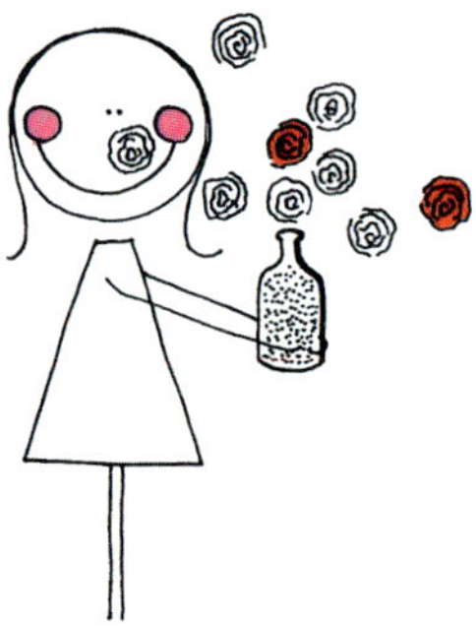

Laut Hildegard tröstet der Salbei und die Rose erfreut.

Rosenriechpulver

Das Rosenriechpulver beruhigt und sorgt für einen geruhsamen Schlaf.

Herstellung und Anwendung: Rosenblütenblätter und Salbeiblätter trocknen. Die Blätter zerkleinern und in ein kleines Schlummerkissen füllen oder die Blätter pulverisieren und in einer kleinen Dose bei sich tragen. In zornigen Zeiten immer wieder daran riechen.

Salbeitee-Kur

Salbeitee ist ein schnell wirksames Mittel gegen Mundgeruch. Immer wieder schlückchenweise davon trinken.

Diese Kur hilft bei Rheuma, Stoffwechselstörungen, Atemgeruch, Verschleimungen, Blasenschwäche und Konstitutionsschwächen.

Herstellung: ½ Liter Wasser (Kristallwasser) und 2–3 Salbeiblätter 4 Minuten lang kochen und sofort absieben (nicht ziehen lassen).

Anwendung: Den Salbeitee in eine Thermoskanne geben und über den Tag verteilt trinken. Dies 4 Wochen lang täglich wiederholen. Nach einer Pause von weiteren vier Wochen nochmals vier Wochen lang täglich ½ Liter Salbeitee trinken. Die 4-wöchige Pause ist unbedingt einzuhalten.

Salbeiwein

Er hilft bei Verschleimungen durch Umweltgifte, Diätfehler oder Infekte.
Herstellung und Anwendung: 5 Salbeiblätter in ¼ Liter Traubensaft oder Rotwein 2 Minuten kräftig kochen. 2–3 Mal pro Tag ein Likörglas Saft warm trinken.

Schafgarbenumschlag

Die Schafgarbe ist das Hildegard-Wundheilmittel und sollte bei sämtlichen Wundbehandlungen zum Einsatz kommen.
Herstellung: 2 Teelöffel Schafgarbenkraut in ½ Liter Wasser kochen und das Kraut abseihen.
Anwendung: Leinentücher in den Absud tauchen, auswinden und auf die Wunde legen. Die Leinentücher unbedingt nach jeder Anwendung auskochen bzw. wechseln.

Schlüsselblumenwasser

Das „gesonnte" Schlüsselblumenwasser hellt die Stimmung auf, hilft bei Melancholie und Schwangerschaftsdepressionen.
Herstellung und Anwendung: 1 Handvoll frische Schlüsselblumenblüten oder Trockenkraut in ½ Liter Wasser an die Sonne stellen, dann abseihen und über den Tag verteilt trinken.

Stimmkräuterwein

Stimmkräutermischung
1 Teil Königskerze
1 Teil Fenchel

Er hilft bei Heiserkeit, Erkältungen, Stimmbandproblemen, bei starker Beanspruchung der Stimme und ist auch ein hervorragendes Mittel für Sänger.

Herstellung: ¼ Liter Rotwein 10 Minuten leer kochen und 1 Esslöffel der Stimmkräutermischung 4 Minuten lang kochen, absieben und etwas Bienenhonig dazugeben.

Anwendung: 1 Schluck pro Stunde warm einnehmen. Die hergestellte Menge am besten in eine Thermoskanne füllen.

Veilchencreme

Sie hilft unter anderem bei Hautproblemen, blauen Flecken, Durchblutungsstörungen, Furunkeln, Herpes, Warzen u. v. m. Die Veilchencreme ist schwierig herzustellen, da man Bockstalg benötigt. Deshalb ist es sinnvoll, diese Universalcreme im Fachhandel zu beziehen.

Veilchenelixier

Zur Herstellung des Veilchenelixiers die geschnittenen Wurzeln von Galgant und Süßholz verwenden, da das Pulver zu scharf wäre.

Es hilft bei Melancholie, Arbeitsunlust, Traurigkeit und dadurch bedingten Lungenbeschwerden.

Herstellung: 1 Liter Rotwein einige Minuten leer kochen und dann mit 10 g Galgantwurzel, 20 g Süßholzwurzel, 15 g Veilchenblüten und -blättern weitere 5 Minuten kochen lassen. Vom Herd nehmen und über Nacht ziehen lassen. Am nächsten Tag alles nochmals kurz aufkochen, dann abfiltern und in Flaschen füllen.

Anwendung: 3 Mal täglich einen Schluck trinken.

Veilchenöl

Es hilft bei blauen Flecken, Nierenschmerzen, bei Überbeinen und gutartigen Geschwulstbildungen.
Herstellung: 250 ml Olivenöl und 2 gehäufte Esslöffel Veilchenblüten und -blätter langsam erhitzen, bis sich kleine Bläschen bilden. Dann sofort vom Feuer nehmen und über Nacht stehen lassen. Am nächsten Tag abfiltern und in kleine Fläschchen füllen.
Anwendung: Mehrmals täglich die betroffene Stelle mit Veilchenöl einreiben.

Wacholderbeerenelixier

Dieses Elixier bei Asthma und Kurzatmigkeit einsetzen.
Herstellung: 2 g Wacholderbeeren, 4 g Königskerzenblüten oder -kraut und 8 g Bertram 5 Minuten in 1 Liter Wein kochen. Dann 5 g Alantwurzeln beifügen und einen Tag stehen lassen. Nicht abfiltern und jeden Abend die Menge für den nächsten Tag entnehmen.
Anwendung: 2–3 Wochen lang morgens nüchtern und vor dem Mittagessen einen Schluck Wacholderbeerenelixier einnehmen. Anschließend 2 Wochen lang nach dem Mittagessen einen Schluck dieses Elixiers trinken. Diese Anwendung bei Bedarf nach einer 2-wöchigen Pause wiederholen.

Wasserlinsenelixier

Das Wasserlinsenelixier hilft hervorragend mit, Gifte auszuleiten, und wird deshalb nach Chemotherapien eingesetzt. Zudem stärkt es die Psyche und das Gemüt. Da die Herstellung sehr schwierig ist, ist es sinnvoll, das

Wasserlinsenelixier in einer Hildegard-Apotheke zu kaufen.

Anwendung: Über den Zeitraum von 3 Monaten morgens nüchtern vor dem Zähneputzen und abends nach dem Zähneputzen einnehmen: Kleinkindern bis 3 Jahre ½ Teelöffel, Kindern bis 9 Jahre 1 Teelöffel, Kindern bis 12 Jahren 1½ Teelöffel und Jugendlichen 1 „Schluck" Wasserlinsenelixier geben.

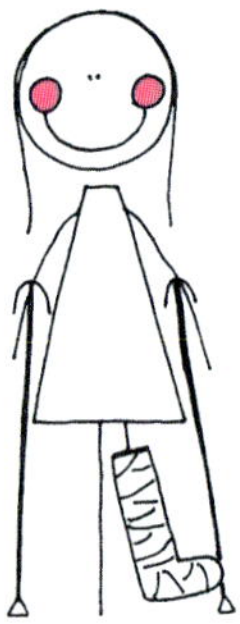

Wegerichhonig

Er hilft mit, Knochenbrüche und Bänderzerrungen auszuheilen.

Herstellung: Spitz- oder Breitwegerichwurzeln ausstechen, gut waschen und in kleine Stückchen quetschen bzw. schneiden. Mit der 4-fachen Menge Bienenhonig mischen.

Anwendung: Täglich 1 Esslöffel pur einnehmen, als Brotaufstrich verwenden oder in Tee auflösen.

Wegerichpackung

Wegerichwurzeln ab Ende Oktober oder ganz zeitig im Frühling sammeln, wenn die Kraft in den Wurzeln ist.

Die Wegerichpackung hilft bei stechenden Bauchschmerzen.

Herstellung und Anwendung: Spitz- oder Breitwegerichblätter in Wasser aufkochen, absieben, ausdrücken und auflegen. Die Packung mit einem Frotteetuch warm halten.

Wegerichurtinktur

Wegerich hilft bei Insektenstichen.

Herstellung: Gewaschene Spitz- oder Breitwegerich-

blätter mit dem Stabmixer pürieren und durch ein Tuch drücken. Einen Teil Frischpflanzensaft mit 2 Teilen 50-prozentigem Alkohol mischen.
Anwendung: Bei Bedarf die schmerzenden Stellen einreiben.

Auch die frischen, gequetschten Blätter helfen gut.

Wermut-Eisenkraut-Auflage

Diese Auflage hilft speziell bei Eiterherden im Zahnbereich.
Herstellung: Wermut und Eisenkraut zu gleichen Teilen etwa 2 Minuten in einem Glas Wein kochen und absieben. Mit Rohrohrzucker süßen.
Anwendung: Den warmen Wein schluckweise trinken und die gekochten Kräuter auf das Zahnfleisch oder außen auf die Wange legen bzw. aufbinden. Die Behandlung bei Bedarf 3–4 Tage lang wiederholen.

Wermutelixier

Das Wermutelixier verbessert das Immunsystem, steigert die Leistung, wirkt sehr gut auf Herz und Lunge, verbessert die Sehkraft, stärkt den Magen und die Blase, fördert die Bildung der Verdauungssäfte und stabilisiert den Kreislauf.
Herstellung: 1 Liter guten Rot- oder Weißwein, 40 ml Pflanzensaft (in der Apotheke erhältlich) und 3 Esslöffel Bienenhonig aufkochen, abschäumen und in saubere Flaschen abfüllen.
Anwendung: Als Kur jeden dritten Tag morgens nüchtern einen Schluck davon trinken. In Akutsituationen 2–3 Schlucke täglich einnehmen.

Das Wermutelixier wird auch Maitrank genannt, weil es mit dem im Mai geernteten Wermutsaft hergestellt wird.

Wermutöl

Es hilft vor allem bei Kinderhusten sehr gut.
Herstellung: Die Herstellung ist nur im Sommer und bei zuverlässigem Sonnenschein möglich. 100 ml Wermutsaft und 300 ml Olivenöl mischen und in die Sonne stellen. Die Öl-Saft-Mischung muss in der Sonne warm geworden sein.
Anwendung: Einige Tropfen Wermutöl auf der Brust bzw. auf den Brustkorbseiten einreiben. Bei Überempfindlichkeit das Wermutöl zusätzlich mit Olivenöl „strecken".

Zwetschkenkerne

Sie helfen bei hartnäckigem Husten und Keuchhusten.
Herstellung: 40 Zwetschken- oder Pflaumensteine öffnen, die Kerne in eine Tasse geben und mit Wein bedecken. Zugedeckt so lange quellen lassen, bis sie ganz prall sind (dauert bis zu 48 Stunden).
Anwendung: Von diesen Kernen 3–6 Stück über den Tag verteilt essen.
Wenn Kinder die Kerne verweigern, kann man ihnen ein Zwetschkenkern-Abendsüppchen zubereiten.

Zwetschkenkern-Abendsüppchen

Diese Suppe wirkt prompt und muss mindestens 3, besser 6 Tage lang eingenommen werden. Für Kinder ab dem 2. Lebensjahr halb so viele Kerne pro Tag (!) verwenden, wie das Kind alt ist (für ein 4-jähriges Kind z. B. 2 Kerne).

Herstellung und Anwendung: 2–3 Esslöffel des Zwetschkenkernweines mit 1 Esslöffel Dinkelfeinmehl und etwas Kristallwasser zum Kochen bringen (kein Salz zugeben), feingehackte Kerne beifügen (½ Kern pro Lebensjahr) und das Süppchen essen.

Zwetschkenkern-Pudding

Einen Vanillepudding nach Rezept zubereiten und die dem Alter entsprechende Zwetschkenkernmenge (½ Kern pro Lebensjahr) fein hacken und beifügen.

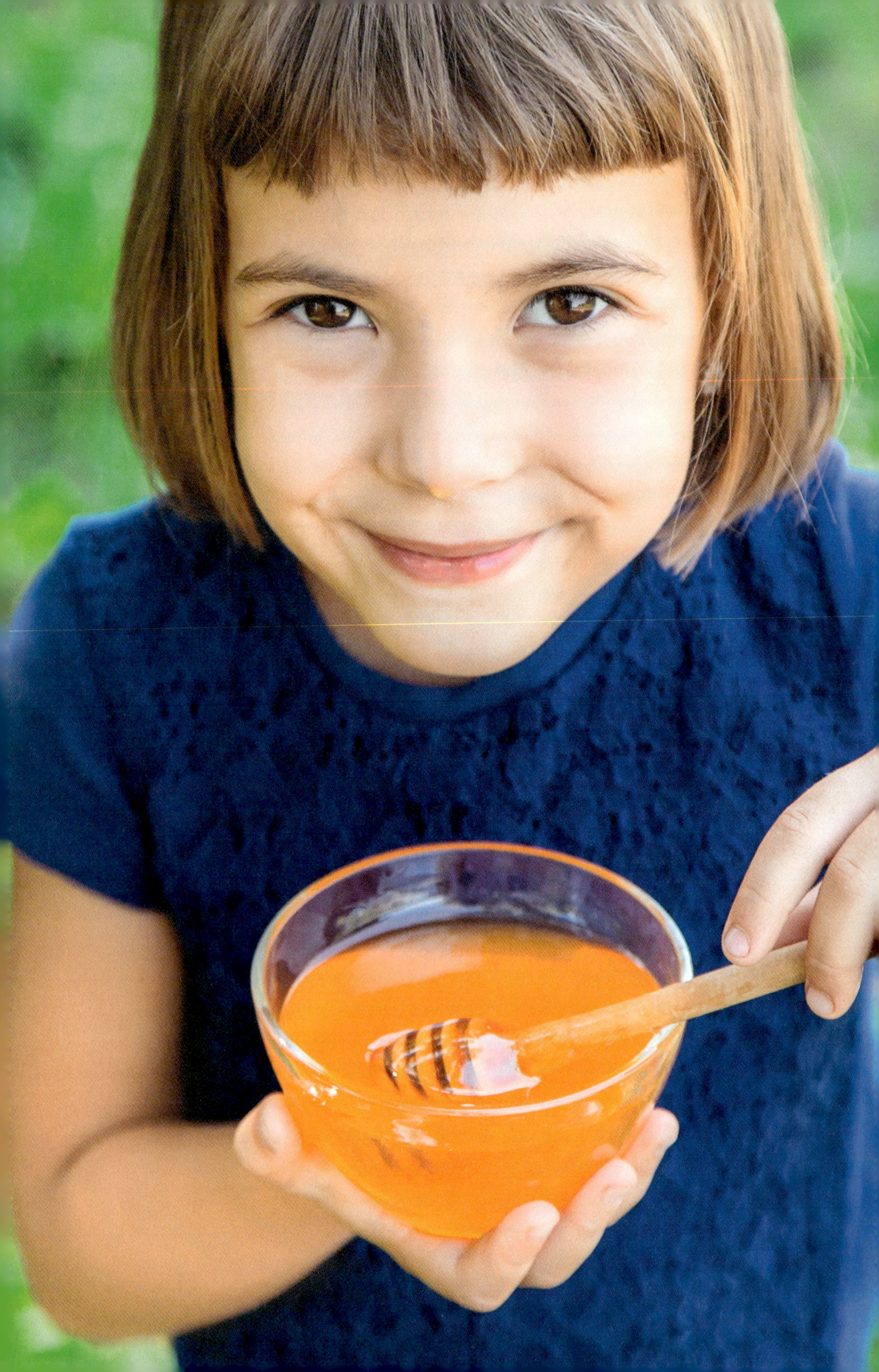

Kleine Hildegard-Apotheke

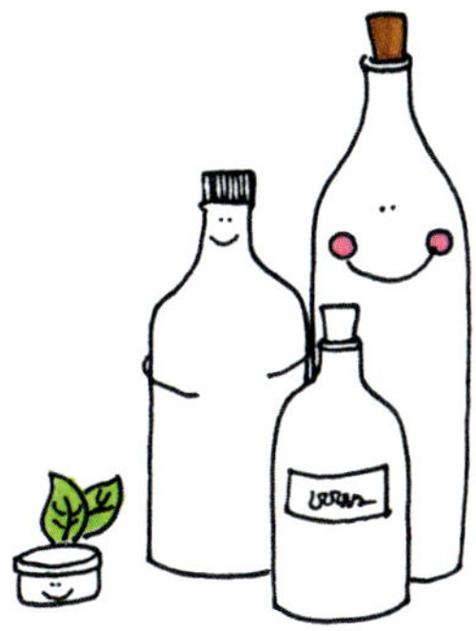

Einige Mittel sollten wir sinnvollerweise jederzeit griffbereit haben. Je nach konstitutionellen Schwächen sind es natürlich gezielt gewählte Heilmittel. Unsere Apotheke setzt sich aus den bewährtesten zusammen, sie sind alle leicht anzuwenden und sind auch wertvolle Helfer auf Reisen.

Apotheke

Akeleisaft bzw.
Akeleiurtinktur
Bertrampulver
Eisenkraut
Galganttropfen
Galgantglobuli
Herzwein
Hirschzungenfarnpulver
Leinsamengel
Meisterwurz
Nerven-Balsamtropfen
Pelargonienpulver
Quendelsalbe
Rebstockwasser
Rebtropfen, Ölige
Schafgarbenpulver
Tannensalbe
Teefilter
Veilchencreme oder
Veilchenöl
Wegerichsaft bzw.
Wegerichurtinktur
Wermutöl
Zucker, gesonnt

Steine:

Amethyst
Bergkristall
Chalzedon
Jaspis
Rubin

Überfordern Sie sich nicht, indem Sie alles auf einmal ausprobieren. Beginnen Sie mit 3–5 Mitteln.

Akeleisaft bzw. Akeleiurtinktur

Wird bei ersten Anzeichen einer Erkältung und allen entzündlichen Erkrankungen eingesetzt. 3 Mal täglich ½ Tropfen pro Lebensjahr verabreichen. Kleinkindern das Heilmittel mit etwas Tee oder Saft mischen oder auf Rohrohrzucker verabreichen.

Bertrampulver
Das Bertrampulver beugt Erkältungen vor und dient zudem zur täglichen Mundhygiene. Das sogenannte Bertramziehen hilft bei Verschleimungen im Hals-, Nasen- und Kopfbereich, ist jedoch nur für ältere Kinder geeignet. Eine Messerspitze Bertrampulver vor dem Zähneputzen einspeicheln und einige Minuten durch die Zähne ziehen. Ausspucken und den Mund spülen.

Eisenkraut
Eisenkraut bewährt sich stets erneut zur äußeren Anwendung als Wickel bzw. als Auflage bei sämtlichen Entzündungen, Furunkeln, Abszessen und Eiterherden.

Galganttropfen / Galgantglobuli
Sie sind Grundbestandteil jeder Hildegard-Apotheke, denn sie unterstützen den Kreislauf, fördern die Konzentration und helfen bei Blähungen, Kopfschmerzen und Schmerzen aller Art.

Herzwein für Kinder
Der Kinder-Petersilienhonigwein stärkt Herz, Kreislauf und Gemüt. Er darf täglich eingenommen werden, auch wenn keine Beschwerden vorliegen, denn er ist ein sogenannter „Frohmacher".

Hirschzungenfarnpulver
Dieses Pulver nach jedem Sturz aus der Hand schlecken (lassen). Es hilft bei Kopfschmerzen aufgrund von Stürzen und bei Operationsschmerzen.

Leinentücher / Teefilter
Sollten für Wickel und Umschläge in unterschiedli-

chen Größen immer griffbereit vorhanden sein. Vor Gebrauch werden sie gebügelt, um sie keimfrei anzuwenden. Ein guter Ersatz für Leinentücher sind auch die großen Teebeutel aus Zellstoff, die in den meisten Lebensmittelgeschäften, ganz sicher aber im Teefachhandel erhältlich sind.

Leinsamengel
Dient zur äußeren Anwendung bei Verbrennungen und Hautproblemen. Das fertige Leinsamengel stets auf Vorrat im Kühlschrank lagern.

Sämtliche Rezepte finden Sie im Kapitel Heilmittel und Elixiere und über das Stichwortverzeichnis.

Meisterwurz
Getrocknete Meisterwurz ist ein Grundbestandteil der Apotheke, denn sie ist ein effektives Fiebermittel und wirkt als sogenannter Meisterwurzwein zuverlässig. Bei ersten Anzeichen von Erkältung hilft auch das Kauen von Meisterwurzstückchen.

Nerven-Balsamtropfen
Diese Tropfen beruhigen in Stresssituationen und Belastungszeiten, aber auch in Lebenssituationen, die Kinder nervös machen, z. B. vor einem Zahnarztbesuch oder vor Schularbeiten. Je nach Alter 5–15 Tropfen einnehmen.

Pelargonienpulver
Hilft als Pulver und als „Grippewein" rasch und gut. Bei Schnupfen und Erkältungen wenig Pulver auf die Handfläche geben, diese abschlecken und auch am Pulver riechen.

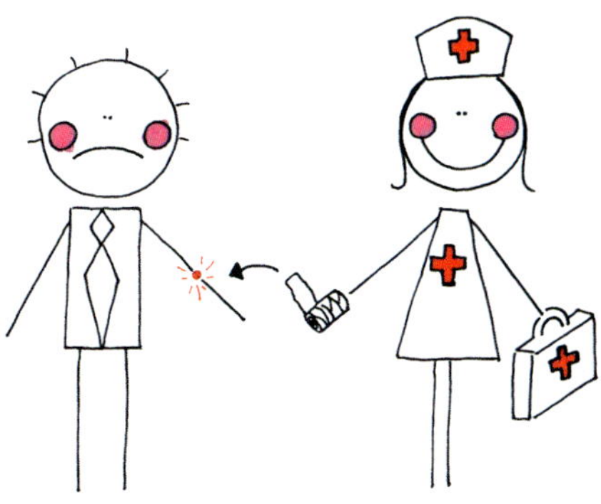

Quendelsalbe
Sie leistet bei sämtlichen Hautproblemen wertvolle Dienste.

Rebstockwasser
Das Rebstockwasser wird auch „Einfache Rebtropfen" genannt und bringt große Erleichterung bei Erkältungen, Augenproblemen und Heuschnupfen.

Rebtropfen, Ölige
Die Öligen Rebtropfen kommen bei Kopf- und Ohrenschmerzen und beim Zahnen zum Einsatz und werden von Kindern gern genommen.

Schafgarbenpulver
Das Schafgarbenpulver ist ein wichtiges Wundheilmittel und wird vor und nach Operationen eingenommen.

Tannensalbe
Diese Salbe lindert Bauchschmerzen rasch und nachhaltig. Wichtig ist es, sie zuerst in der Herzgegend und dann erst im Bauchbereich einzureiben.

Veilchencreme und Veilchenöl
Veilchencreme und Veilchenöl sind Universalheilmittel, die die Durchblutung fördern. Sie werden bei allen Hautproblemen, Behandlung von Narben, Geschwulst, Furunkeln, blauen Flecken und auch bei Kopfschmerzen angewendet.

Wegerichsaft bzw. Wegerichurtinktur
Sie wirken bei Insektenstichen rasch und zuverlässig, nehmen sofort den Juckreiz und gehören in jede Urlaubsapotheke. Natürlich helfen auch echte Wegerichblätter, indem man sie zerquetscht und auflegt.

Wermutöl
Es wird bei Erkältungen im Brustbereich eingerieben, lindert die Schmerzen und bringt rasch Erleichterung.

Gesonnter Zucker

Sobald sich ein Husten ankündigt, gesonnten Zucker aus der Hand schlecken (lassen). Er löst und lindert den Husten.

Steine

Amethyst

Der Amethyst beruhigt bei Insektenstichen und frischen Schwellungen sicher und schnell.

Bergkristall

Der Bergkristall regt als „Wasserstein" die Drüsentätigkeit und den Stoffwechsel an. Er kann auch als Kette getragen werden und hilft so bei Halsproblemen und Angina.

Legen Sie Heilsteine gelegentlich einige Minuten unter fließendes Wasser, um sie zu reinigen.

Chalzedon

Der Chalzedon wird als Anhänger oder Kette getragen und als Wasserstein eingesetzt. Er wirkt gegen Stress, Zorn und bei hormonellen Problemen und daraus resultierenden Stimmungsschwankungen in der Pubertät.

Jaspis

Er ist das Multitalent unter den Steinen. Er beruhigt bei Kummer, Sorgen und Ängsten, bewirkt einen guten Schlaf, lindert Schmerzen jeder Art und hilft auch bei Herzproblemen und Bettnässen, das ja meist mit versteckten Ängsten und Sorgen einhergeht.

Rubin

Der Rubin wird als „Wasserstein" bei Krankheiten eingesetzt und hilft als Trommelstein auch hervorragend bei der Beseitigung von Warzen, Fieberblasen und Herpes.

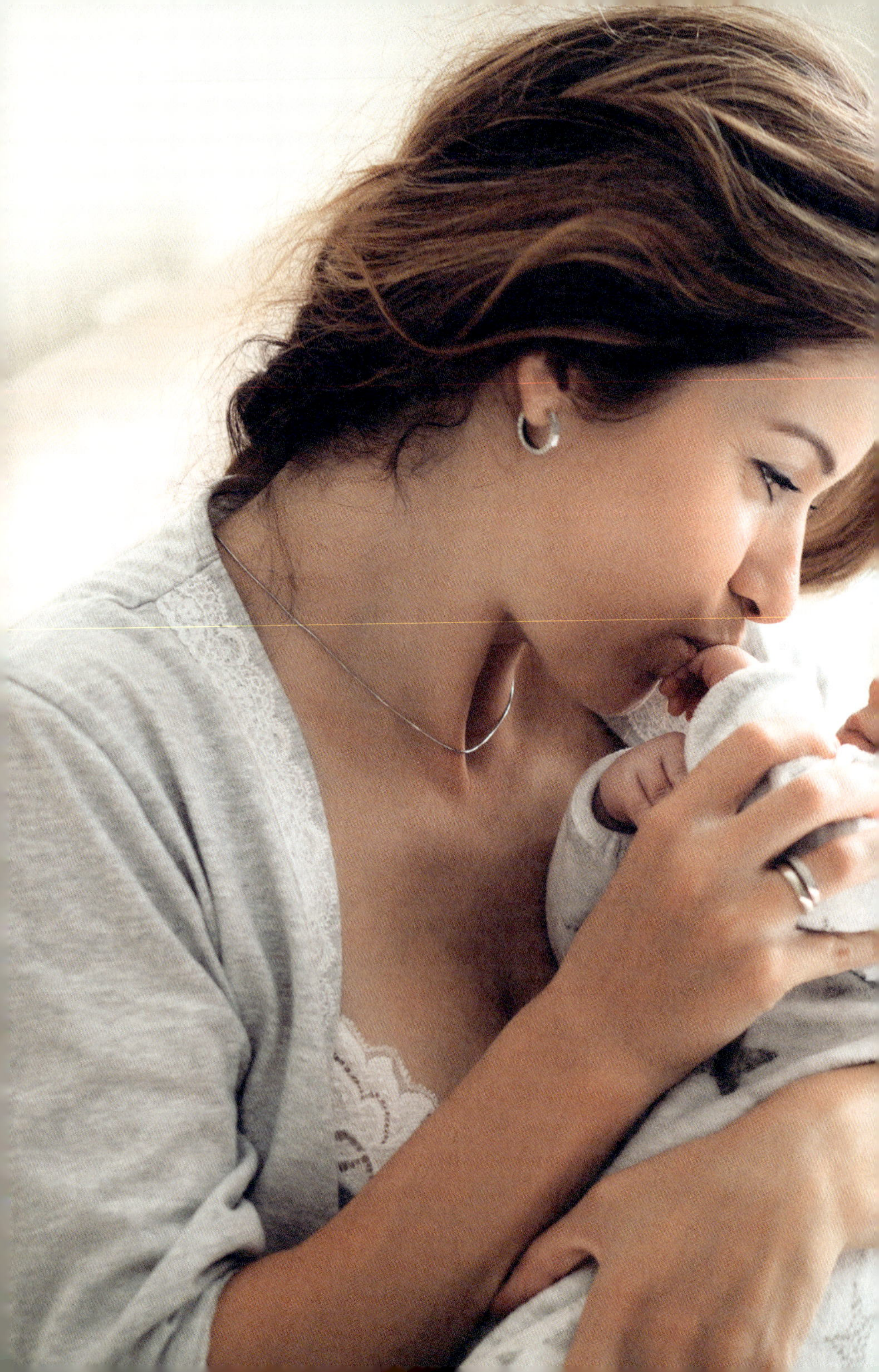

Schwangerschaft, Geburtsvorbereitung und Stillen

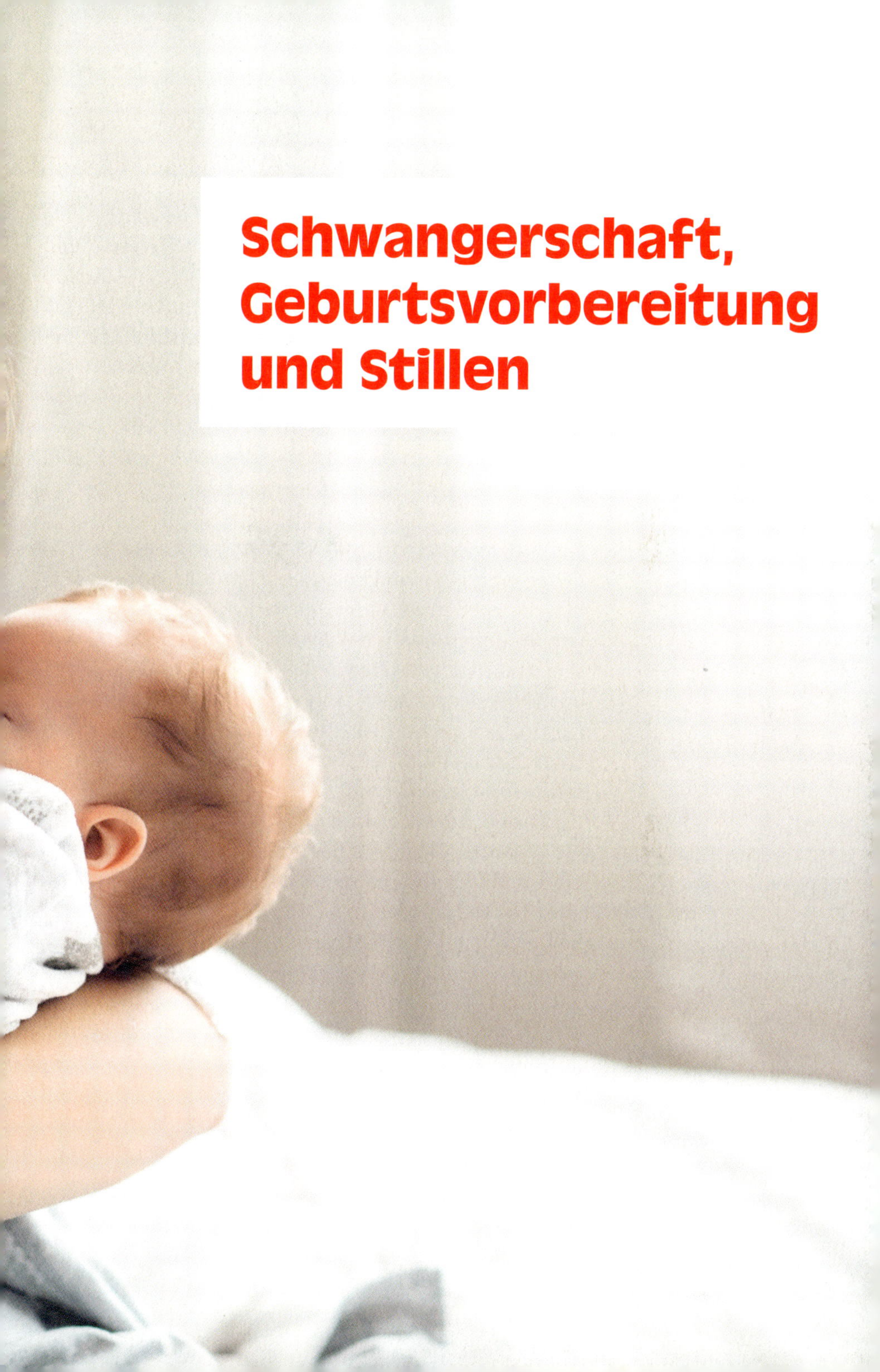

Schwangerschaft

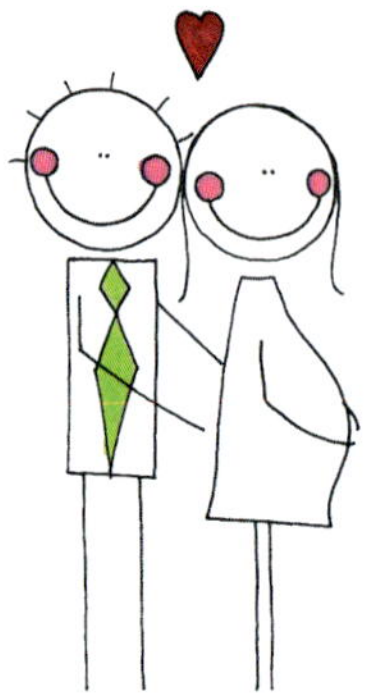

„Aus dem strahlend blauen Sternenfeld steigt die Seele wie ein goldener Drache vom Himmel herab und versenkt sich im Herzen des Kindes im Mutterleib. Von nun an belebt dieser lebendige Hauch Gottes den Leib des Menschen und verhilft ihm zu Wachstum und Gedeihen. Der Mensch verliert zwar seine Erinnerung an seine himmlische Heimat, was aber bleibt, sind einige tiefe Urahnungen, Urbilder und eine nie verlöschende Sehnsucht nach Heimat", lässt uns Hildegard ihr Bild vom Beginn des irdischen Lebens wissen.

Die Schwangerschaft ist eine ganz besondere Zeit im Leben einer Frau und beeinflusst natürlich auch das Leben des werdenden Vaters, denn sie führt zu einer Reihe von Veränderungen. Bei all dem ist es hilfreich zu wissen, dass alles, was üblicherweise gesund ist und guttut, im Allgemeinen auch während der Schwangerschaft richtig und wichtig ist. Die Zeit der Schwangerschaft birgt durchaus auch Chancen für die werdenden Eltern: so könnten lang gehegte Vorhaben für ein gesünderes und bewussteres Leben nun endlich in Angriff genommen werden. Aus dem Bewusstsein, das Beste für das eigene Kind zu tun, erwächst auch die Freude, diese fälligen Veränderungen in die Tat umzusetzen.

Bewegung an der frischen Luft, Gymnastikübungen, Yoga, Meditation und genügend **Schlaf** kräftigen die werdende Mutter und das ungeborene Kind. Auch die Vorfreude und die Beziehung zum Kind werden auf diese sanfte Art gestärkt. Wer vor der Schwangerschaft Sport gemacht hat, der kann das auch während einer normal verlaufenden Schwangerschaft maßvoll weiter tun. Das kommt einer leichten Entbindung durchaus entgegen. **Gesunde Ernährung** ist gerade in der Schwangerschaft besonders wichtig und prägt, so wird vermutet, bereits im Mutterleib die späteren Vorlieben des Kindes. Am besten beginnen Sie den Tag mit einem wärmenden Habermus und achten auf eine ausgewogene Dinkel-Obst-Gemüse-Küche. Maronihonig, Nervenkekse und Kornelkirschenschnitten befriedigen den süßen Appetit und stärken Mutter und Kind gleichermaßen.

Zur Stärkung sollen werdende Mütter täglich 1–2 KL Maronihonig einnehmen.

Manche Frauen stellen schon sehr früh Heißhungerattacken fest. Diese können auch hin und wieder vorkommen, sollten aber keine willkommene Dauerausrede sein, um sich „etwas zu gönnen". Besser ist es, sich solchem Heißhunger im rechten Maß, mit Hildegards „discretio" ganz offiziell hinzugeben. Wobei als erste Hilfe ein Glas zimmerwarmes (Stein-)Wasser getrunken werden kann: So wird die ungebändigte Lust aufs Essen etwas gebremst.

Im Gegensatz dazu gibt es Frauen, die überhaupt keinen Appetit mehr verspüren. Sie sind gefordert, dennoch bewusst gesund zu essen, am besten in regelmäßigen und kleineren Portionen. Die Freude am Essen kann auch durch gemeinsame Mahlzeiten mit Freundinnen und Freunden oder der Familie geweckt werden.

In beiden genannten Fällen ist es hilfreich, sich zu organisieren und entsprechend Vorsorge zu treffen, auf diese Weise kann man sowohl die sogenannten „Fressattacken" als auch die Appetitlosigkeit gut in den Griff bekommen.

Geburtshilfe

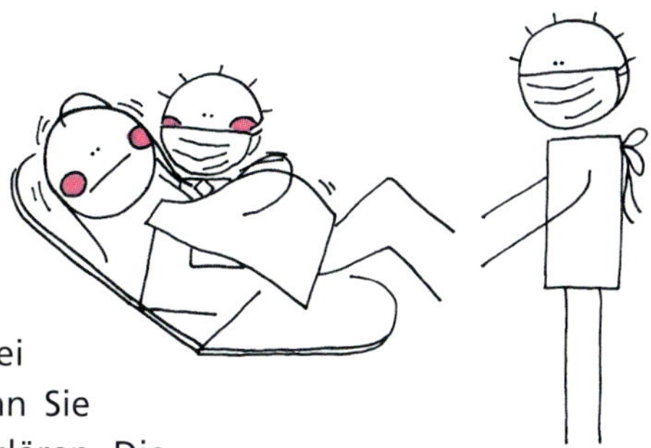

Um die Geburt zu erleichtern, kann während der Geburt eine **Fenchel-Gundelrebenkraut-Mischung** aufgelegt werden. Dies wird wahrscheinlich nur bei einer Hausgeburt möglich sein oder wenn Sie es im Vorfeld mit Ihrem Gynäkologen abklären. Die Kräuter im Verhältnis 1:1 in heißem Wasser kurz aufko-

chen, ausdrücken und warm um die Oberschenkel und im Rückenbereich auflegen. Mit einem Tuch behutsam festbinden.
Bei der Geburt selbst empfiehlt Hildegard, einen **Jaspis** auf dem Bauch zu befestigen bzw. in der Hand zu halten, da er als Segensstein gilt.

Schwangerschaftsübelkeit

Manche Frauen kämpfen während der ersten Zeit der Schwangerschaft, manche sogar die gesamte Schwangerschaft hindurch, mit Übelkeit und Erbrechen. Ihnen hilft die **Bibernell-Gewürzmischung**, die immer wieder auf Brot gestreut und gegessen wird.
Auch die **Dotterkekse** leisten gute Hilfe. Bei Übelkeit 1–2 Stück davon essen.
Gegen morgendliche Übelkeit kann das Kauen von einem Stück **Zwieback** und das Trinken von schwach zubereitetem **Fenchel**- oder **Rosenblütentee** helfen.

Schwangerschaftsdepression

Nach Hildegard enthält die **Schlüsselblume** die Kraft der Sonne und wirkt so dem „Melancholiestoff" entgegen: Frische Schlüsselblumen oder Trockenkraut so lange auf die bloße Haut im Herz- und Brustbereich auflegen, bis man eine Wärme spürt. Zudem **Schlüsselblumenwasser** zubereiten und täglich mehrmals davon trinken.

Diese Anwendung ist für Frauen gedacht, bei denen akute Abortgefahr besteht. Bei einem oder mehreren Aborten empfiehlt Hildegard eine Kur. Anstelle der Hainbuchenzweige kann man auch Hainbuchensaft aus der Apotheke verwenden.

Drohender Abort

Bei drohendem Abort empfiehlt Hildegard **Hainbuchenblätterzweige**. Es sei aber ausdrücklich darauf hingewiesen, dass eine eventuelle Anwendung dieses Mittels mit dem Gynäkologen besprochen werden muss. Von den jungen Zweigen der Hainbuche die Spitzen mit den Blättern abbrechen und in Kuh- oder Schafmilch köcheln lassen (in diesem Fall keine Ziegenmilch verwenden) und abseihen. Aus dieser Milch eine helle Einbrennsuppe zubereiten und häufig essen.

Hainbuchen-Kur
Im Frühjahr 20 Tropfen Hainbuchensaft in einer Tasse Kuh- oder Schafmilch erwärmen und 2–3 Mal pro Woche (über einen Zeitraum von 3 Monaten) nüchtern trinken.

Stillen

Zum Thema Stillen ist bei Hildegard nichts zu finden, außer dem Hinweis, dass Kinder, sobald sie den ersten Zahn haben, zugefüttert werden sollen bzw. können. An sich ist alles, was der Mutter bekommt, auch gut für den Säugling. Blähende Lebensmittel wie Zwiebeln, Knoblauch und verschiedene Kohlarten meidet man meist freiwillig und gerne. Rohkost führt häufig zu Blähungen und zu viel frisches Obst und frische Fruchtsäfte können beim Baby Ausschläge hervorrufen. Auch zu frisches Brot und – was weniger bekannt ist – Honig führen zu Blähungen.

Während der Schwangerschaft und des Stillens unbedingt auf Kaffee, Alkohol und Zigaretten verzichten.

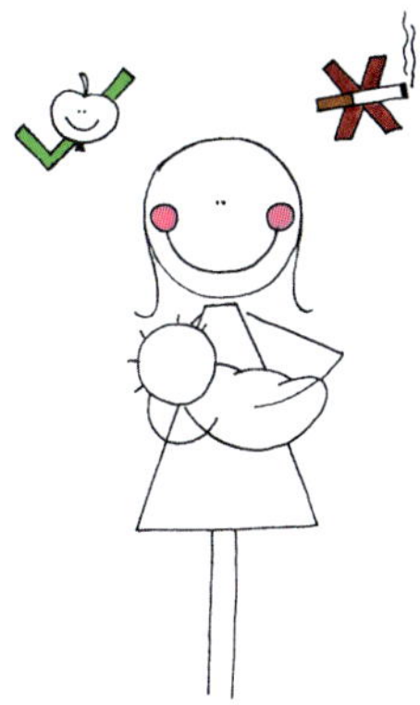

Wenn die Mutter **Fencheltee** trinkt und **Fenchelkörner** und **Galgantwurzeln** kaut, „entschärft" dies kleine Ernährungssünden während des Stillens. Als milchanregend haben sich cremige Käsesorten wie Camembert, Brie oder Rahmkäse bewährt.

Bei Brust- bzw. Brustwarzenentzündungen lindert ein **Schafgarbenumschlag** die Beschwerden: Schafgarbenkraut in ein Leinensäckchen geben und kurz in kochendem Wasser ziehen lassen. Warm auf die entzündete Brust legen.

Die **Veilchencreme** fördert die Durchblutung, lindert zudem Entzündungen und kann als Vorsorge schon während der Schwangerschaft eingesetzt werden. Veilchencreme, ersatzweise Veilchenöl, großzügig im Brustbereich auftragen und einmassieren.

Bei Fieber durch Brustentzündungen hilft der **Meisterwurzwein** rasch und zuverlässig. Wer wegen des Alkohols Bedenken hat, kann dieses Heilmittel auch mit Traubensaft zubereiten.

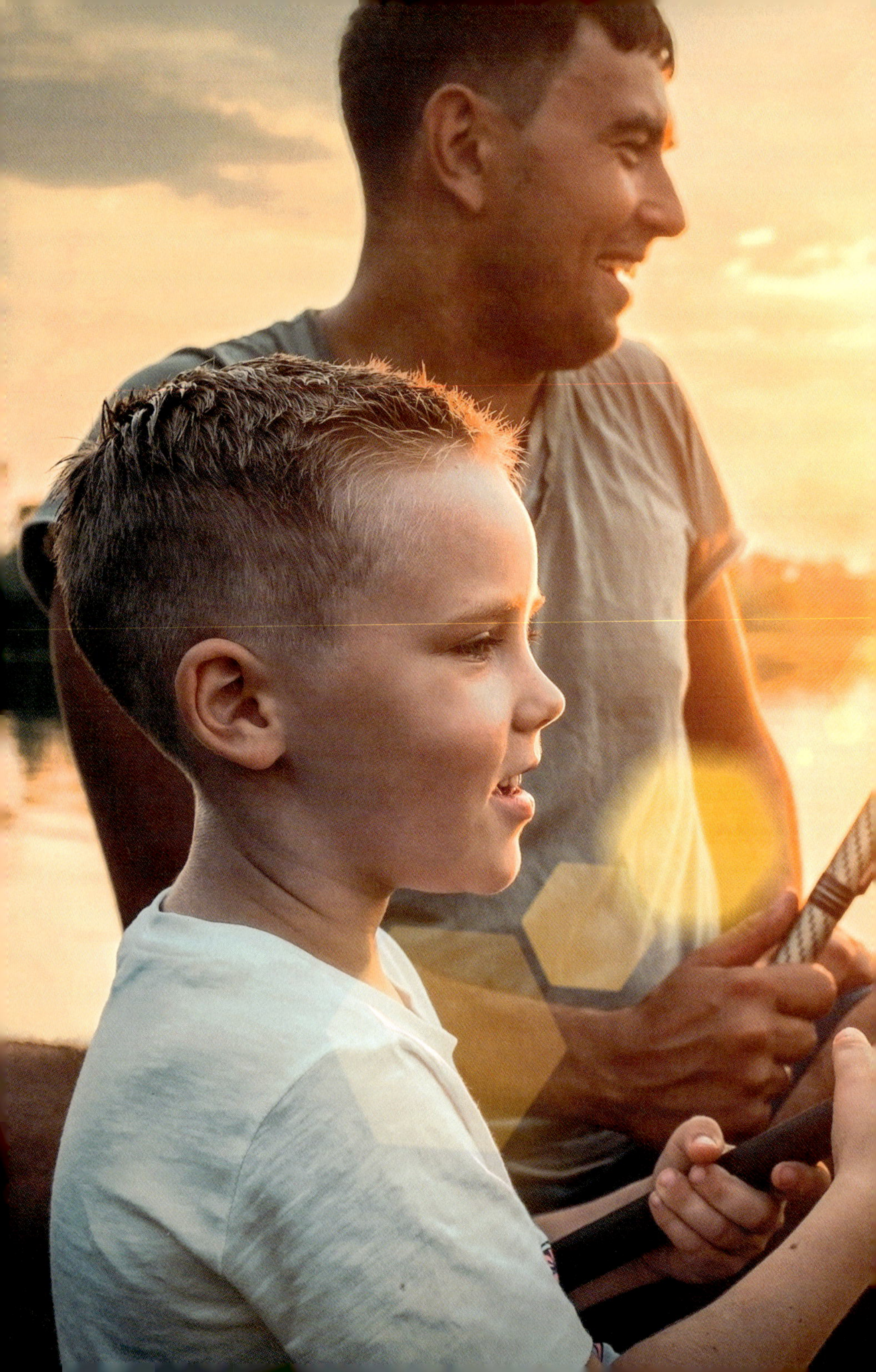

Stimmungen und Befindlichkeiten

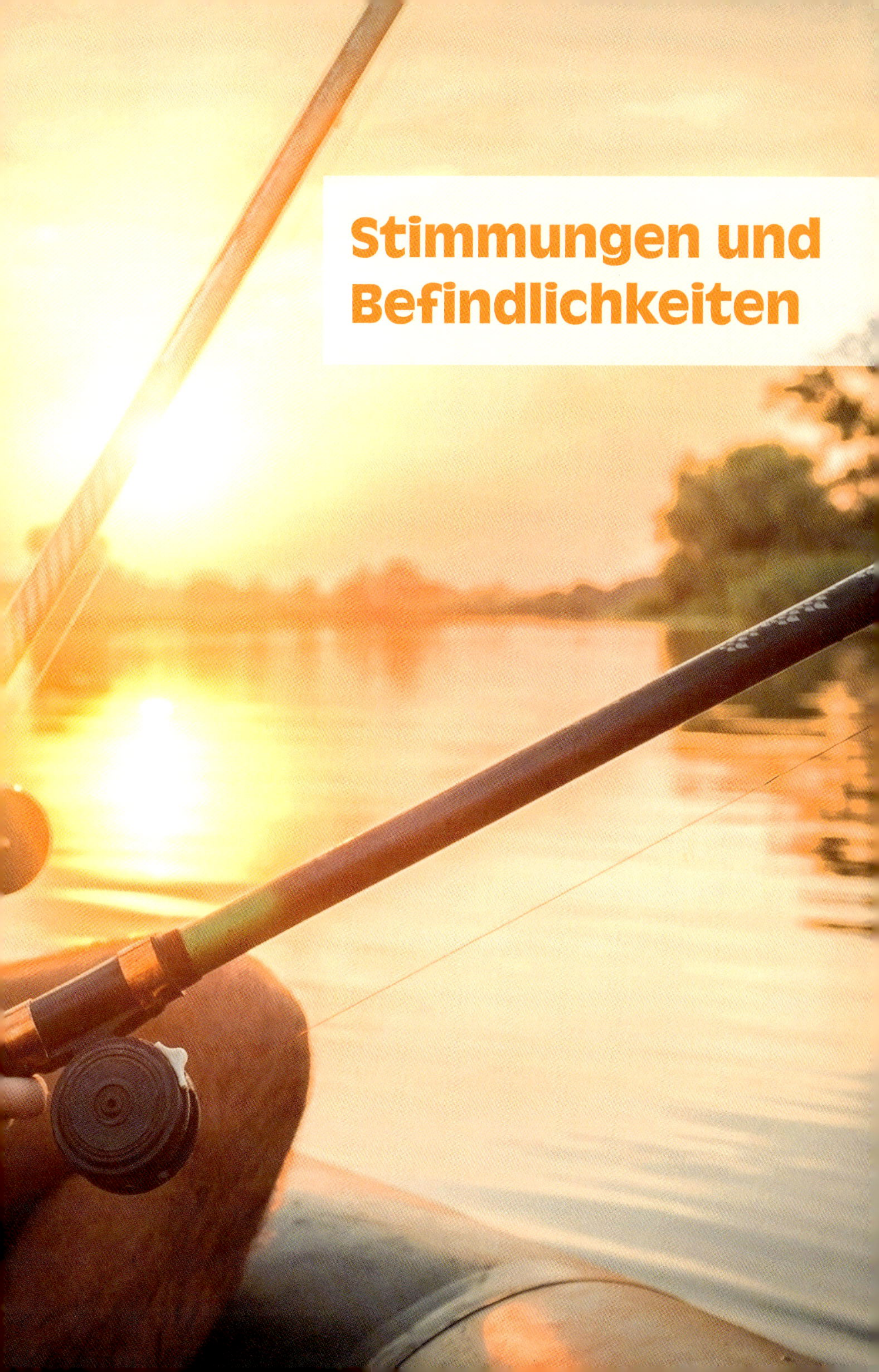

Stimmungen und Befindlichkeiten

In diesem Kapitel tauchen immer wieder dieselben einfachen Mittel für unterschiedliche Probleme auf.

Die Ängste und Nöte, Kummer und Sorgen von Kindern sind vielfältig. Wir Erwachsenen können deren Ursache oft nicht nachvollziehen und es gelingt auch kaum, sie mit Vernunft auszuräumen. Natürlich müssen die Ängste und Nöte der Kinder ernst genommen werden und es ist darauf zu achten, diese nicht weiter zu schüren. Dazu gibt es zahlreiche Ratgeber im Buchfachhandel. Es kann allerdings auch vorkommen, dass Kinder diese Stimmungen unbewusst als Mittel einsetzen, um Aufmerksamkeit und Zuwendung zu erhalten. Wenn es sich um „Spielchen" handelt, bei denen es um Macht und Grenzsetzungen geht (z. B. immer im Bett der Eltern schlafen wollen, Schlafenszeiten immer wieder verhandeln wollen und ständige Quengeleien bei den Mahlzeiten), dann möchte ich die Eltern darin bestärken, diesen Themen mit **Gelassenheit** und **Humor** zu begegnen und sich dabei konkret von Hildegard-Mitteln helfen zu lassen. Die innere Haltung der Eltern wirkt sich entscheidend auf die Kinder aus. Die Eltern sind diejenigen, die **Grenzen setzen** und den Rahmen vorgeben, in dem sich Kinder ausprobieren können. Bei Sorgen, Ängsten, großen und kleinen Kümmernissen ist das beste Heilmittel ein aufmerksames Ohr und eine **liebevolle Bemerkung**. Ein kleiner Stein als Geschenk und Glücksbringer oder z. B. das Kochen der Lieblingsspeise lassen das Kind spüren und wissen, dass es für seine Familie wichtig und „richtig" ist.

Albträume und Angstzustände

Jede Nacht schließt einen Tag ab und jeder neue Tag ist eine neue Chance – eine Chance auf Unbeschwertheit, auf Leichtigkeit und auf Erfüllung. Versuchen Sie die folgenden Punkte zu berücksichtigen:

- Lassen Sie den Abend ruhig ausklingen und pflegen Sie Rituale.
- Bereinigen Sie Streitereien spätestens vor dem Schlafengehen.
- Der Gutenachtkuss oder das Zudecken soll auch an Tagen der Disharmonie und des Streits das versöhnliche Element sein.
- Für Kinder jeden Alters sind Nachrichten – auch wenn sie scheinbar nicht wahrgenommen werden, weil das Kind gerade spielt – belastend und angstauslösend. Verzichten Sie auf die stündlichen Nachrichten.
- Fernsehen, Mobiltelefon und Computerspiele sind Sinnesreize, die unsere Kinder überfluten, wenn sie nicht kontrolliert werden.
- Es gibt Themen und Gespräche von Erwachsenen, denen Kinder nicht beiwohnen sollten, weil der Inhalt für sie zu belastend ist.
- Meiden Sie für sich persönlich nach Möglichkeit Klatsch und Tratsch und tun Sie das auch zum Wohl der Kinder.

Achten Sie auf psychische Hygiene und entsorgen Sie geistigen Sondermüll.

Zudem gibt es natürlich eine Auswahl an wertvollen und hilfreichen Hildegard-Mitteln:

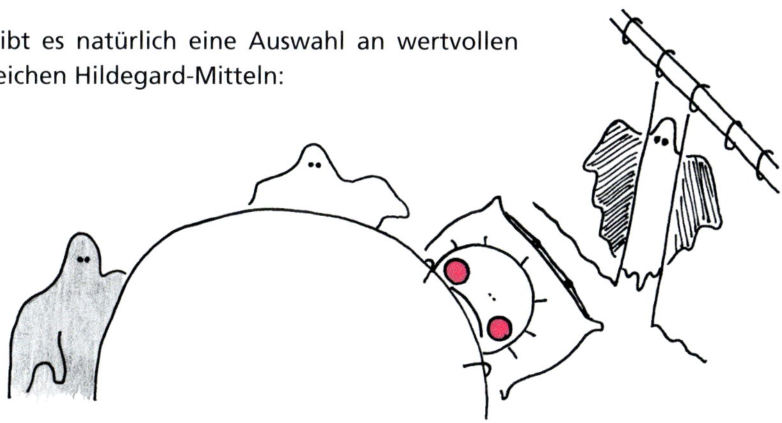

Betonika nur äußerlich anwenden.

Das **Betonikakrautkissen** beruhigt die Gedanken und sorgt für einen wohligen Schlaf. Betonika-Trockenkraut in ein kleines Schlummerkissen füllen und auf das Kopfkissen legen. Die erstaunlich schnelle Wirkung dieses Kräuterkissens hält etwa ein halbes Jahr an.

Der **Jaspis** hilft bei Ängsten und Sorgen, daraus resultierenden Albträumen und bei unruhigem Schlaf. Er hat sich auch bei Kindern, die nachts immer ins Bett der Eltern kommen, hervorragend bewährt. Er hilft überdies bei Bettnässen, das auch meistens ein Zeichen von Angst ist. Den Stein unter das Kopfkissen legen oder am Körper tragen.

Setzen Sie auch das **Rosenriechpulver** ein: Rosenblütenblätter und Salbeiblätter trocknen, in ein kleines Schlummerkissen füllen und auf das Kopfpolster legen. Ältere Kinder können natürlich diese Mischung auch pulverisiert in einer kleinen Dose bei sich tragen und immer wieder daran riechen.

Aufregung, Lampenfieber

Ein gewisses Maß an Aufregung ist von der Natur vorgesehen und sorgt für die nötige Spannung, um Aufgaben gut zu bewältigen. Wird die Belastung jedoch zu groß, tut es gut, den Jaspis zur Hand zu haben. Er hilft bei allen Aufregungen wie z. B. Prüfungsangst oder Liebeskummer, den durchaus auch schon kleinere Kinder haben können. Er entlastet bei jedem seelischen Druck, der das Herz höherschlagen lässt, und bei Angstträumen. Eine **Jaspisscheibe** an einem Lederband auf Herzhöhe tragen und / oder unters Kopfkissen legen.

Beim Jaspis handelt es sich um den Indischen Blutjaspis bzw. den Heliotrop.

Der **gelöschte Kinderwein** besänftigt das Gemüt und bringt auf neue Gedanken. Immer wieder ein Gläschen von diesem lauwarmen Kinderwein trinken.

Die **Fenchel-Balsam-Tropfen** helfen rasch und zuverlässig.

Kubeben wirken ebenfalls, werden aber erfahrungsgemäß nur von älteren Kindern gekaut, da sie sehr intensiv schmecken.

Die **Nervenkekse** sind generell eine willkommene süße Knabberei und in aufregenden Zeiten besonders wichtig, da sie wunderbar beruhigend wirken.

Entscheidungsprobleme

Je nach Persönlichkeitstyp bzw. Naturell fällt es Kindern und Jugendlichen unterschiedlich schwer, Entscheidungen zu treffen. Sich für etwas zu entscheiden bedeutet auch immer, sich gleichzeitig gegen etwas anderes zu entscheiden. Es ist wichtig, die Kinder dabei zu unterstützen, dass sie bei einer getroffenen Entscheidung bleiben. Ob es dabei um die Wahl einer Sportart, eines Musikinstruments oder um den Kauf eines Kleidungsstückes geht, ist dabei nebensächlich. Es ist wichtig, dass Kinder zumindest eine angemessene Zeitdauer für diese Entscheidung einstehen, damit sie das, wofür sie sich entschieden haben, auch kennenlernen können. Nur so kann Freude aufkommen, aus der dann Stärke und Entscheidungsfähigkeit wachsen.

Der **Achat** gilt als Entscheidungsstein und hilft mit, sich mit Problemen klarer auseinanderzusetzen und sie dann feinsinnig, vertrauensvoll und klug zu lösen. Er trägt auch zur eigenen Unabhängigkeit bei und stärkt die Persönlichkeit. Den Stein als Kette oder als Armband auf der Haut tragen oder als Handschmeichler anwenden.
Um zu „rechtem Verstand" und zu guten Einsichten zu gelangen, eignet sich für ältere Kinder und Jugendli-

che der **Saphir**. Der Stein verhilft zu innerer Weisheit. Am besten morgens nüchtern einige Minuten in den Mund nehmen.

Zu Klarheit in schwierigen Situationen trägt der **Bergkristall** bei. Man legt ihn auf die Lider.

Der hübsche grüne **Chrysopras** sorgt in Phasen des Nachdenkens für die notwendige Ruhe und Gelassenheit. Gute Entscheidungen können nur aus der Ruhe heraus getroffen werden. Auf diese Weise hilft der Chrysopras mit, die „eigene, echte" Berufung zu finden.

Ermüdung, Erschöpfung

Kinder sind heute in einer ganz anderen Art gefordert, als es noch vor wenigen Jahrzehnten der Fall war. Im heutigen Medienzeitalter prasseln Bilder, Lärm und Hektik ungebremst auf uns alle nieder. Vor allem Kinder sind dem hilflos ausgeliefert, wenn wir sie nicht im Rahmen unserer Möglichkeiten schützen. Sie haben mit anderen Zeiterscheinungen, anderen Problemen und vor allem mit einer völlig anderen Geschwindigkeit zu tun. Allein die alltägliche Gehgeschwindigkeit hat sich seit den 1990er-Jahren um bis zu einem Drittel erhöht. Immer mehr, immer schneller und in immer kürzerer Zeit etwas schaffen zu müssen, schlägt sich auch auf das Wohlbefinden unserer Kinder nieder und führt als neuzeitliches Phänomen zu deren Ermüdung. Der Leistungsdruck, zu den Besten zählen zu müssen, beginnt schon im Kindergarten. Nehmen Sie wenigstens zu Hause den Druck heraus, indem Sie Ihren Kindern signalisieren, dass Sie sie unabhängig von ihrer Leistung lieben.
Auch das Schlafverhalten hat sich enorm verändert. Wir schlafen im Durchschnitt um 40 Minuten weniger als in den 1960er-Jahren. Durch abendlichen Medienkonsum hat sich auch die Schlafenszeit von Kindern und Ju-

gendlichen derart verändert, dass es bereits zu gesundheitlichen Auswirkungen kommt.
Es liegt an den Eltern, für ausreichend Schlaf ihrer Kinder zu sorgen, und Eltern sind auch für Fernseh- und Computerzeiten verantwortlich und hier ist weniger ganz sicher mehr. Kindern kann und soll man behilflich sein, ihre eigenen Grenzen zu erkennen, indem man sie ihnen setzt.

Das **Fenchelmischpulver** wirkt stark und zuverlässig und gehört zu den wichtigsten Universalheilmitteln der Hildegard-Lehre. Es stärkt Herz und Kreislauf, bewirkt eine gute Durchblutung und bringt wieder zu Kräften. Etwa eine Stunde nach dem Mittag- und Abendessen eine Messerspitze Fenchelmischpulver in einem Gläschen zimmerwarmen Traubensaft einnehmen.

Sorgen Sie bei den ausgewählten Heilmitteln dafür, dass diese täglich und regelmäßig eingenommen werden.

Die Eibe symbolisiert bei Hildegard die Freude und die Gesundheit. Kinder können spielerisch immer wieder ein Stück **Eibenholz** in den Händen reiben und als Talisman verwenden.

Der **Smaragd** steht für Lebenskraft und Fruchtbarkeit, er hat die stärkste Grünkraft (Viriditas) und gilt daher als besonderer Energiestein. Einen Smaragd über Nacht in den Bauchnabel legen und am besten mit einem Pflasterstrip fixieren. Am Morgen immer wieder entfernen und nur nachts tragen.

Das **Gundelrebenbad** ist ein wunderbares Stärkungsbad bei körperlicher Erschöpfung und Schwäche. Aus Gundelrebenkraut und genügend Wasser einen Absud herstellen und diesen dem Badewasser beigeben. Die stärkende Gundelrebe kann auch immer wieder gekocht gegessen werden. Mischen Sie sie am besten unter Spinat oder Mangold.

Herzbeschwerden, Sorgen, Stress

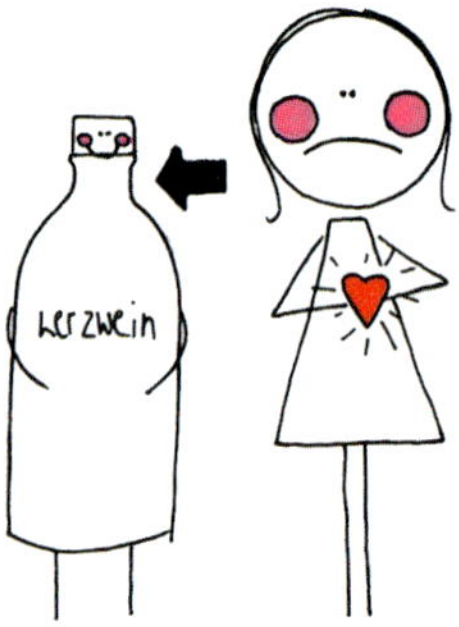

Kindern und Jugendlichen geht so manches sehr zu Herzen und bereitet ihnen Sorgen. Schon eine kleine Bemerkung von Erwachsenen, die von Kindern falsch verstanden wird, kann solche Sorgen auslösen. Auch der Gruppendruck, bestimmte Leistungen zu erbringen oder ganz bestimmte Markenkleidung zu tragen, kann zu diesen Sorgen beitragen. Gerade wenn familiäre Veränderungen wie Trennung der Eltern oder Wohnungswechsel anstehen, trifft das Kinder sehr, auch wenn sie dies verbal nicht äußern. Folgende Mittel tun gut:

Der **Kinderherzwein** ist ein Universalherzmittel und hilft auch bei „Herzeleid" durch Traurigkeit. Täglich 3–5 und bei Bedarf auch mehrere Schlucke Kinderherzwein trinken.

Der **gelöschte Kinderwein** besänftigt das Gemüt und bringt auf neue Gedanken. Immer wieder ein Gläschen lauwarm trinken.

Sie kennen den Begriff „verstocktes Kind"? Hier ist meist Traurigkeit „gestockt" und muss wieder fließen können.

Einen **Onyx** in der Hand halten und gelegentlich ansehen. Er mindert die Sorgen und löst Traurigkeit, das heißt, er bringt sie zum Fließen. Weinen ist ein gutes Zeichen dafür, dass sich Sorgen und Probleme „lösen".

Auch der **Jaspis** hilft bei jeder Überlastung, indem man ihn als Kette auf Herzhöhe trägt.
Den beruhigenden **Chalzedon** ebenfalls als Kette tragen, als Handschmeichler verwenden und zusätzlich Chalzedonwasser trinken.

Selbst über die Ernährung kann das Kinderherz gestärkt werden, zum Beispiel mit **Königskerzenkraut**, das zusätzlich fröhlich macht. Würzen Sie Fisch- und Fleisch-

speisen oder auch Omelettenteig mit dem schmackhaften Königskerzenkraut oder den Blüten.
Verwenden Sie auch **Bohnenkraut** zum Würzen, denn es ist wie **Muskat, Zimt** und **Nelken** ein Frohmachergewürz. Am besten erst vor dem Servieren roh über die Speisen geben.

Eine Blume, die ganz speziell das Herz des Menschen erfreut, ist die Lilie. Ihr Duft bereitet dem Menschen darüber hinaus auch noch gute Gedanken und in guten Gedanken steckt eine starke Heilkraft.

Auch die **Zitronenmelisse** erfreut das Herz und bringt den Menschen zum Lachen. Bereiten Sie damit häufig Tee und Saft (Rezept siehe Seite 96) zu.

Halten Sie immer **Nervenkekse** (Rezept siehe Seite 89) bereit und lassen Sie die Kinder so oft und so viel sie wollen davon naschen.

Die **Süßholzwurzel** ist Grundbestandteil von Lakritz und bei Kindern meist beliebt. Sie hilft, indem man sie kaut, als Tee trinkt oder als Pulver zum Süßen verwendet.

Beruhigende Wirkung hat der **Maronihonig**. Täglich vor dem Schlafengehen einen Teelöffel davon essen.

Die **Kubebe** ist ebenfalls ein Frohmachergewürz und entspannt in allen Stresssituationen. Das Kubebenpulver in deftigen Speisen prisenweise mitkochen, ältere Kinder können zudem 3 Mal täglich 2 Kubebenfrüchte kauen.

Das **Rosenriechpulver** (Rosenblüten- und Salbeiblätter) in einer Kissenauflage verwenden oder das Pulver in einer kleinen Dose bei sich tragen und in stressigen oder sorgenvollen Zeiten daran riechen.

Hyperaktivität

Der Begriff Hyperaktivität wird oft leichtfertig verwendet und manchen Kindern als Etikett umgehängt, weil

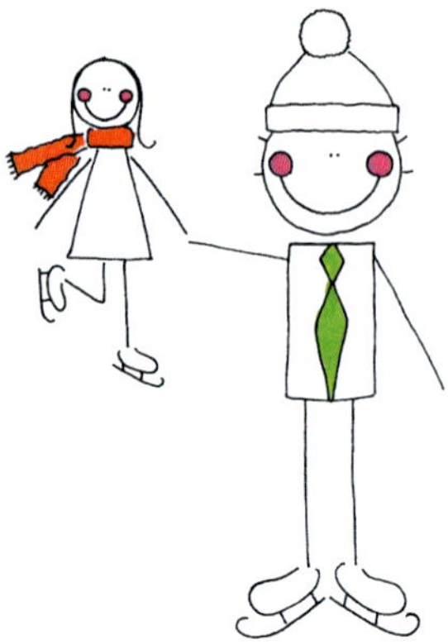

sie sehr temperamentvoll sind und ein größeres Bedürfnis haben sich auszutoben als andere. Es handelt sich dabei oft um einen gesteigerten und dennoch natürlichen Bewegungsdrang. Bewegung und Aktivität sind immer ein Zeichen von Lebendigkeit und sollen und müssen ausgelebt werden können. Kinder und Jugendliche brauchen täglich Bewegung und sportliche Betätigung, um sich gesund zu entwickeln und sich körperlich zu spüren. Trotzdem ist es auch wichtig, ganz bewusst Ruhepausen einzubauen, damit das Erlebte verarbeitet werden kann, und „langweilige" Phasen im Lauf der Woche zu erleben und diese auch auszuhalten.
Kindern, die wirklich hyperaktiv sind und nie zur Ruhe kommen, sollte man viel Bewegungsspielraum zugestehen, ihnen dazwischen aber immer wieder Ruheinseln schaffen. Außerdem sollten sie **Chrysopras** auf der Haut tragen und täglich **Chrysopraswasser** trinken. Zusätzlich nutzt das Lutschen am Stein.

Buben benötigen speziell vor der Pubertät besonders viel Bewegung, damit wichtige Nervenbahnen im Gehirn angelegt werden können.

Nervenkekse eignen sich gut als Jause bzw. als Nascherei zwischendurch und wirken beruhigend.

Die **Fenchel-Balsam-Tropfen** über einen längeren Zeitraum (bis zu 3 Monate) einnehmen, dann 3 Monate Pause einlegen und bei Bedarf wieder mit der Einnahme beginnen. Sie tun spürbar gut.
Auch das intensive **Kubebenpulver** wirkt entspannend und beruhigend. Geben Sie es wohldosiert Getreidegerichten und deftigen Speisen bei.

Jähzorn

Jähzorn ist oft ein Schrei nach Grenzen. Wenn dem Jähzorn freier Lauf gelassen wird, vergiften sich die Kinder körperlich und schaden sich seelisch. Auf Dauer gesehen führt diese Verhaltensweise zudem zu Eigenbrötlerei und Einsamkeit. Es ist wichtig zu wissen, dass Jähzorn von bestimmten Lebensmitteln wie z. B. Schweinefleisch, Wurstwaren, Softdrinks, Junk Food und industriell gefertigten Süßwaren genährt wird. Auch die tägliche Flut an Bildern und Hörerlebnissen kann den Jähzorn verstärken. Deshalb sind bewusste Ruhephasen und regelmäßige Bettgehzeiten unbedingt nötig. Folgende Hildegard-Heilmittel wirken bei Jähzorn:

Farb- und Aromastoffe in Lebensmitteln und Süßigkeiten fördern Jähzorn und Hyperaktivität.

Der **Chalzedon** beruhigt erhitzte Gemüter und verhilft in Stresszeiten zu Ruhe und Gelassenheit. Er macht nach Hildegard so friedfertig, dass einen kaum mehr jemand zu Zorn verleiten kann. Den Stein Tag und Nacht tragen und in kritischen Situationen „an die Kehle halten". Wir nehmen dafür am besten eine Kette.

Bei Unbesonnenheit und cholerischen Ausbrüchen einen **Chrysopras** an die Kehle halten und so lange ruhig verweilen, bis der Zorn verraucht ist. Wenn Kinder zu Jähzorn neigen, können sie ständig einen Chrysopras als Kette oder Anhänger tragen.

Zorn ist Gift für die Seele.

Auch das **Rosenriechpulver** hilft, wenn man immer wieder daran riecht. Sie können auch Duftlampen oder Räucherschalen mit Rosenduft einsetzen.

Liebeskummer

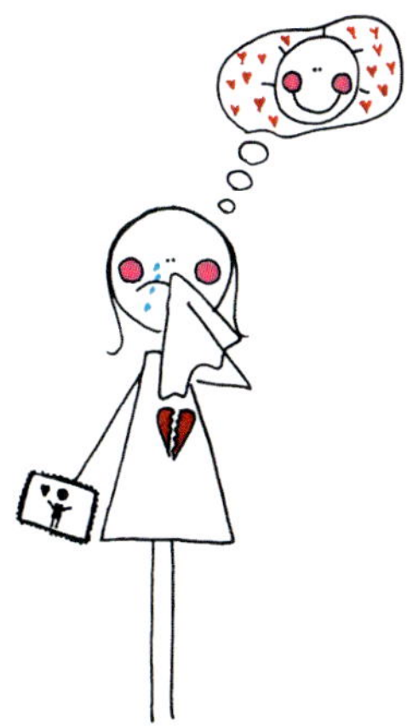

Die oft belächelte Sandkastenliebe gibt es wirklich und demzufolge auch das damit verbundene Herzeleid. Auch kleine Kinder haben große Gefühle und ihr Leid ist echt und ernst zu nehmen. Auch jenes von Jugendlichen, das häufig auf nicht erwiderte Liebe zurückzuführen ist. Kinder und Jugendliche mögen, dass man sie auf ihren Kummer anspricht, allerdings mögen sie es nicht, wenn man zu sehr in sie dringt. Interesse an ihrem Kummer ist wichtig, der Respekt vor ihren Grenzen selbstverständlich auch.

Der **Kinderherzwein** besänftigt den Kummer. 3 Mal täglich einen Schluck davon trinken.

Das duftende **Rosenriechpulver** hilft über die Nase, indem man ein Döschen oder ein Kissen damit füllt und häufig daran riecht.

Kräuter immer im Schatten trocknen. Sie dürfen keinesfalls zwischendurch wieder feucht werden. Die Kräuter sind dann richtig trocken, wenn sie sich gut zerreiben lassen.

Ein **Betonikakrautsäckchen** auf dem Kopfkissen tut ebenfalls gut.

Eine **Jaspisscheibe** so lange immer wieder aufs Herz legen, bis der Kummer nachgelassen hat.

Auch ein **Onyx** kann helfen, wenn man ihn immer wieder anschaut und als Handschmeichler verwendet.

Melancholie

Gerade in der Pubertät kommt es häufig zu Melancholie und Freudlosigkeit. Diese führen zu Arbeits- und Lernunlust. Unterstützen Sie Ihre Kinder darin, ihre **Hobbys** und auch sonstige bevorzugte Tätigkeiten regelmäßig zu pflegen. Motivieren Sie Ihr Kind immer wieder dazu, auch wenn es scheinbar nicht mag. Melancholie kann auch eine wichtige Erfahrung für Jugendliche sein und soll durchaus gelebt werden dürfen. Wenn dieser Zustand allerdings überhandnimmt und zu lange andauert, können folgende Mittel eingesetzt werden:

Das **Aronstabelixier** hilft, indem man den Jugendlichen 3 Wochen lang 2–3 Teelöffel pro Tag davon gibt.

Im Frühling erweist die **Schlüsselblume** wertvolle Dienste. Sie wird auf die Brust gelegt oder als Schlüsselblumenwasser getrunken.

Der **Flohsamenwein** wird auch „Frohmacher-Wein" genannt. Er besitzt eine etwas zähe Konsistenz, fördert aber die Verdauung, lockert die Psyche und wirkt beruhigend.

Der **Smaragd** steht für Lebenskraft und Fruchtbarkeit, er hat die stärkste Grünkraft (Viriditas) und gilt daher als besonderer Energiestein. Einen Smaragd über Nacht in den Bauchnabel legen und am besten mit einem Pflasterstrip fixieren. Zudem immer wieder am Stein lutschen.

Auch ein Chalzedon, als Kette getragen und als Handschmeichler verwendet, wirkt bei Melancholie.

Nerven stärken

Für nervöse oder überaktive Kinder sind die goldenen Lebensregeln (siehe Seite 15) besonders wichtig. Das rechte Maß an Ruhe und Bewegung, ausreichend Schlaf und verlässliche Rituale wirken ausgleichend und geben Sicherheit. Beruhigend wirken auch die typischen Frohmachergewürze **Kubeben** und **Muskatnuss**. Beide Gewürze möglichst täglich in der Küche einsetzen und zudem ganze **Kubebenkörner** kauen, dies hilft bei Stress und stärkt die Nerven – jene der Kinder und jene der Eltern.

Bei Nervosität aufgrund von Prüfungsangst und bei Lernstress immer wieder einige **Nervenkekse** essen. Sie schmecken ausgezeichnet und beruhigen schnell.

Der **Fenchel-Balsam-Tee** dient ebenfalls zur Beruhigung. Über den Tag verteilt kalt trinken. Die **Fenchel-Balsam-Tropfen** sind die „schnelle" Variante des Heilmittels und sind im Hildegard-Fachhandel erhältlich.

Das **Veilchenelixier** hilft Jugendlichen bei Erschöpfung und daraus resultierender Ermüdung und Kurzatmigkeit, wenn ihnen also etwas „die Luft nimmt". 2–3 Mal täglich 1 Teelöffel Veilchenelixier einnehmen.

Ein Gläschen **Kinderherzwein** macht fröhlich und bringt in Schwung. So überstehen Kinder und auch Eltern stressige Zeiten wesentlich besser.

Der **Chrysopras** ist ein hübscher grüner Stein, den Kinder als Anhänger, Kette oder als Armband tragen können. Auch bei aggressiven und hyperaktiven Kindern sorgt der Chrysopras für Beruhigung.

Der **Chalzedon** hilft bei Empfindlichkeiten und stärkt den Mut, eine eigene Haltung einzunehmen.

Schlaflosigkeit, Schlafstörungen

Versöhnung und ein klärendes Gespräch sind immer ein gutes Ruhekissen.

Selbst wenn Kinder schon glauben „groß genug" zu sein und deshalb später ins Bett gehen wollen, muss man ihnen behilflich sein, den Rhythmus einzuhalten, um ein regelmäßiges und die Gesundheit erhaltendes Quantum an Schlaf zu erwischen. Grundsätzliches dazu im Kapitel „Kraftquellen" ab Seite 12.

Der **gelöschte Kinderwein** hilft bei Schlafstörungen, die aufgrund von Ärger und Zorn auftreten. Immer wieder ein Gläschen lauwarmen Kinderwein trinken.

Mohn wirkt in jeder Form Schlaf anregend. 1–2 Teelöffel rohen, ungemahlenen Mohn aufs Apfelkompott streuen und essen oder mit etwas Tee einnehmen. Mohn auch in Form von Mohnstrudel, Mohnkuchen oder Mohnbrötchen anbieten.

Eine ebenso beruhigende Wirkung hat der **Maronihonig**: täglich vor dem Schlafengehen ½–1 Teelöffel Maronihonig essen.

Das **Betonikakrautkissen** beruhigt die Gedanken. Trockenkraut in ein kleines Schlummerkissen füllen und auf das Kopfkissen legen. Die erstaunlich schnelle Wirkung dieses Kräuterkissens hält etwa ein halbes Jahr an.

Eine **Jaspisscheibe** unterm Kopfkissen vertreibt Kummer und Sorgen und verhilft zu einem guten Schlaf. Auch die **Fenchel-Balsam-Tropfen** und die **Nervenkekse** tragen zu einem besseren Schlaf bei, wenn man sie über längere Zeit regelmäßig einnimmt.

Einen wohltuend tiefen Schlaf bewirkt das **Edelkastanienbad**. Es sollte regelmäßig und über einen längeren Zeitraum hinweg gemacht werden.

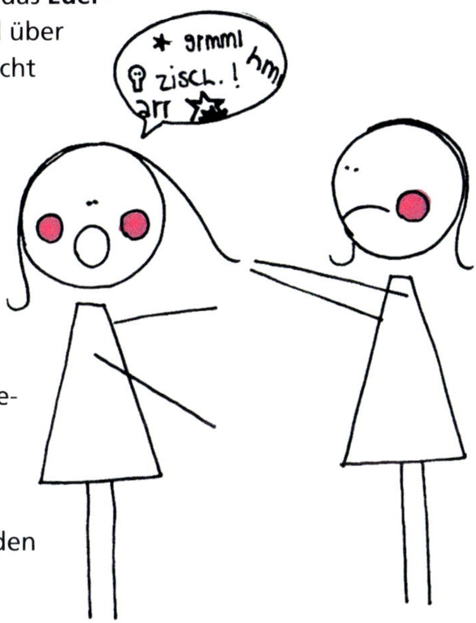

Sorgen siehe Angstzustände

Streitsucht

Die Hildegard-Apotheke ist die einzige Apotheke, die Mittel gegen Streit anbietet. Streitsucht vergiftet nicht nur die Seele und das zwischenmenschliche Klima, sondern macht sich auf lange Sicht auch durch körperliche Beschwerden bemerkbar.

Der **gelöschte Kinderwein** hilft im Moment von Streitereien und wirkt auch lange nach. Alle Beteiligten sollten immer wieder ein Gläschen von diesem lauwarmen Kinderwein trinken.

Zu einem ausgeglichenen Gemüt trägt auch das **Edelkastanienbad** (siehe Seite 173) bei.

Streit findet leider häufig wegen der Nutzung von Handy und Computer statt. Vereinbaren Sie bestimmte Zeitfenster und halten Sie diese konsequent ein. Auf lange Sicht wird Ihr Kind dafür dankbar sein.

Ebenso bewirkt ein **Chalzedon** Gelassenheit und Ruhe. Den Stein als Handschmeichler in die Jacken- oder Hosentasche geben oder eine Chalzedon-Kette tragen.

Die Farbe Blau besänftigt und beruhigt generell.

Der **Aquamarin** hilft all jenen, die unter Streitlust leiden. Diesen Stein als Schmuckstück tragen und immer wieder anschauen bzw. anschauen lassen. Auch Steinwasser damit zubereiten. Zusätzlich einen Bruchstein an einen gut sichtbaren Platz (z. B. auf die Fensterbank) geben.

Stress

Prüfen Sie doch einmal für sich selbst, ob Sie medienfreie Tage aushalten oder ob Sie selbst schon in eine Abhängigkeit von Mobiltelefon und Fernsehen gerutscht sind.

Stress ist ein neuzeitliches Phänomen, das leider auch schon unsere Kinder betrifft und ihr Leben sehr beeinträchtigt. Versuchen Sie Stressquellen so gut wie möglich auszuschalten und setzen Sie auf Ausgeglichenheit in den eigenen vier Wänden. Lassen Sie das Wochenendprogramm einmal ausfallen und üben Sie wohltuende „lange Weile". Verzichten Sie an bestimmten Wochentagen bewusst auf Fernseher und Computer und genießen Sie die so frei gewordene Zeit mit Ihren Kindern.

Der **Jaspis** hilft bei jeder Überlastung, indem man ihn als Kette auf Herzhöhe trägt.

Halten Sie immer **Nervenkekse** bereit und lassen Sie die Kinder so oft und so viel sie wollen davon naschen.

Beruhigend wirkt der **Maronihonig**: täglich vor dem Schlafengehen ½ –1 Teelöffel davon essen.

Die **Kubebe** ist ebenfalls ein Frohmachergewürz und hilft in allen Stresssituationen. Das Kubebenpulver in deftigen Speisen prisenweise mitkochen, ältere Kinder können zudem 3 Mal täglich 2 Kubebenfrüchte kauen.

Traurigkeit

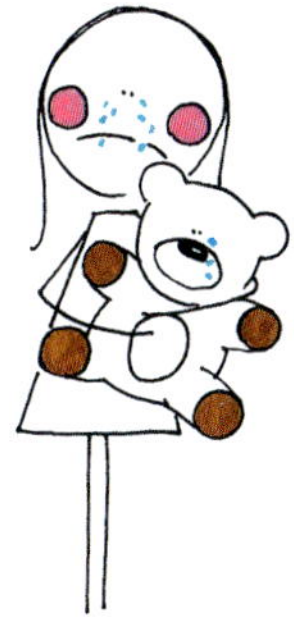

Nach Hildegard hängt Traurigkeit nicht nur mit der Psyche, sondern auch stark mit der Ernährung zusammen. Die Basis einer optimalen Ernährung bilden Dinkel, Obst und Gemüse. Zudem ist der tägliche Genuss einiger roher **Mandeln** zu empfehlen. Weitere froh machende Nahrungsmittel und Gewürze sind, wie an anderer Stelle bereits erwähnt, **Hafer, Kichererbse, Fenchel, Quitte, Maroni, Bohnenkraut, Galgant, Bertram, Kubebe, Ysop, Zimt, Muskat ...**

Sonnengereiftes Obst und **Gemüse** haben nachweislich mehr gespeichertes Licht, dadurch auch mehr Nährwert und werden so zu Frohmachern. Nach Hildegard enthält es mehr „Viriditas", jene Grünkraft, die uns Energie bringt und für Lebensfreude sorgt. Südfrüchte werden meist unreif gepflückt und können diese Grünkraft und Vitamine nachträglich nicht mehr entwickeln.

Einen Jaspis als Kette oder als Anhänger direkt auf der Haut tragen, so wirkt er am besten.

Auch unsere Glückshormone werden mit Hilfe von Sonnenlicht gebildet. Daher wirkt **Bewegung in der Natur** ebenfalls der Traurigkeit entgegen.

Fröhlichkeit ist das beste Heilmittel gegen Traurigkeit. Daher ist es sinnvoll und wichtig, diese in guten Zeiten zu pflegen und zu stärken. Ermutigen Sie Ihre Kinder dazu, zu singen, zu tanzen, zu musizieren und dem eigenen speziellen Talent nachzuspüren. Durch die Entwicklung der eigenen Talente und Fähigkeiten und die Pflege von Hobbys und Interessen kann sich die eigene Persönlichkeit nach und nach entfalten. So kommt es in guten Zeiten zu Sinnhaftigkeit und dadurch zu Fröhlichkeit, die einen auch durch traurige Phasen des Lebens trägt.

Bei anhaltender tiefer Trauer unbedingt einen Arzt oder Psychotherapeuten zu Rate ziehen.

Das **Aronstabelixier** hilft bei sogenannter „Jugenddepression" und bei langanhaltender und tiefer Traurigkeit. Den Jugendlichen 3 Wochen lang pro Tag 2–3 Teelöffel geben.

Bei Trauer oder der Unfähigkeit zu trauern einen **Onyx** ansehen und ihn in den Mund nehmen. Er unterstützt einerseits den Trauerprozess, bringt aber andererseits auch Trauer zum „Fließen", die durch Schock oder Verhärtung ins Stocken geraten ist.

Es können auch getrocknete Schlüsselblumen verwendet werden.

Bei Traurigkeit **Schlüsselblumen** pflücken und auf das Herz bzw. auf die Brust legen. Zusätzlich **Schlüsselblumenwasser** trinken.

Zorn siehe auch Jähzorn

Bei zornigen Kindern unbedingt **auf die Ernährung achten**: Kein Schweinefleisch, keine Softdrinks, keine Süßigkeiten und möglichst keinen Zucker essen. Weiters ist ein **gemäßigtes Fasten** (siehe Seite 28) zu empfehlen. Zudem **für Ruhe und Ausgleich sorgen**, wie auf Seite 20 ff. beschrieben und Sinnesreize wie Fernsehen, Handy und Computer einschränken.

Der **Chalzedon** gleicht Stimmungsschwankungen aus und beruhigt erhitzte Gemüter, gerade auch in der Pubertät. Den Stein an einer gut durchbluteten Stelle tragen, am besten als kurze Halskette oder am Handgelenk. Bei pubertierenden Burschen hat es sich bewährt, eine kleine Chalzedon-Scheibe unter die Uhr zu kleben.

Der „Chrysopraszorn" ist im Gegensatz zum „Chalzedonzorn" sozusagen „ferngesteuert". Er tritt plötzlich auf und der Betroffene weiß meist selbst nicht, was ihn da eigentlich überkommt. Bei plötzlich auftauchendem Zorn den **Chrysopras** als Kette tragen.

Der **Aquamarin** wird auch Beryll genannt und hilft bei Streitsucht und Streitlust. Kinder, die andere so lange hänseln, bis es zum Streit kommt, werden verträglicher, wenn sie einen Aquamarin tragen und diesen immer wieder anschauen und zusätzlich Aquamarinwasser trinken.

Stellen Sie einen Aquamarin-Bruchstein aufs Fensterbrett. Bruchsteine sind relativ kostengünstig im Handel erhältlich.

Friedlich stimmt auch die **Rosen-Salbei-Mischung**. Rosenblütenblätter und Salbeiblätter trocknen, in ein kleines Schlummerkissen füllen und immer wieder daran riechen. Ältere Kinder können diese Mischung pulverisiert in einer kleinen Dose bei sich tragen und oft daran riechen.

Der **gelöschte Kinderwein** besänftigt ebenfalls das Gemüt. Von Zeit zu Zeit ein Gläschen lauwarm trinken.

Der Stimmung zuträglich sind in jedem Fall die **Süßholzwurzel** als Tee oder zum Kauen, die **Fenchel-Balsam-Tropfen**, die regelmäßige Einnahme von **Maronihonig** und die Frohmachergewürze **Ysop, Bohnenkraut, Kubebe, Zimt, Muskat und Nelken**. Wenden Sie diese Gewürze so oft wie möglich an.

Zorn ist oft ein Ventil für versteckte Ängste oder die Kehrseite von Traurigkeit. Daher können auch „Angstheilmittel" und „Trauerheilmittel" hilfreich sein.

Auch **Schlüsselblumen** verhelfen zu einer sanften Stimmung und können so ganz nebenbei eingesetzt werden. Die Blumen auf die Brust auflegen und Schlüsselblumenwasser trinken.

Zu einem ausgeglichenen Gemüt trägt auch das **Edelkastanienbad** bei.

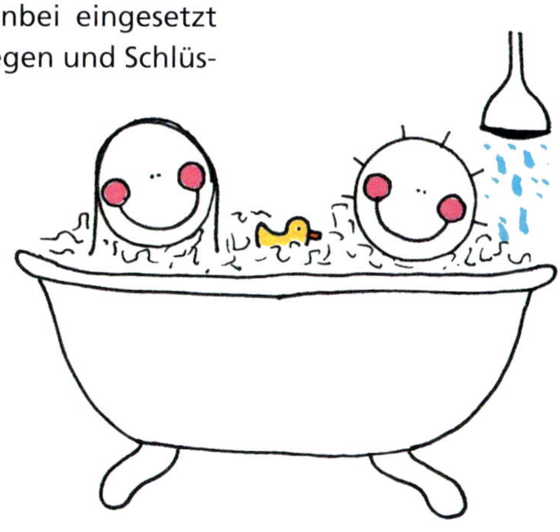

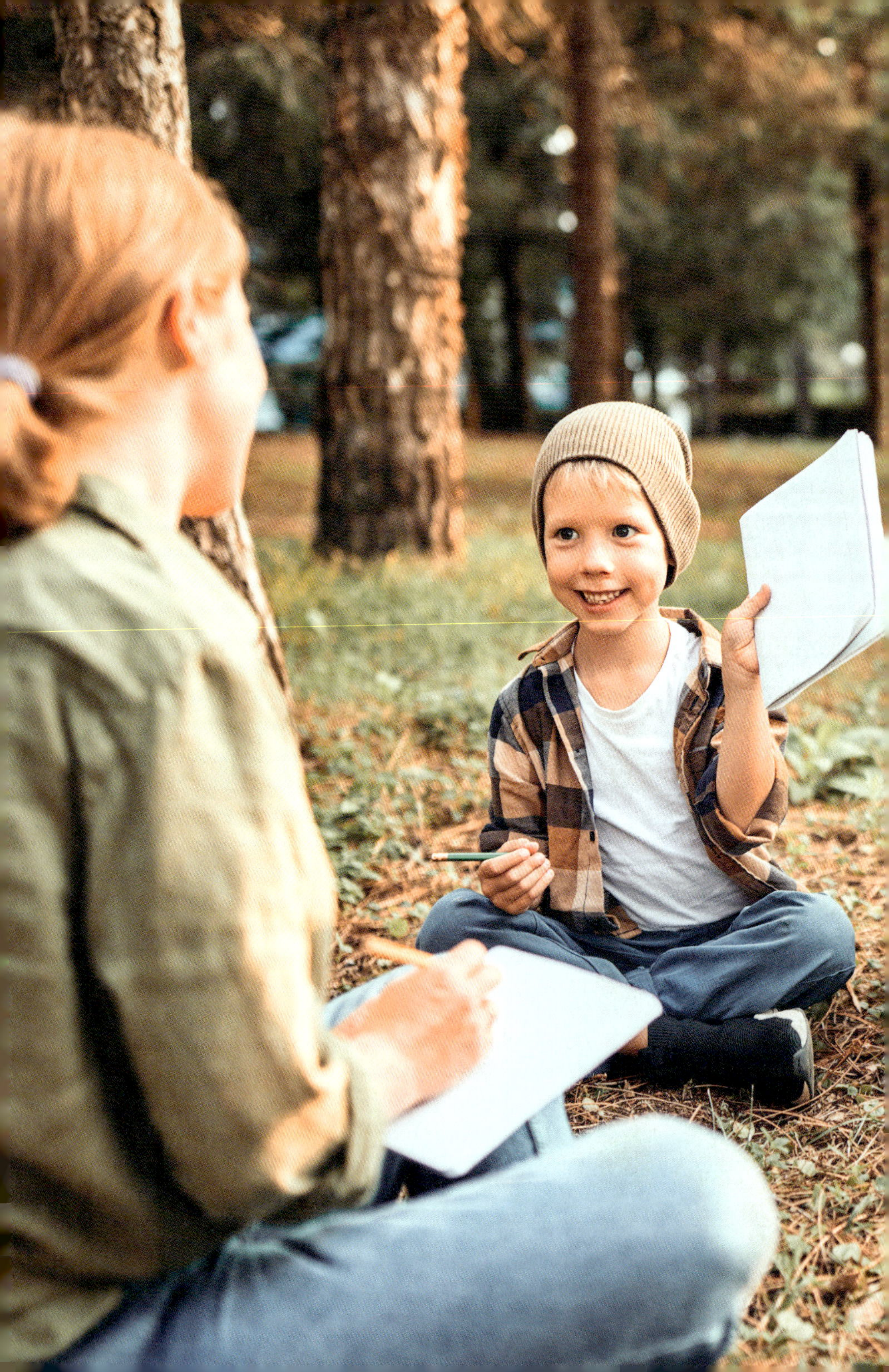

Lernen und Schule

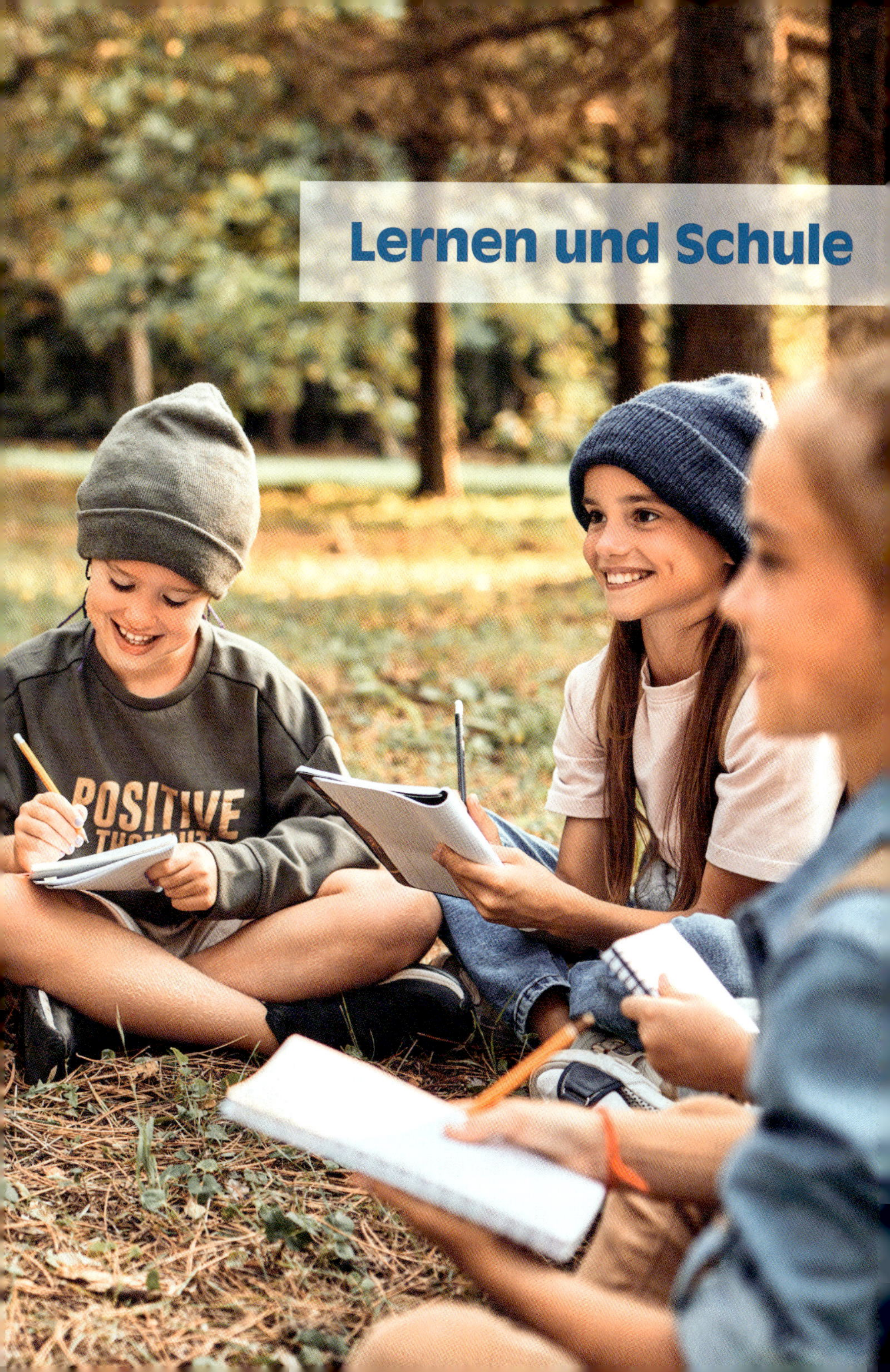

Lernen und Schule

Die Freude am Lernen ist in uns angelegt, hat aber nichts mit Anhäufung von Schulwissen zu tun.

Als kleine Kinder haben wir alle noch jene Entdeckerfreude und jene Begeisterung besessen, die uns in kürzester Zeit Berge von Informationen aufnehmen, verarbeiten und auch wieder abrufen ließ. Wir haben jeden Tag ganz selbstverständlich mit Eifer und Entschlossenheit „gelernt" und auf diese Weise in unserem Gehirn ständig neue Nervenbahnen angelegt. Im Laufe der Jahre ist den meisten von uns aus unterschiedlichsten Gründen die Freude am Lernen abhandengekommen. Schüren Sie bei sich selbst und bei Ihren Kindern wieder diese Freude, denn nur **was wir mit Freude lernen, lernen wir leicht**. Wer unter Zwang und Angst lernt, speichert auch diese negativen Gefühle mit ab.

Lernen ist eine lebenslange Aufgabe. Unser Gehirn will kontinuierlich lernen, denn dafür ist es geschaffen. Es ist sozusagen ein eingebauter Biocomputer, der umso

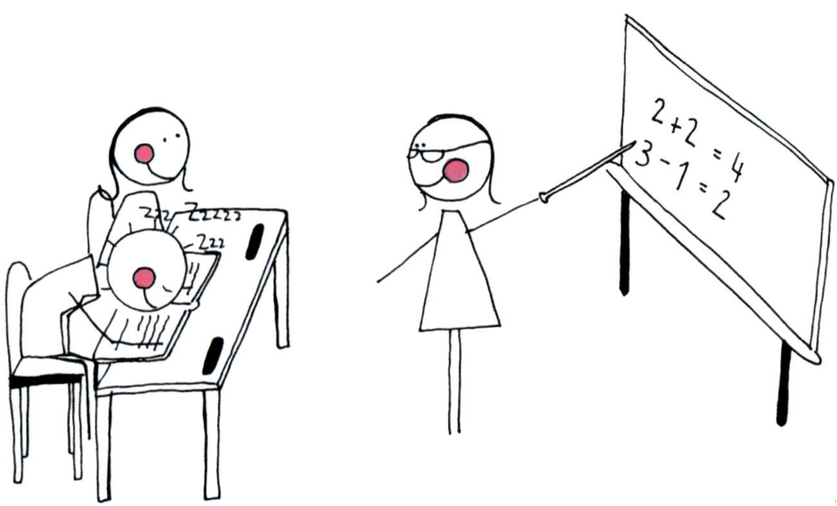

bessere Resultate liefert, je mehr wir ihn mit Lernstoff füttern. Das kann das Beschäftigen mit einem fremden Land und dessen Sprache genauso sein wie das Erlernen eines faszinierenden Handwerks oder einer Sportart. Wenn wir uns Neues erarbeiten, trägt dies zu unserer geistigen Vitalität entscheidend bei.

Kinder beobachten ihre Eltern sehr genau. Wenn Eltern selbst nie ein Buch zur Hand nehmen und sich kaum oder gar nicht für neue Themen und Wissensgebiete öffnen, wie sollen dann die Kinder selbst auf Dauer ihre Lust am Lernen behalten? Zudem machen sie leider in der Schule und zu Hause oft die Erfahrung, dass ihnen ständig ihre Fehler und Defizite vor Augen geführt werden, ihre Erfolge hingegen wenig Beachtung finden. Dabei sind es gerade die kleinen Erfolge, die motivieren weiterzumachen und an der Sache dranzubleiben. Es gilt eigenständiges Lernen und Erleben, Entdecken und Erfahren zu fördern. Eltern können viel dazu beitragen, wenn sie ihre Kinder von Zeit zu Zeit bewusst das fragen, was diese schon können und wissen. Signalisieren Sie immer wieder Interesse und zollen Sie gebührende Anerkennung.

Fehler machen bedeutet, das Fehlende zu integrieren. Fehler machen ist also ein gelingender Lernprozess.

Die beste Grundlage jeden Lernens sind Freude und Spaß an der Sache. Je mehr Interesse und je mehr Begeisterung wir einem neuen Wissensgebiet entgegenbringen, umso leichter lernen wir. Das gilt sowohl für uns Erwachsene als auch für unsere Kinder. Leben Sie also Ihren Kindern die Freude an persönlicher Weiterbildung vor und geben Sie ihnen gute Lernstrategien und Lernhilfen mit auf den Weg. Anregende Bücher und auch spannende Lernspiele dazu gibt es viele.

Lernerfolge tragen zu einem guten Selbstwert und zu mehr Selbstbewusstsein bei. Die folgenden Mittel aus der Hildegard-Heilkunde unterstützen das Lernen als solches und sollen Anregungen für erfolgreiches und gelingendes Lernen sein.

Gedankenpflege

Nehmen Sie am Morgen nüchtern einen Saphir in den Mund. Das führt zu innerer Weisheit und Gelassenheit und kommt so auch Ihren Kindern zugute.

Körperliche Gesundheit und ein klarer Kopf resultieren unter anderem auch daraus, wie sorgsam wir mit unseren Gedanken umgehen und wie wir unseren Geist pflegen. Eine der wichtigsten gesundheitsfördernden Maßnahmen ist, **Klatsch** und **Tratsch** zu meiden. Wenn dies nicht möglich ist, sollte das Gehörte zumindest nicht weitererzählt werden, denn beides belastet und schadet nur.

Eine spannende Erfahrung für Erwachsene ist es, eine Zeit lang ganz gezielt nur von **positiven Erlebnissen** und Erfahrungen zu erzählen. Der Stimmung in der Familie tut es gut, wenn am Abend jedes Familienmitglied von einer netten Begebenheit des zu Ende gehenden Tages berichtet. Auf diese Weise werden Zufriedenheit und **Sanftmut** gestärkt und diese wiederum fördern die Gesundheit und den Frohsinn. Wichtige Informationen müssen selbstverständlich weitergegeben werden, auch wenn sie nicht erfreulich sind.

Zur Pflege des Geistes zählt auch der großzügige Umgang sowohl mit eigenen Fehlern als auch mit den Fehlern der Kinder. Wir alle lernen ständig durch Fehler und müssen daher Fehler machen dürfen, so sammeln wir Erfahrungen und entwickeln uns weiter.

Lavendelduft eignet sich ebenfalls gut zum „Lernen im Schlaf".

Eine interessante Lernstudie mit **Rosenduft** hat gezeigt, dass dieser, wenn er während eines Lernprozesses eingeatmet und dann im Schlaf noch einmal verabreicht wird, die Gedächtnisleistung für das Gelernte deutlich steigert. Auf diese Weise wird im Schlaf sozusagen weitergelernt, da das Gelernte im Tiefschlaf noch einmal abgespielt wird.

Wasser sorgt dafür, dass unsere Zellen gut versorgt und „straff" sind. Quellwasser oder hochwertiges „stilles"

Wasser sind das gesündeste Getränk überhaupt. Achten Sie darauf, dass Ihr Kind täglich genügend Wasser trinkt, damit die geistige Leistungsfähigkeit erhalten bleibt.

Auch sorgfältiges **Kauen** regt die Gehirntätigkeit an. Deshalb jeden Bissen mindestens 30 Mal gut kauen.

Dinkel sollte die Grundlage der Ernährung sein. Hafer verhilft zu frohem Sinn und klarem Verstand. Maroni und Mandeln stärken das Gehirn.

Der **Fenchel-Balsam-Tee** bzw. die **Fenchel-Balsam-Tropfen** beruhigen in Stresszeiten, denn Fenchel ist ein Frohmacher und das Balsamkraut wirkt ausgleichend.

Quendel hilft gegen Vergesslichkeit, deshalb möglichst viele Speisen mit Quendel würzen oder täglich einige Quendelkekse zur Jause essen. **Bertram** sorgt laut Hildegard für einen klaren Verstand, **Kubeben** machen scharfsinnig und **Muskat** reinigt die Sinne. Auch diese Gewürze möglichst oft einsetzen.

Der **Achat** stärkt die geistige Entwicklung und er hilft mit, Ideen zu verwirklichen. Zudem fördert er die Freude am Lernen und trägt dazu bei, das Erlernte zu behalten. Den Achat in Form einer Scheibe oder eines Trommelsteins auf der Haut tragen.

Auch **Bewegung** unterstützt erfolgreiches Lernen. So könnten zum Beispiel Gedichte, Mathematikformeln und auch sonstige Lerninhalte als Rap einstudiert werden. Das macht Spaß und das Lernen geschieht geradezu nebenbei. Machen Sie Ihren Kindern Mut, zu experimentieren.

Gedächtnisstärkung

Versuche haben gezeigt, dass eine Handvoll Nüsse und ein Apfel als Vormittagsjause in nur einem Monat 30 Prozent mehr Gehirnleistung bewirken. Das gute alte „**Studentenfutter**" kommt damit zu neuen Ehren. Süßes, Zucker und Marmelade führen zu einem hohen Blutzuckerspiegel, der auch schnell wieder abfällt und dadurch z. B. die Fehlerquote beim Kopfrechnen erhöht.

Vollkornprodukte, v. a. der Dinkel, Obst und Gemüse halten den Blutzucker lange Zeit konstant. **Quendelkekse** stärken das Gedächtnis und **gekochte Maroni** fördern die Konzentration.

Kleine Döschen finden überall Platz. So sind Kubeben stets griffbereit bei der Hand.

Die **Kubebe** trägt sowohl zur sportlichen als auch zur geistigen Leistungssteigerung bei. 3 Mal täglich 2–3 Früchte kauen.

Einen **Sardonix** als Handschmeichler verwenden, in den Mund nehmen oder als Kette tragen, da er den Intellekt, das Wissen und die Sinnesempfindungen stärkt.

Der **Jaspis** verhilft nach Hildegard zu einer „reifen Einsicht", wenn man ihn im Mund behält bzw. an ihm lutscht.

Lernstress

Ein Ritual will regelmäßig gepflegt werden, erst dann wird es seine volle Wirkung entfalten.

Die sechs goldenen Lebensregeln (siehe Seite 15) sollten im Alltag grundsätzlich beachtet werden und in Stresszeiten ist deren Berücksichtigung ganz besonders wichtig. Darüber hinaus helfen den Kindern auch **Rituale**, um besser abschalten zu können und mit den schulischen Anforderungen zurechtzukommen. So könnten

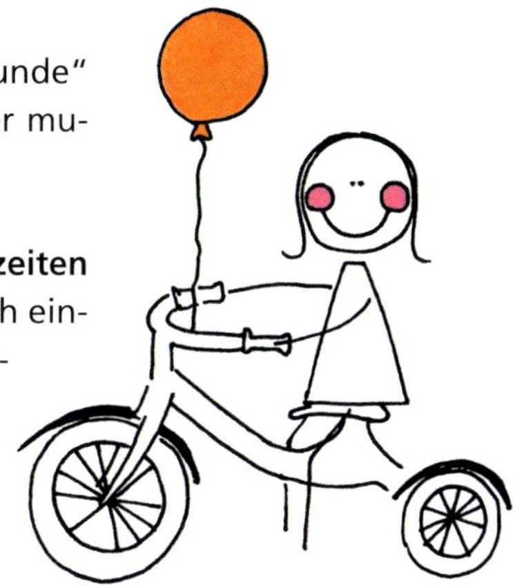

sie als Ritual zum bewussten Abschalten eine „Runde" spielen oder je nach Vorliebe tanzen, radeln oder musizieren.

Vereinbaren Sie mit Ihrem Kind sinnvolle **Lernzeiten und Pausen** und achten Sie darauf, dass diese auch eingehalten werden. Um sich den Lernstoff gut merken zu können, benötigen Jungen vor der Pubertät unbedingt ausreichend Bewegung, oft auch während des Lernens. Wenn Ihr Sohn also beispielsweise auf dem Stuhl herumwackelt, dann lassen Sie dies zu, dieses Bedürfnis hängt mit der Bildung neuer Nervenbahnen im Gehirn zusammen (siehe auch Seite 20 ff.).
Da unser Gehirn neben dem Lerninhalt auch die Art, wie wir lernen, den Ort, an dem wir uns befinden, die Gerüche, die wir einatmen, usw. mitspeichert, können wir uns das zunutze machen. So ist es zum Beispiel sehr hilfreich, dasselbe Armband, Schweißband, T-Shirt oder ein kleines Maskottchen sowohl beim Lernen als auch bei der Prüfung selbst zu tragen bzw. dabeizuhaben. Für Prüfungen, bei denen das Kind stehen muss, kann man den Stoff stehend wiederholen und es hilft natürlich auch, bei der Schularbeit denselben Stift zu verwenden wie beim Üben zu Hause. Diese kleinen Tricks tragen alle dazu bei, Stress zu vermindern und für mehr Sicherheit zu sorgen. Das Lernen selbst ersparen sie allerdings nicht.

Freizeit sollte wirklich freie Zeit sein, die der notwendigen Erholung dient.

Auch über die Ernährung kann das Lernen unterstützt werden. Halten Sie immer **Nervenkekse** auf Vorrat bereit und lassen Sie die Kinder so viele davon essen, wie sie möchten.

Der **Achat** stärkt die Persönlichkeit, fördert die geistige Entwicklung, unterstützt die Freude am Lernen und hilft, das Erlernte zu behalten. Den Stein als Kette oder als Armband auf der Haut tragen oder als Handschmeichler anwenden.

Auch der hellblaue **Chalzedon** sorgt in Stresszeiten für Ruhe und Gelassenheit. Den Stein Tag und Nacht tragen und in kritischen Situationen an die Kehle halten.

Kinder, die nicht zur Ruhe kommen, sollten **Chrysopras** auf der Haut tragen und täglich Chrysopras-Wasser trinken. Zusätzlich nutzt das Lutschen am Stein.

Bei Sorgen und Ängsten beruhigt der **Indische Blutjaspis**. Eine Jaspisscheibe unter das Kopfkissen legen oder als Anhänger tragen.

Bei Angstträumen hilft das **Betonikakrautkissen**, denn es beruhigt die Gedanken. Betonika-Trockenkraut in ein kleines Schlummerkissen füllen und auf das Kopfkissen legen.

Vergesslichkeit

Essen Sie öfters Dinkel-Kopfsalat bzw. Speisen, die gekochte Dinkelkörner enthalten. Schmackhafte Rezepte finden Sie im Buch „Einfach kochen".

Vergesslichkeit hat häufig Stress als Ursache. Deshalb diesen Punkt berücksichtigen und auch die „Lernhilfen" miteinbeziehen. Und wieder spielt auch das Essen eine Rolle: Jeden Bissen gut **kauen** (30–50 Mal) verbessert die Synapsentätigkeit im Gehirn und führt zu einer besseren Kommunikation der Gehirnzellen.

Immer wieder **Quendelkekse** essen, denn Quendel stärkt das Gedächtnis.

Die **Kubebe** steigert die geistige Leistungsfähigkeit. Eine kleine Dose mit Kubeben bei sich tragen und bei Bedarf 2–3 dieser Früchte zerkauen.

Der Edelkastanienbaum steht bei Hildegard für die „Weisheit“. Ein Stück **Maroniholz** in den Händen rollen und oft daran riechen. Auch immer wieder gekochte **Maroni** auf den Speiseplan setzen.

Das Leben der Hildegard von Bingen

1098 wird Hildegard als zehntes Kind des Grafen Hildebert und seiner Frau Mechthild von Bermersheim im Rheinland geboren.
Sie hat von Kindheit an die sogenannte „Schau" (Ahnung von bevorstehenden Ereignissen), hält aber ihr Wissen mehr und mehr zurück, da sie Unverständnis und Furcht bemerkt.
Hildegard ist von Natur aus schwächlich und oft krank – aber genau deshalb ist sie glaubwürdig in ihrem Bestreben, ganzheitlich gesund zu werden.

1106 wird sie gemäß der herrschenden Tradition als „Zehent" dem Kloster überlassen, sozusagen als Dank.
Jutta von Sponheim Sie kommt unter die Obhut der Jutta von Sponheim und erhält eine für die damalige Zeit umfassende Ausbildung.

Jutta von Sponheim – eine kluge, gebildete Frau und mütterliche Freundin von Hildegard – ist Äbtissin in
Kloster Disibodenberg der Frauenklause des Klosters Disibodenberg. Sie unterrichtet ihre Zöglinge in Schreiben und Lesen, im Singen der Psalmen und in praktischen Arbeiten.

1136 stirbt Jutta von Sponheim und hinterlässt eine blühende Klause bzw. ein stattliches Benediktinerkloster.
Hildegard wird von ihren Mitschwestern einstimmig zur neuen Äbtissin gewählt, obwohl sie oft kränkelt. Aber ihr Wesen, das als demütig und bescheiden beschrieben wird, muss eine immense Ausstrahlung besessen haben. Hildegard ist 38 Jahre alt, als sie das schwere Amt antritt.

1141

1141, nachdem sie fünf Jahre als Äbtissin gewirkt hatte, erhält sie von Gott den Auftrag, ihre Visionen niederzuschreiben. In ihrer Demut will sie diesen Ruf nicht annehmen und erkrankt wieder einmal schwer, möglicherweise aus Angst, dem göttlichen Ruf nicht gerecht zu werden, sich gegen Gott zu versündigen, oder aus Furcht vor den Reaktionen des Klerus. Jedenfalls kann man nachfühlen, dass Hildegards Begabung mehr Belastung als Freude war.

Als sie sich entschließt, ihre Visionen niederzuschreiben, gesundet sie sofort und beginnt mit ihrem ersten großen Werk: „**SCIVIAS**" – „Wisse die Wege".
Als Kostprobe der damaligen Sprache und zur Erläuterung ihrer Schau ein kurzes Zitat:
„Im Jahre 1141 der Menschwerdung Christi, des Gottessohnes, als ich zweiundvierzig Jahre und sieben Monate alt war, kam ein feuriges Licht mit Blitzesleuchten vom offenen Himmel hernieder. Es durchströmte mein Gehirn und durchglühte mir Herz und Brust gleich einer Flamme, die jedoch nicht brannte, sondern wärmte, wie die Sonne einen Gegenstand erwärmt, auf den sie ihre Strahlen legt. Nun erschloss sich mir plötzlich der Sinn der Schriften, des Psalters, des Evangeliums und der übrigen katholischen Bücher des Alten und Neuen Testaments ..."

Ihre Visionen hat Hildegard immer in wachem Zustand. Sie sind mystischen Ursprungs, entstehen aus einem geistigen Dialog mit Gott.

Wibert von Gembloux

In einem Antwortbrief an den Mönch Wibert von Gembloux, der sich sehr für ihre Niederschriften interessiert, schreibt sie viele Jahre später:
„Von meiner Kindheit an erfreue ich mich der Gabe dieser Schau in meiner Seele bis zur gegenwärtigen Stunde, wo ich doch schon mehr als siebzig Jahre alt bin.

Und meine Seele steigt – wie Gott will – in dieser Schau empor bis in die Höhe des Firmaments.
Ich sehe aber diese Dinge nicht mit den äußeren Augen und höre sie nicht mit den äußeren Ohren, auch nehme ich sie nicht mit den Gedanken meines Herzens wahr, noch durch irgendwelche Vermittlungen meiner fünf Sinne. Ich sehe sie vielmehr einzig in meiner Seele, mit offenen leiblichen Augen, so, dass ich dabei niemals die Bewusstlosigkeit einer Ekstase erleide, sondern wachend schau ich dies, bei Tag und Nacht …
Alles, was ich in der Schau sehe und lerne, das behalte ich lange Zeit in meinem Gedächtnis, wie, sobald ich es sehe oder höre, es in mein Gedächtnis eingeht. Ich sehe, höre und weiß gleichzeitig, und wie in einem Augenblick erlerne ich das, was ich weiß. Was ich aber nicht sehe, das weiß ich nicht, denn ich bin ungelehrt und wurde nur unterwiesen, in Einfalt Buchstaben zu lesen …
In diesem Licht sehe ich zuweilen, aber nicht oft, ein anderes Licht, das mir das ‚lebendige Licht' genannt wird. Wann und wie ich es schaue, kann ich nicht sagen.
Aber solange ich es sehe, wird alle Traurigkeit und alle Angst von mir genommen, sodass ich mich wie ein junges Mädchen fühle und nicht wie eine alte Frau …"
Nahtod-Berichte und Grenzerfahrungen zeugen ebenfalls immer von einem hellen Licht und einem unbeschreiblichen Wohlbefinden. Wer diesen Berichten Glauben schenkt, kann auch Hildegards Visionen problemlos annehmen. Wem Hildegards Visionen suspekt erscheinen, der sollte jedoch bedenken, dass ihre Anleitungen immer wieder wirken!

Mönch Volmar

An diesem großen Werk „**SCIVIAS**" und den aufwendigen Bildtafeln arbeitet sie zehn Jahre lang. Der Mönch Volmar vom Disibodenberg wird bis zu seinem Tod ihr Sekretär und treuer Freund.

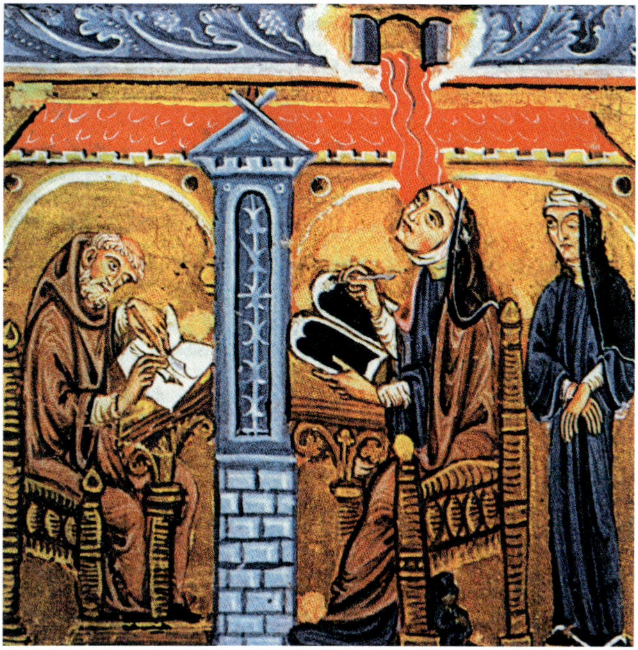

Hildegard schreibt eine Vision nieder; vor ihr Volkmar, hinter ihr Richardis. Miniatur im Buch „Liber Divinorum Operum".

Richardis von Stade

Zu dieser Zeit tritt Richardis von Stade ins Kloster ein und die beiden Frauen verbindet eine lebenslange innige Beziehung. Die Familie von Stade wiederum ist mit ihrem weltlichen Einfluss sehr hilfreich für Hildegard.
Ihre Begabungen und Visionen werden bekannt und bringen ihr nicht nur Freude und Freunde ein. Neid und Missgunst (warum wird ausgerechnet eine Frau mit wenig Bildung von Gott auserwählt?) begleiten sie ebenso wie Freude und Begeisterung.

1147
Papst Eugen III.

1147 anerkennt Papst Eugen III. während der Synode in Trier ihre Sehergabe als echt.
Da ihre Klostergemeinschaft ständig wächst und sie – sei es Wunsch oder Vision – ein eigenes unabhängiges

Kloster gründen will, bittet sie den Abt vom Disibodenberg um Erlaubnis. Das Stammkloster ist nicht erfreut, da durch Hildegard ein reger Zulauf zum Kloster entstanden ist und zahlreiche Spenden eingehen.
Nach einem anfänglichen „Nein" erkrankt Hildegard einmal mehr, und als der Abt schließlich einwilligt – vielleicht nach dem Motto „Besser eine weit entfernte Äbtissin als gar keine" –, gesundet sie und zieht mit ihren Schwestern

Kloster Rupertsberg an den dreißig Kilometer entfernten Rupertsberg.

1150 gründet sie dort das gleichnamige und eigenständige Kloster. Nach anfänglichen Schwierigkeiten wächst die Gemeinschaft intensiv und das „Sprachrohr Gottes", als das sie sich mittlerweile selbst bezeichnet, wird immer mehr zur Mahnerin und Lehrerin für die Persönlichkeiten ihrer Zeit und für die einfachen Leute, die in ihrem Kloster beraten, betreut und gesund gepflegt werden.

1151–1158 schreibt Hildegard zwei weitere Werke: „**PHYSICA**" – „Heilkraft der Natur" und „**CAUSAE ET CURAE**" – „Ursachen und Behandlung von Krankheiten".

1158–1163 In diesem Zeitraum entsteht das „**LIBER VITAE MERITORUM**", das Buch der Lebensverdienste, bekannt als „Der Mensch in der Verantwortung". Gleichzeitig unternimmt sie Predigtreisen ins Frankenland, nach Lothringen und ins Rheinland.
Dies ist deshalb hervorzuheben, da es für Frauen damals völlig unüblich war, öffentlich Reden zu halten. Auf Marktplätzen appelliert sie an das Volk, die Liebe zu Gott nicht zu verlieren, zumal das **Schisma** (= Kirchenspaltung) damals eine zusätzliche Bedrohung für den Glauben darstellte.

1163 entsteht „**LIBER DIVINORUM OPERUM**", das Buch vom Wirken Gottes, auch bekannt unter „Welt und Mensch". Während all der Zeit ist sie als Äbtissin, Mahnerin und Korrespondentin aktiv. Von ihrem regen Briefwechsel mit Adel und Klerus sind rund 300 Briefe erhalten geblieben. In der spärlichen Freizeit komponiert sie 77 Lieder und ein Singspiel. Sie wagt sich an eigene Klangbilder heran und beschreitet für damalige Verhältnisse völlig neue Wege. Sie empfiehlt das Singen und Musizieren zum „Stimmen der Seele", denn nur eine gut gestimmte Seele diene zur Freude Gottes.

1164
Kloster Eibingen

1164 gründet Hildegard auf der anderen Seite des Rheins bei Rüdesheim das Kloster Eibingen. Diese zweite Klostergründung wird notwendig, da der Rupertsberg einen immensen Zuwachs erfährt.
Sie fährt zwei Mal pro Woche über den Rhein, um in beiden Klöstern nach dem Rechten zu sehen. (Das nur noch teilweise erhaltene Kloster Eibingen ist das einzige, in dem heute ein Museum untergebracht ist.)

1178

1178 wird das „**Interdikt**" (= Verbot kirchlicher Amtshandlungen) über das Kloster am Rupertsberg verhängt, weil Hildegard einen exkommunizierten Adeligen auf dem Klosterfriedhof beerdigen lässt. Als sie sich weigert, ihn exhumieren zu lassen, kommt es zu dieser schwerwiegenden Strafe.
Für ein Kloster war es die größte Strafe überhaupt, keine Gottesdienste mehr feiern, keine Sakramente empfangen und keine Loblieder mehr singen zu dürfen.
Sie gibt nicht nach und schreibt einmal mehr an den Klerus, sich seiner eigentlichen Aufgaben zu besinnen.

1179

Am Anfang des Jahres 1179 wird das Interdikt schließlich wieder aufgehoben.

Am 17. September 1179 stirbt Hildegard. An ihrem Todestag ist Berichten zufolge ein großes helles Kreuz am Himmel zu sehen.

2012

Am 7. Oktober 2012 erhebt Papst Benedikt XVI. die heilige Hildegard zur Kirchenlehrerin.

Stichwortverzeichnis

Mengenangaben / Abkürzungen

EL	Esslöffel
TL	Teelöffel
Msp.	Messerspitze
Tasse	150 ml
Prise	die Menge, die zwischen 2 Fingern Platz hat

Die Rezepte sind jeweils für 4 Portionen angegeben.

Für die Dosierung bei Heilmitteln gilt:

Kleinkinder:	1–3 Jahre
Kleine Kinder:	4–8 Jahre
Kinder:	9–13 Jahre
Jugendliche:	14–18 Jahre

Literaturverzeichnis / Quellennachweis

HILDEGARD VON BINGEN, „Physica", Heilkraft der Natur. Das Buch von dem inneren Wesen der verschiedenen Naturen der Geschöpfe, Christiana Verlag.

HILDEGARD VON BINGEN, „Causae et Curae", Heilkunde. Das Buch von dem Grund und Wesen und der Heilung von Krankheiten, Otto Müller Verlag.

HILDEGARD VON BINGEN, „Scivias", Wisse die Wege, Otto Müller Verlag.

HILDEGARD VON BINGEN, „Liber Divinorum Operum", Das Buch der göttlichen Werke, Hovine Verlag.

GOTTFRIED HERTZKA / WIGHARD STREHLOW, „Die Große Hildegard-Apotheke", Christiana Verlag.

Folgende Erziehungsratgeber möchte ich Ihnen ans Herz legen:

JESPER JUUL, „Was Familien trägt", Werte in Erziehung und Partnerschaft – Ein Orientierungsbuch, Beltz.

R. DREIKURS / V. STROLTZ, „Kinder fordern uns heraus", Wie erziehen wir sie zeitgemäß?, Klett-Cotta.

JIRINA PREKOP, „Der kleine Tyrann", Welchen Halt brauchen Kinder?, Goldmann Verlag.

JIRINA PREKOP / GERALD HÜTHER, „Auf Schatzsuche bei unseren Kindern", Kösel Verlag.

Wenn Sie sich für das Thema „Lernen" interessieren, dann seien Ihnen die zahlreichen Bücher der Leiterin des Instituts für gehirngerechtes Arbeiten Vera F. Birkenbihl (z. B. „Trotz Schule lernen", „Trotzdem lernen" oder „Jungen und Mädchen, wie sie lernen") empfohlen. Sie hat auch zahlreiche Bücher über Lern- und Gedächtnisspiele verfasst. Genauere Informationen finden Sie im Internet unter www.birkenbihl.de.

Viele hilfreiche Tipps und Tricks erhalten Sie auch im Buch „Gutes Gedächtnis – leicht gemacht" von Gedächtnismeisterin Luise Maria Sommer. Ihre Devise ist „Lernen macht Spaß" und es gelingt ihr gut darzulegen, wie es auch wirklich Spaß machen kann. Mehr dazu im Internet unter www.lms-training.at

Hildegard-Musik-CDs der Gruppe Sequentia, z. B. „Symphoniae", „Voice of the blood" oder „Canticles of ecstasy", sind im Verlag DHM erschienen.

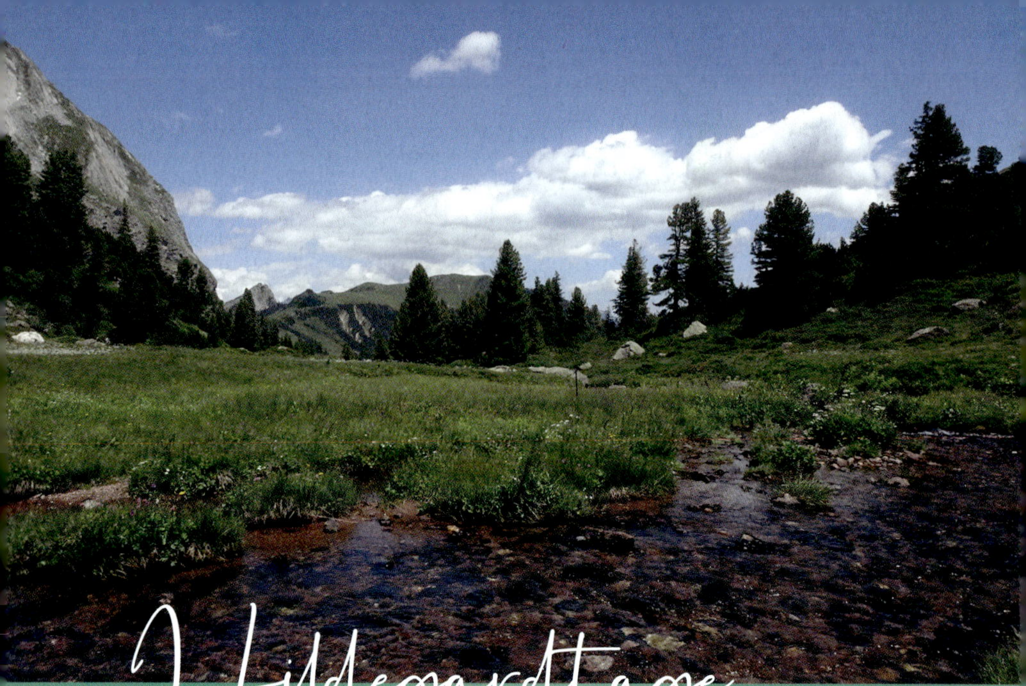

Hildegardtage

Für ein gesundes Leben voller Wohlbefinden müssen wir sowohl auf unseren Körper als auch auf unsere Seele achten. Dies hat Hildegard von Bingen bereits im 12. Jahrhundert erkannt und die Aktualität ihrer Lehre zeigt sich gerade heute.

Ihre ganzheitliche Betrachtung des Menschen und die Betonung der Verantwortung jedes Einzelnen für das Gesamtwohl sind bemerkenswert und modern. Grundlage der Lehre sind die sechs goldenen Lebensregeln, die treffend alles vermitteln, was wir für ein rundum gesundes und erfülltes Leben brauchen.

Die **Hildegardtage** widmen sich jeweils einem Schwerpunktthema wie Hildegard-Heilmittel für den Hausgebrauch, Ernährung, Fasten, Garten oder spirituelle Entwicklung.

Die Absolventinnen der „Hildegardakademie" geben ihr Wissen an diesen Tagen voller Freude, praxisnah und kompetent an die Teilnehmerinnen weiter und Brigitte Pregenzer führt durch den Tag.

Themen, Daten und ausführliche Information unter www.pregenzer.info

Hildegardakademie Brigitte Pregenzer

Hildegard von Bingen

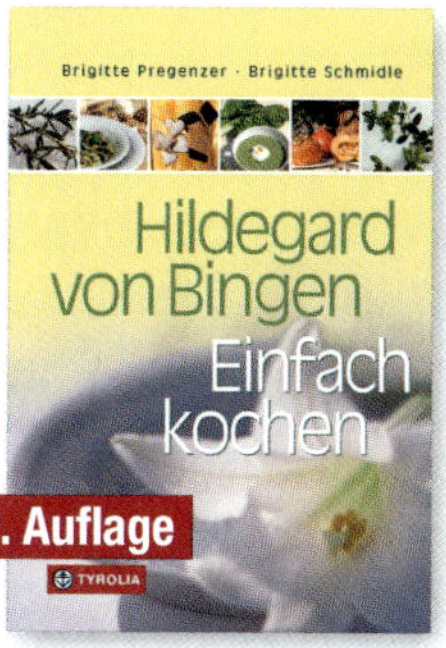

7. Auflage

176 Seiten, ISBN 978-3-7022-2465-3

Pregenzer / Schmidle
Einfach kochen 1
Die moderne Hildegard-Küche für ernährungsbewusste Menschen mit 200 Rezepten.

3. Auflage

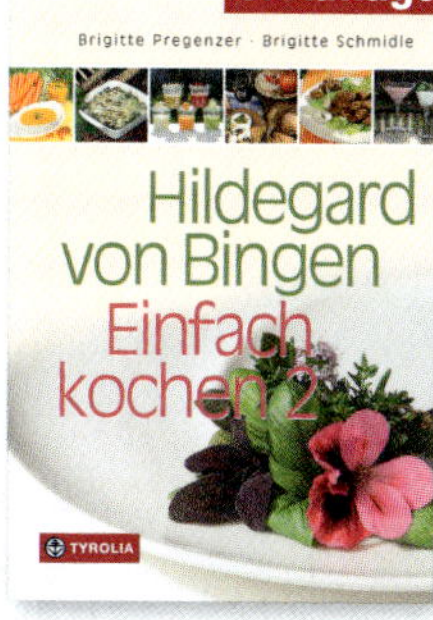

248 Seiten, ISBN 978-3-7022-3154-5

Pregenzer / Schmidle
Einfach kochen 2
Die Fortsetzung des Kochbuch-Klassikers mit 230 neuen gesunden Rezepten.

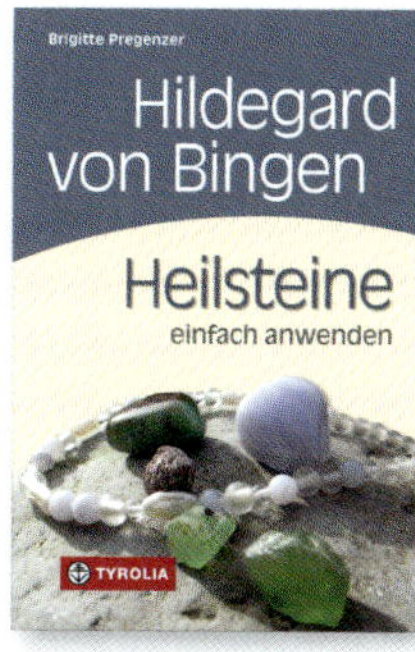

144 Seiten, ISBN 978-3-7022-3431-7

Brigitte Pregenzer
Hildegard von Bingen. Heilsteine einfach anwenden
Gesund leben mit der Kraft der Natur.

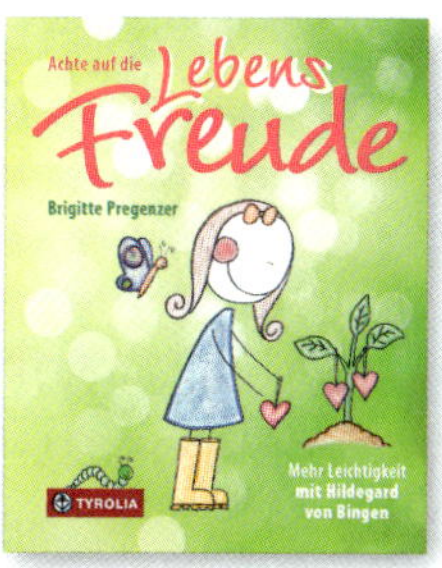

64 Seiten, ISBN 978-3-7022-3628-1

Brigitte Pregenzer
Achte auf die Lebensfreude
Weisheiten der Hildegard von Bingen für mehr Leichtigkeit im Leben.

3. Auflage

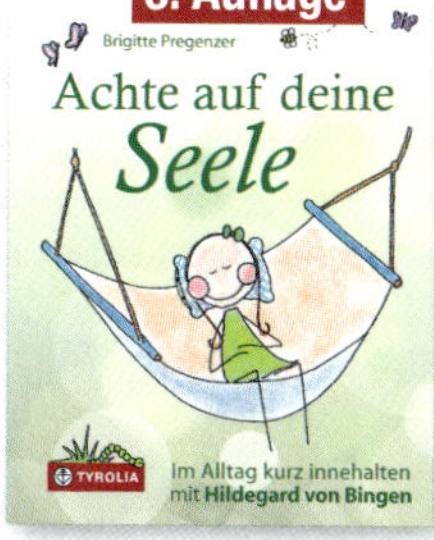

64 Seiten, ISBN 978-3-7022-3331-0

Brigitte Pregenzer
Achte auf deine Seele
Im Alltag kurz innehalten mit diesem Geschenkbuch voller Weisheiten der Hildegard von Bingen.

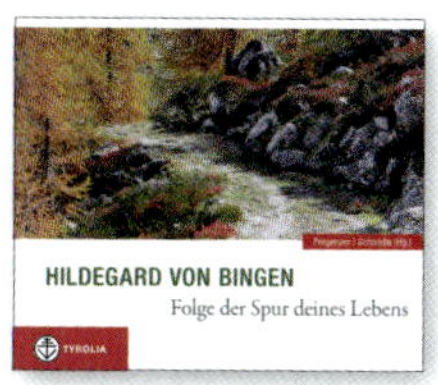

44 Seiten, ISBN 978-3-7022-3109-5

Pregenzer / Schmidle
Folge der Spur deines Lebens
Hildegard-Weisheiten in zeitgemäßer Sprache für den Alltag.

Rückmeldungen von Leserinnen

„Das Buch ist aus dem Alltag mit meinen zwei Töchtern nicht mehr wegzudenken. Ich finde es super, dass ich immer wieder gute Ratschläge und Tipps für uns finde. Vor allem ist es ein gutes Gefühl, selbstwirksam etwas für meine Familie tun zu können." *Andrea M.*

„Ich bin Mama von zwei Kindern und dieses Buch hat mir schon unzählige Male weitergeholfen. Egal ob ich nach Behandlungstipps bei Erkältungen gesucht habe oder ob ich Ansätze für emotionale Themen gebraucht habe: Ich bin immer fündig geworden und schätze den ganzheitlichen Ansatz dieses Buches. Auch die kindgerechten Rezepte finde ich gut und sie schmecken auch meinen Kindern!" *Christine R.*

„Als Mama und Oma bin sehr dankbar für dieses Buch. Es ist für mich, meine Kinder und für meine Enkelkinder ein wichtiger Ratgeber für alltägliche Lebenssituationen und ich verschenke es auch gerne, weil es zeitlos und wertvoll zugleich ist." *Brigitte A.*

„Ich war überrascht, wie klar das Thema Handy, Computer und Medienkonsum dargestellt ist. So bin ich einmal mehr ins Grübeln gekommen, ob ich nicht doch strenger und konsequenter agieren sollte. Es kostet täglich viel Energie und Durchhaltevermögen – selbst die bis dato klar definierten Tischregeln gehen immer wieder unter … Aber ich bleibe dran und übe mich darin, geduldig, konsequent und doch ausreichend einfühlsam zu sein."
Silke S. (Mutter von vier Kindern)

„Die Alltags- und Ernährungstipps, aber auch die Behandlung von kleineren und größeren Wehwehchen mit entsprechenden Heil- und Hausmitteln sind mir eine große Hilfe. Oft sind gerade die einfachen Dinge die Wirksamsten. So sind z. B. der Dinkel, die Veilchensalbe, das Bertrampulver oder die Galganttabs nicht mehr aus unserem Leben wegzudenken."
Sonja M. (Mutter von drei Kindern)